女性ヘルスケア
practice 3

がん・生殖医療
ハンドブック

妊孕性・
生殖機能温存療法の
実践ガイド

編 集

東京大学大学院医学系研究科
産婦人科学教授
大須賀 穣

聖マリアンナ医科大学
産婦人科学教授
鈴木 直

MC メディカ出版

巻頭言

　がん治療ならびに生殖医療の進歩に伴って、近年小児、ＡＹＡ（思春期・若年成人）世代のがんサバイバーシップに対する関心が高まっています。その中でも、がん治療によって惹起される妊孕性（あるいは生殖機能）喪失が再認識され、その対策（妊孕性温存療法）が必要となってきました。1990年代後半以降欧米にて開発されてきた、新たな妊孕性温存療法である卵巣組織凍結保存ならびに融解卵巣移植の技術による世界初の生児獲得の報告が、ベルギーのDonnez博士らによって2004年に *Lancet* 誌に掲載されました。この成果が本領域のブレイクスルーとなり、2006年以降欧米でがん・生殖医療（Oncofertility）に関するさまざまな取り組みが始動しました。わが国においても2007年にA-PART日本支部（現、日本A-PART）が「複数施設における悪性腫瘍未婚女性患者における卵子採取、ならびに凍結保存の臨床研究」を開始し、2012年には血液疾患患者の卵子保存による出産症例が報告されています。また2012年11月には、特定非営利活動法人日本・がん生殖医療研究会（現学会）が設立され、2017年には日本癌治療学会から「小児、思春期・若年がん患者の妊孕性温存に関する診療ガイドライン 2017年版」が刊行されました。

　がん治療医は、何よりも原疾患の治療を最優先すべきであり、妊孕性温存療法において原疾患の治療が遅れないことが大原則であることをがん患者さんに伝えることが重要です。同時に、妊孕性温存療法においては生殖医療を専門とする医師との密な医療連携が必須となります。わが国においても広がりつつあるがん・生殖医療において、がん治療医と生殖医療を専門とする医師は、適切なタイミングで正確な情報を患者さんに提供し、さらに医療従事者（医師や看護師、薬剤師、心理士など）は、がん治療を目前にして不安の中にいる患者さんの、将来自分の子どもを持つ、もしくは持たないことの意思決定を十分に支援する必要があります。

　本書は、本領域に携わる全ての医療従事者を対象に、小児、ＡＹＡ世代がん患者の妊孕性・生殖機能温存療法に関してわかりやすく解説する入門書となるべく企画されました。本書が、がんと希望を持って闘う小児、ＡＹＡ世代がん患者にとって、少しでも役に立つ書籍となることを祈念しています。おわりに、本書の執筆者の皆さまに深謝申し上げます。

2017年9月

鈴木 直　大須賀 穣

目　次
Contents

巻頭言	1
執筆者一覧	5
本書に登場する略語一覧	9

第 1 章　がん・生殖医療総論

Q 1	小児、思春期・若年成人（AYA）世代のがんの動向は？	14
2	小児、AYA世代のがんサバイバーが抱えるセクシュアリティの問題は？	20
3	現在、わが国において実施可能な妊孕性・生殖機能温存療法は？	25
4	がん・生殖医療において参考となるガイドラインや指針は？	29
5	がん治療による妊孕性・生殖機能喪失で生じる倫理的問題は？	37
6	がん・生殖医療で生じる倫理的課題・問題は？	52
7	がん・生殖医療で遵守すべき原則は？ 小児、AYA世代のがん患者への情報提供で留意するべきことは？	57

第 2 章　がん治療の妊孕性・生殖機能への影響

Q 8	化学療法による卵巣毒性のメカニズムは？	64
9	子宮・卵巣への放射線照射が妊孕性に及ぼす影響は？	70
10	治療開始前・治療中、寛解後に卵巣予備能を評価する指標となるのは？	76
11	化学療法による精巣毒性のメカニズムは？	86
12	精巣への放射線照射が生殖機能に及ぼす影響は？	94
13	内分泌療法が妊孕性・生殖機能に及ぼす影響は？	100
14	分子標的治療薬が妊孕性・生殖機能に及ぼす影響は？	106
15	視床下部・下垂体への放射線照射が妊孕性・生殖機能に及ぼす影響は？	112
16	造血幹細胞移植が妊孕性・生殖機能に及ぼす影響は？	116
17	消化器がんや泌尿器科系がん手術が性機能に及ぼす影響は？	123
18	妊孕性温存療法が妊娠・分娩に及ぼす影響は？ 妊孕性温存療法後の妊娠サポートはどう行う？	129

第3章 | 妊孕性・生殖機能温存療法の実際

Q 19　体外受精のための採卵法と卵子保存方法は？　　　　136

20　がん患者の妊孕性温存に適した採卵方法は？　　　　143

21　ホルモン受容体陽性がんにおける採卵での注意点は？　　　　150

22　体外受精による胚（受精卵）凍結保存の方法およびメリット・デメリットは？　157
卵子（未受精卵子）凍結保存との違いは？

23　卵巣組織凍結保存・自家移植とは？ 適応およびメリット・デメリットは？　　165

24　卵巣組織凍結保存で用いられる技術は？　　　　172

25　卵巣組織自家移植とは？ その方法は？　　　　180

26　全身照射における卵巣遮蔽とは？ その方法は？　　　　186

27　卵巣位置移動術とは？ その方法は？　　　　191

28　卵巣保護を目的としたGnRHアゴニストとは？　　　　196

29　治療開始前の精子凍結保存の積極的な適応となるのは？ その方法は？　203

30　MD-TESEとは？ その方法は？　　　　210

31　精巣組織凍結保存の現状は？　　　　216

第4章 | 疾患別　妊孕性・生殖機能温存療法

Q 32　乳がんで妊孕性温存療法の適応となるのは？ 勧められる方法は？　　222

33　子宮頸がんで妊孕性温存療法の適応となるのは？ 勧められる治療法は？　230

34　子宮体がんで妊孕性温存を目指す治療選択は？　　　　235
子宮摘出に切り替えなければならない条件は？

35　卵巣がんで妊孕性温存を行うことができる臨床病理学的条件は？　　243
勧められる方法は？

36　泌尿器がんで妊孕性・生殖機能温存療法の適応となるのは？　　250
勧められる方法は？

37　小児固形腫瘍で妊孕性・生殖機能温存療法の適応となるのは？　　257
勧められる方法は？

38　白血病で妊孕性・生殖機能温存療法の適応となるのは？　　265
勧められる方法は？

39	悪性リンパ腫で妊孕性・生殖機能温存療法の適応となるのは？勧められる方法は？	271
40	骨軟部腫瘍で妊孕性・生殖機能温存療法の適応となるのは？勧められる方法は？	278
41	脳腫瘍で妊孕性・生殖機能温存療法の適応となるのは？ 勧められる方法は？	285
42	消化器がんで妊孕性・生殖機能温存療法の適応となるのは？勧められる方法は？	291

第 5 章 求められる患者サポート

Q 43	短期間のうちに多くの意思決定を迫られる患者にどう関わる？——臨床心理士の立場から	298
44	短期間のうちに多くの意思決定を迫られる患者にどう関わる？妊孕性・生殖機能温存療法後のサポートは？——看護師の立場から	303
45	短期間のうちに多くの意思決定を迫られる患者にどう関わる？——薬剤師の立場から	308
46	短期間のうちに多くの意思決定を迫られる患者にどう関わる？——がん相談支援センターがん専門相談員の立場から	313
47	短期間のうちに多くの意思決定を迫られる患者にどう関わる？——ピアサポートの立場から	319

第 6 章 これからのがん・生殖医療

Q 48	わが国におけるがん・生殖医療ネットワークとその役割は？——JSFPの取り組みを中心に	324
49	世界におけるがん・生殖医療の連携ネットワークとその役割は？	329
50	わが国におけるがん・生殖医療の展望は？	333

| 索引 | 338 |
| 編者略歴 | 342 |

執筆者一覧
Editor&Writer

編 集

大須賀 穰 　東京大学大学院医学系研究科産婦人科学 教授

鈴 木 直 　聖マリアンナ医科大学産婦人科学 教授

執 筆

Q1 　国立病院機構名古屋医療センター臨床研究センター センター長 　**堀部敬三**

Q2 　国立がん研究センターがん対策情報センターがんサバイバーシップ支援部
研究員 **土屋雅子** 　部長 **高橋 都**

Q3 　東京大学大学院医学系研究科産婦人科学
講師 **原田美由紀** 　教授 **大須賀 穰**

Q4 　慶應義塾大学医学部産婦人科学教室
助教 **小川誠司** 　講師 **浜谷敏生** 　助教 **山田満稔**
教授 **田中 守** 　教授 **青木大輔**

Q5 　田園都市レディースクリニック二子玉川 副院長 　**己斐秀樹**

Q6 　埼玉医科大学産科婦人科学教室 教授 　**石原 理**

Q7 　聖マリアンナ医科大学産婦人科学 助教 **杉下陽堂** 　教授 **鈴木 直**

Q8 　熊本総合病院婦人科 部長 　**岡村佳則**

Q9 　東北大学医学部産婦人科 **井ヶ田小緒里**
助教 **志賀尚美** 　講師 **立花眞仁** 　教授 **八重樫伸生**

Q10 　聖マリアンナ医科大学産婦人科学 講師 **髙江正道** 　教授 **鈴木 直**

Q11 　京都大学医学部附属病院婦人科学・産科学 助教 　堀江昭史

Q12 　関西医科大学産科学婦人科学、生殖医療センター
研究医員 　木田尚子 　助教 　都築朋子 　教授 　岡田英孝

Q13 　国立がん研究センター中央病院乳腺・腫瘍内科
河知あすか 　医長 　清水千佳子

Q14 　東京慈恵会医科大学産婦人科学講座
助教 　拝野貴之 　助教 　笠原佑太 　主任教授 　岡本愛光

Q15 　琉球大学大学院医学研究科女性・生殖医学講座 講師 　銘苅桂子

Q16 　県立広島病院生殖医療科 主任部長 　原 　鐵晃

Q17 　那須赤十字病院第一産婦人科 副部長 　太田邦明

Q18 　三重大学医学部産科婦人科 助教 　前沢忠志

Q19 　加藤レディスクリニック 院長 　加藤恵一

Q20 　埼玉医科大学総合医療センター産婦人科 教授 　髙井 　泰

Q21 　長崎大学医学部産婦人科
准教授 　北島道夫 　教授、長崎大学病院長 　増﨑英明

Q22 　HORACグランフロント大阪クリニック 副院長 　井上朋子

Q23 　滋賀医科大学産科学婦人科学講座 准教授 　木村文則

Q24 　聖マリアンナ医科大学産婦人科 助教 　杉下陽堂 　教授 　鈴木 　直

Q25 　順天堂大学医学部附属浦安病院産婦人科
先任准教授、リプロダクションセンター長 　菊地 　盤

Q26　自治医科大学附属病院・附属さいたま医療センター血液科 教授　神田善伸

Q27　東北大学医学部産婦人科
　　　准教授　島田宗昭　助教　永井智之　講師　豊島将文
　　　講師　徳永英樹　特命教授　新倉　仁　教授　八重樫伸生

Q28　亀田総合病院生殖医療科 科長　川井清考

Q29　筑波大学医学医療系臨床医学域腎泌尿器外科学
　　　講師　常樂　晃　教授　西山博之

Q30　横浜市立大学附属市民総合医療センター生殖医療センター泌尿器科
　　　部長　湯村　寧

Q31　獨協医科大学越谷病院泌尿器科
　　　教授　岡田　弘　研究補助　小野塚さえ
　　　准教授　新井　学　講師　小堀善友
　　　獨協医科大学越谷病院リプロダクションセンター
　　　胚培養士　久保田麻衣　栗原　恵　近藤礼子　篠内美香
　　　助教　岩端威之　助教　大野田　晋　助教　山本　篤
　　　講師　寺井一隆　講師　宮田あかね　教授　杉本公平

Q32　ブレストピア宮崎病院 副院長　柏葉匡寛

Q33　岐阜大学大学院医学系研究科産科婦人科学分野 教授　森重健一郎

Q34　慶應義塾大学医学部産婦人科学教室
　　　助教　山上　亘　大学院生　真壁　健　大学院生　坂井健良
　　　教授　青木大輔
　　　国際医療福祉大学医学部産婦人科学教室 教授　進　伸幸

Q35　名古屋大学大学院医学系研究科産科婦人科学教室 准教授　梶山広明

Q36	弘前大学大学院医学研究科泌尿器科学講座 **濱野逸人** 教授 **大山 力**
Q37	京都府立医科大学小児科学教室 助教 **宮地 充**
Q38	岡山大学病院輸血部 講師 **藤井伸治**
Q39	市立豊中病院小児科 医長 **宮下恵実子** 大阪大学大学院医学系研究科小児科学 講師 **三善陽子**
Q40	慶應義塾大学医学部整形外科学教室 講師 **中山ロバート**
Q41	広島大学病院がん化学療法科 教授 **杉山一彦**
Q42	国立がん研究センター中央病院消化管内科 **沖田南都子**
Q43	国立成育医療研究センター研究所副所長室 研究員 **小泉智恵**
Q44	上智大学総合人間科学部看護学科 准教授 **渡邊知映**
Q45	国立がん研究センター東病院臨床研究支援部門研究企画推進部安全管理室 室長 **米村雅人**
Q46	国立がん研究センターがん対策情報センター がん医療支援部長 **加藤雅志**
Q47	日本がん・生殖医療学会 患者ネットワーク担当理事 **阿南里恵**
Q48	岐阜大学大学院医学系研究科産科婦人科学分野 臨床教授 **古井辰郎** 併任講師 **牧野 弘** 医員 **寺澤恵子** 臨床講師 **竹中基記** 医員 **菊野享子** 胚培養士 **山本晃央** 教授 **森重健一郎**
Q49	獨協医科大学越谷病院リプロダクションセンター 教授 **杉本公平**
Q50	慶應義塾大学 名誉教授 **吉村㤗典**

本書に登場する略語一覧
Abbreviation

AA-IPI	age-adjusted IPI	
ACTH	adrenocorticotropic hormone	副腎皮質刺激ホルモン
AFC	antral follicle count	胞状卵胞数カウント
ALL	acute lymphocytic leukemia	急性リンパ性白血病
AMH	anti-Müllerian hormone	抗ミュラー管ホルモン
AML	acute myelogenous leukemia	急性骨髄性白血病
APAM	atypical polypoid adenomyoma	ポリープ状異型腺筋腫
ART	assisted reproductive technology	生殖補助医療
ART	abdominal RT	腹式広汎子宮頸部摘出術
ASCO	American Society of Clinical Oncology	米国臨床腫瘍学会
ASRM	American Society for Reproductive Medicine	米国生殖医学会
bFSH	basal follicle stimulating hormone	血中卵胞刺激ホルモン値
BL	Burkitt lymphoma	バーキットリンパ腫
BMT	bone marrow transplantation	骨髄移植
CBT	cord blood transplantation	臍帯血移植
CCCT	clomiphene citrate challenge test	クロミフェンチャレンジテスト
CIN	cervical intraepithelial neoplasia	子宮頸部上皮内腫瘍
CLL	chronic lymphocytic leukemia	慢性リンパ性白血病
CML	chronic myelogenous leukemia	慢性骨髄性白血病
COG	Children's Oncology Group	米国小児がん研究グループ
COS	controlled ovarian stimulation	調節卵巣刺激
CRA	chemotherapy-related amenorrhea	化学療法関連無月経
DIPG	diffuse intrinsic pontine glioma	橋グリオーマ

DLBCL	diffuse large B-cell lymphoma	びまん性大細胞型 B 細胞リンパ腫
DLT	dose-limiting toxicity	用量制限毒性
E_2	estradiol	エストラジオール
EFFORT	exogenous FSH ovarian reserve test	外因性 FSH 負荷試験
ER	estrogen receptor	エストロゲン受容体
FDA	Food and Drug Administration	米国食品医薬品局
FL	follicular lymphoma	濾胞性リンパ腫
FSH	follicle stimulating hormone	卵胞刺激ホルモン
GAST	GnRH agonist stimulation test	GnRH 負荷試験
GH	growth hormone	成長ホルモン
GIST	gastrointestinal stromal tumor	消化管間質腫瘍
GnRH	gonadotropin releasing hormone	ゴナドトロピン放出ホルモン
G-test	GnRH agonist stimulation test	GnRH 負荷試験
GV	germinal vesicle	卵核胞
GVHD	graft-versus-host disease	移植片対宿主病
GVL 効果	graft versus leukemia effect	抗腫瘍効果
HBOC	hereditary breast ovarian cancer	遺伝性乳がん卵巣がん症候群
hCG	human chorionic gonadotropin	ヒト絨毛性ゴナドトロピン
HL	Hodgkin lymphoma	ホジキンリンパ腫
HNPCC	hereditary non-polyposis colorectal cancer	リンチ症候群／遺伝性非ポリポーシス大腸がん
HSCT	hematopoietic stem cell transplantation	造血幹細胞移植
ICI	intracavernous injection	陰茎海綿体局所注射
ICSI	Intracytoplasmic sperm injection	卵細胞質内精子注入法 / 顕微授精
IDH	isocitrate dehyrogenage	イソクエン酸脱水素酵素

IMRT	intensity modulated radiation therapy	強度変調放射線治療
IPI	International Prognostic Index	国際予後指標
ISFP	International Society for Fertility Preservation	
IVF	in vitro fertilization	体外受精
IVM	in vitro Maturation	体外培養
JSCO	Japan Society of Clinical Oncology	日本癌治療学会
JSFP	Japan Society for Fertility Preservation	日本がん・生殖医療学会
LH	luteinizing hormone	黄体形成ホルモン
MTD	maximum tolerance dose	最大耐用量
MD-TESE/micro TESE	microdissection testicular sperm extraction	顕微鏡下精巣内精子抽出法／回収術
MPA	Medroxyprogesterone acetate	メドロキシプロゲステロン酢酸エステル
MRD	minimal residual disease	微少残存病変
mTORC1	mammalian target of Rapamycin complex 1	哺乳類ラパマイシン標的タンパク質複合体 1
NCCN	National Comprehensive Cancer Network	
NCI	National Cancer Institute	米国国立がん研究所
NHL	non Hodgkin lymphoma	非ホジキンリンパ腫
NOA	non obstructive azoospermia	無精子症
OFD	ovarian follicle density	卵胞密度測定
OHSS	ovarian hyper stimulation syndrome	卵巣過剰刺激症候群
OI	ovulation induction	排卵誘発
Onco-TESE	oncological testicular sperm extraction	
OSBF	ovarian stromal blood flow	卵巣間質血流測定
P_4	progesterone	プロゲステロン

PBSCT	peripheral blood stem cell transfusion	末梢血幹細胞移植
PGD	preimplantation genetic diagnosis	着床前遺伝子診断
PgR	progesterone receptor	プロゲステロン受容体
PGS	preimplantaion genetic screening	着床前遺伝子スクリーニング
POI (F)	premature ovarian failure, primary ovarian insufficiency (failure)	早発卵巣不全
RPLND	retroperitoneal lymph node dissection	後腹膜リンパ節郭清
RT	radical trachelectomy	広汎子宮頸部摘出術
SERM	selective estrogen receptor mediator	選択的エストロゲン受容体調節薬
TBI	total body irradiation	全身照射
TESE	testicular sperm extraction	精巣内精子抽出法／回収術
TESE-ICSI	testicular sperm extraction-intracytoplasmic sperm injection	顕微授精
TRM	transplant-related mortality	移植に関連した死亡率
TSH	thyroid stimulating hormone	甲状腺刺激ホルモン
VRT	vaginal RT	腟式広汎子宮頸部摘出術

第 1 章

がん・生殖医療総論

Q1 小児、思春期・若年成人（AYA）世代のがんの動向は？

KeyPoint

- 小児、AYA 世代の推定がん罹患数は、5 ～ 9 歳の罹患が最も少なく、20 歳以降は年齢階級ごとに約 2 倍ずつ増える。
- 小児、AYA 世代の死亡率は、10 年前と比較して 20％以上改善を認めている。
- がん罹患率は、全体では男性が高いが、20 歳を境に女性が高くなり、50 代まで続く。
- 小児がんは、稀少で多種多様な非上皮性腫瘍から成り、AYA 世代のがんは、小児がんと成人がんの両方のがん種が存在し、それらの頻度は、性別や年齢階級間でユニークである。
- 小児、AYA 世代がん患者の多様なニーズに応えるために、多職種チームによる包括ケアが重要である。

小児、AYA 世代のがんの罹患数と死亡率

　がんは、わが国の死亡原因の第 1 位であり、2013 年には、がん死亡数は 36 万人を超え、今後も高齢者を中心に増加が予想される。地域がん登録に基づく 2012 年の全国がん罹患数推計値（上皮内がん、頭蓋内良性腫瘍を除く）は、男 50.4 万人、女 36.1 万人、合計 86.5 万人であり、前年より 1.3 万人増加しているが[1]、年齢調整罹患率では減少に転じている。年齢階級別に見ると、小児および思春期・若年成人（AYA）世代（15 ～ 29 歳）は、がんの罹患が最も低い世代であるが、わが国の 2012 年の推定罹患数（割合）は、小児（0 ～ 14 歳）1,875 人（0.22％）、AYA 世代 4,066 人（0.47％）に過ぎず、米国の AYA 世代 2％に比べてはるかに少ない。小児および AYA 世代の中では、5 ～ 9 歳の罹患数が最も少なく、次いで 10 ～ 14 歳、15 歳～ 19 歳は 0 ～ 4 歳とほぼ同数であり、20 代以降は年齢階級が上がるにつれ、40 代前半までは罹患数がおよそ 2 倍ずつ増えていく（図 1-1）[1, 2]。最近、大規模な国際共同研究で小児がんの罹患率の増加が示されたが[3]、わが国では少子化のため罹患数が減少傾向にあり、また罹患率においても増加傾向は明確でない[4]。

1 がん・生殖医療総論

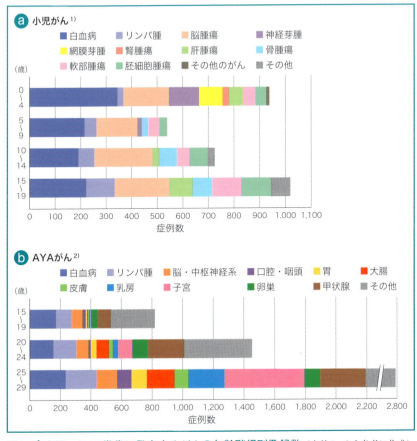

図1-1 ｜ 小児、AYA世代に発症するがんの年齢階級別登録数（文献1、2を参考に作成）

がんは全人口において死因の第1位であり、厚生労働省平成28年人口動態統計によれば、5～14歳では、40～89歳と同様に死因の第1位となっている。25～39歳では自殺に次いで、15歳～24歳も自殺、不慮の事故に次いで多く、いずれも病死では第1位である。1～4歳では、先天奇形など、不慮の事故について第3位の死因である。がんの死亡率（人口10万対）は、1～4歳で1.5と最も低く、死因第1位の5～9歳、10歳～14歳においても、がんの死亡率は、それぞれ1.6、1.7と低いが、AYA世代では年齢が増すごとに死亡率が上がり、25～29歳で5.1、35～39歳で

表1-1│小児、AYA 世代の 2016 年死因順位（1 ～ 5 位）別死亡数・死亡率（人口 10 万対、2006 年比較）

年齢（歳）	第1位			第2位		
	死因	死亡数	死亡率*	死因	死亡数	死亡率*
0	先天奇形など	653	66.8/91.8	呼吸障害など	281	28.8/35.6
1～4	先天奇形など	147	3.8/3.7	不慮の事故	84	2.1/4.7
5～9	悪性新生物	84	1.6/1.9	不慮の事故	68	1.3/2.9
10～14	悪性新生物	95	1.7/2.2	自殺	70	1.3/1.3
15～19	自殺	429	7.2/7.9	不慮の事故	305	5.1/9.5
20～24	自殺	1,001	17.0/19.6	不慮の事故	372	6.3/10.4
25～29	自殺	1,164	19.0/22.8	悪性新生物	315	5.1/5.7
30～34	自殺	1,249	17.8/21.4	悪性新生物	641	9.1/9.8
35～39	自殺	1,440	18.2/23.7	悪性新生物	1,325	16.7/18.2

年齢（歳）	第3位			第4位		
	死因	死亡数	死亡率*	死因	死亡数	死亡率*
0	乳幼児突然死症候群	109	11.2/16.1	不慮の事故	73	7.5/13.5
1～4	悪性新生物	59	1.5/2.0	心疾患	75	1.7
5～9	先天奇形など	31	0.6/0.8	肺炎	29	0.5
10～14	不慮の事故	66	1.2/1.7	先天奇形など	27	0.5/0.6
15～19	悪性新生物	120	2.0/3.0	心疾患	45	0.8/1.4
20～24	悪性新生物	159	2.7/3.6	心疾患	105	1.8/2.4
25～29	不慮の事故	288	4.7/8.5	心疾患	155	2.5/3.6
30～34	不慮の事故	342	4.9/7.6	心疾患	247	3.5/5.5
35～39	心疾患	492	6.2/8.7	不慮の事故	444	5.6/8.6

年齢（歳）	第5位		
	死因	死亡数	死亡率*
0	出血性障害など	68	7.0/13.7
1～4	肺炎	34	0.9/1.3
5～9	心疾患	16	0.3/0.5
10～14	心疾患	19	0.3/0.7
15～19	先天奇形など	26	0.4/
20～24	先天奇形など	35	0.6/
25～29	脳血管疾患	47	0.8/1.1
30～34	脳血管疾患	117	1.7/2.4
35～39	脳血管疾患	305	3.8/4.8

＊死亡率：2016/2006
（平成 28 年／平成 18 年人口動態統計月報年系［概数］の概況より作成）

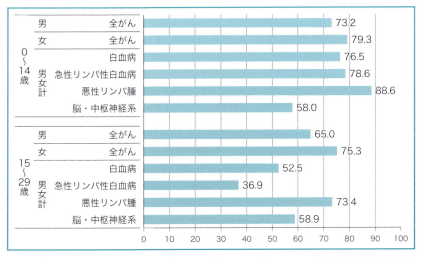

図1-2 部位別10年相対生存率（0〜29歳） 2002年〜2008年追跡例（ピリオド法）（国立がん研究センターがん対策情報センター統計より作成）

16.7となる。10年前と比較して、1〜4歳、10〜24歳では20％以上死亡率の改善を認めている（表1-1）。2006年の米国がん研究所（NCI）のAYA monographでは、AYA世代のがんの予後の改善は、小児期ほどでないとされていたが、近年、AYA世代のがんにおいても予後の改善が得られており[5]、わが国の最近10年間の死亡率低下と一致している。しかし、いまだ小児期との格差を認めるがん種や、世代を問わず難治の疾患もある（図1-2）。

小児、AYA世代のがん種の特徴

小児がんは、成人がんと異なり、生活習慣とは関係なく、限られた遺伝子異常で急速に発症する非上皮性腫瘍がほとんどであり、稀少で多種多様である。その中で白血病が33％と最も多く、そのうち急性リンパ性白血病（ALL）が80％を占める。次いで脳腫瘍が25％、悪性リンパ腫、神経芽腫、軟部腫瘍、頭蓋外胚細胞腫瘍、網膜芽細胞腫、骨腫瘍、肝腫瘍、腎腫瘍が続く（図1-1-ⓐ）[2]。ALLは3歳にピークが見られるが、神経芽腫、肝芽腫、腎芽腫、網膜芽腫など胎児性腫瘍は乳幼児期前半にピークがある。性差は、ALL、悪性リンパ腫、神経芽腫、頭蓋内胚細胞腫瘍は有

意に男児に多く、頭蓋外胚細胞腫瘍は女児に多い[6]。

AYA世代のがんは、いわゆる小児がんと成人がんの両方のがん種が存在するが、がん種の頻度は、性別や年齢階級間で異なり、この世代にユニークで、その分布は15〜30歳の間で劇的に変化する。15〜19歳では白血病、脳腫瘍、悪性リンパ腫、胚細胞腫瘍、軟部腫瘍、骨腫瘍、肝腫瘍、甲状腺がんが90%を占める。男性で白血病が、女性で甲状腺がんが最も多い。20〜24歳では、男性は白血病、悪性リンパ腫が上位だが、女性は甲状腺がん、次いで胚細胞腫瘍、子宮がんが多い。25〜29歳では、女性は子宮がんが最も多く、甲状腺がん、乳がんが続くのに対し、男性では大腸がんが、白血病に次いで多くなる（**図1-1-ⓑ**）[2]。がん罹患率は、全体では男性に高いが、20歳を境に女性の方が高くなり、50代前半まで続く。また、欧米ではホジキンリンパ腫や悪性黒色腫が多く、がん種の頻度がわが国と異なる。米国では、90年代にHIV関連のカポジ肉腫や非ホジキンリンパ腫の増加が認められたが、HAART療法の普及とともに減少している。

小児、AYA世代のがん対策の動向

小児がんは、2012年6月に第2期がん対策推進基本計画において重点項目の一つとなり、2013年2月に小児がん拠点病院15機関、2014年2月に小児がん中央機関2機関が指定されて小児がん医療の体制整備が開始され、治療開発の研究も推進されている。一方、AYA世代のがんは、2015年6月に策定された「今後のがん対策の方向性について〜これまで取り組まれていない課題に焦点を当てて〜」の中でAYA世代のがん対策の必要性が指摘され、2015年12月のがん対策加速化プランへの提言において「小児・AYA世代のがん対策」が柱の1つに掲げられ、実態調査および診療・支援体制の整備が着手された。

AYA世代は、身体的精神的に成長発達し自立していく重要な時期であり、若年成人は社会的にも活動性が最も高い時期でもある。そのため、診療においては、がんの診断・治療だけでなく、学業、就労、妊孕性・生殖機能温存への配慮、およびAYA世代特有の心理・社会的支援が必要である。AYA世代のニーズは、A（adolescent）世代とYA（young adult）世代で必ずしも同じでなく、また同じ年齢であっても、自立の度合い、就学・就労・経済的状況、家庭環境によりライフプランには個人差

があるため、個々にきめ細やかな対応が求められる。これら多様なニーズに応えるためには多職種チームによる包括ケアの推進が重要である。

引用・参考文献

1) 全国がん罹患モニタリング集計．2012 年罹患数・率報告．国立がん研究センターがん対策情報センター，2016 年 3 月，60-3．
2) 若尾文彦．小児がん中央機関としての国立がん研究センターの活動「小児がん登録支援」について．第 1 回小児がん中央機関アドバイザリーボード概要．国立がん研究センター小児がん情報サービス，2015．http://ganjoho.jp/child/professional/advisory_board/20150331.html
3) Steliarova-Foucher E, et al; IICC-3 contributors. International incidence of childhood cancer, 2001-10: a population-based registry study. Lancet Oncol. 18(6), 2017, 719-31.
4) Ishihara H, et al. Epidemiological analysis of childhood cancer in Japan based on population-based cancer registries, 1993-2009. Jpn J Clin Oncol. 2017, 1-4.
5) Smith MA, et al. Declining childhood and adolescent cancer mortality. Cancer. 120(16), 2014, 2497-506.
6) 瀧本哲也．"疫学"．小児血液・腫瘍学．日本小児血液・がん学会編．東京，診断と治療社，2015，61-3．

（堀部敬三）

| Q2 | 小児、AYA世代のがんサバイバーが抱えるセクシュアリティの問題は？ |

KeyPoint

- セクシュアリティとは、年齢に関係なく人生の中核をなし、快楽や満足感を伴う身体的・心理社会的な側面を含む多面的な現象をいう。
- がんとがん治療後のセクシュアリティの問題は、小児、思春期・若年成人（AYA）世代のがんサバイバーのアンメットニーズである。
- 男性小児がん経験者は、同じ年齢・性別の対照群と比較して、性機能障害を訴える割合や性的な魅力の低さを訴える割合が有意に高い。
- 小児がん経験者は、同年代・同じ性別の対照群と比較して、恋人関係が終了したときの心理的苦痛が有意に高い。
- 診断時以来デート経験がなくパートナーがいない精巣腫瘍のAYA期のサバイバーは、恋人候補に自身の病気を告げることに困難を感じることがある。
- がん治療後のセクシュアリティに関する医療者の知識不足や話題にすることの心地悪さは、国内外の先行研究から示されているが、国内には、医療者および小児、AYA世代のがんサバイバー・パートナー向けの情報・支援リソースはほとんどない。

はじめに

　小児、AYA期発症がんサバイバー、特に小児期発症がんサバイバーは、診断以降に恋人との出会い、デート、セックス、結婚など、家族以外の人との親密な関係性を初めて構築する機会が多いと推測するが、セクシュアリティの問題は国内ではいまだ明らかになっていない。最近の国外の先行研究から、小児、AYA期発症がんサバイバーに関するセクシュアリティの問題は、アンメットニーズ（unmet needs）であることが示されている。今後、小児、AYA期発症がんサバイバーの発達段階に合わせた、情報・支援提供が望まれている。しかし、医療者は、がんおよびがん治療後のセクシュアリティの問題を大切であると認識しているものの、自身の知識不足や自信のなさ、セクシュアリティを話題にすることへの心地悪さなどにより、患者に対して積極的な情報・支援提供がされていない。

本項では、セクシュアリティとは何かを概説し、先行研究を示しながら小児、AYA期発症がんサバイバーのセクシュアリティの問題（性機能、パートナーとの関係性の問題）について解説し、最後に、国外の情報・支援リソースについて述べる。

セクシュアリティとは何か

セクシュアリティとは、人生の全過程において中核をなすものであり、生物学的・生殖機能的な意味のみでなく、身体的・心理社会的な側面を含む多面的な現象のことをいう。例えば、身体的な側面については、性的欲求、射精、オルガズムなどを含み、精神的な側面については、自尊感情やボディイメージなどを通して得られる性に関する自己概念（男性、女性といったアイデンティティ）の確立、社会的な側面については、パートナーとの親密な関係性の構築を含む。そして、それらの側面は互いに影響を及ぼすとされる。

以上のように、セクシュアリティは、人々の行動のほかに、認知、信念、価値観などを含むため、がんサバイバーを取り巻く環境（文化や宗教、家庭環境、経済状況など）に影響されると考えられている。そして、セクシュアリティの各側面が健全な場合には、快楽や満足感を伴う現象となるが、がんやがん治療などの理由により健全ではなくなった場合には心理的苦痛を伴うことが知られている[1]。

がん治療後の性機能

がん治療後の性機能の問題について、スウェーデンで 0 歳 〜 18 歳の間に小児がんと診断された成人を対象とした量的研究（n = 224）では、男性小児がん経験者（n = 108）は、同じ年齢・性別の対照群と比較して、性機能障害を訴える割合や性的な魅力の低さを訴える割合が有意に高かったと報告されている[2]。そして、男性中枢神経系がんサバイバーは、他のがん種のサバイバーと比較して、性的興奮の問題や性的満足感の低さを訴える割合が有意に高く、セックスの回数が有意に少ないとされた。一方、女性小児がん経験者（n = 116）については、同じ年齢・性別の対照群と比較して、性機能障害を訴える割合や性的な魅力の低さを訴える割合には有意差が認められなかったが、セックスの回数が有意に少ないことが示されている。また、女性中枢神経系がんサバイバーは、他のがん種のサバイバーと比較して、性

的な問題は認められなかったと報告されている。

　次に、アメリカで実施された 15 ～ 39 歳の間に非ホジキンリンパ腫、ホジキンリ
ンパ腫、急性リンパ芽球性白血病、胚細胞腫瘍、肉腫と診断されたサバイバーを対
象とした量的研究（AYA Hope study、n = 465）では、診断後 1 年時と診断後 2 年
時と比較すると、性機能への影響に対する懸念の割合が 49％から 43％へと有意に低
下していたが、割合としては依然高かったと報告されている[3]。なお性別は、診断
後 2 年時の性機能に対する懸念に有意に関連していなかったとした。

パートナーとの関係性

　小児、AYA 期発症のがんサバイバーは、心理的性的（psychosexual）発達が遅れ
ているのではないかと推測されることが多いが、先行研究の結果は一貫していない。
先述のスウェーデンでの量的研究では、男性小児がん経験者は、パートナーとの関
係性（パートナーへの愛情表現やパートナーからの愛情に対する満足感、性につい
てパートナーと話し合えること）については、同じ年齢・性別の対照群と比較して、
有意な差は認められなかったとしている[2]。女性小児がん経験者においても、パー
トナーとの関係性に関して、同じ年齢・性別の対照群と比較して、有意差が認めら
れなかったとした。さらに、アメリカで 1 ～ 17 歳の間に小児がんと診断された成人
を対象とした量的研究（n = 120）では、同年代・同じ性別の対照群と比較して、今
までに恋人がいた割合および恋人との関係性の満足感について有意差は認められな
かったと報告されている[4]。しかし、小児がん経験者は、同年代・同じ性別の対照
群と比較して、恋人関係が終了したときの心理的苦痛が有意に高いことが示されて
いる。アメリカで精巣腫瘍と診断された AYA 期のサバイバーを対象とした質的研
究（n = 21）では、診断時以来デート経験がなく調査時点でパートナーがいない対
象者からは、精巣腫瘍ゆえに恋人候補に自身の病名を告げることが困難であると報
告されている[5]。

情報・支援リソース

　セクシュアリティの問題は、がんサバイバーおよびパートナーの生活の質（QOL）
に関わる問題であるが、医療者は、セクシュアリティに関する知識不足や患者とセ

表2-1 | 国外の情報・支援リソース（ウェブサイト）

ウェブサイト名	国	URL
Cancer Net®	アメリカ	http://ww.cancer.net/
Dana-Farber Cancer Institute	アメリカ	http://www.dana-farber.org/
Teenage Cancer Trust	イギリス	https://www.teenagecancertrust.org/
CanTeen	オーストラリア	https://www.canteen.org.au/

＊2017年6月現在

クシュアリティについて話すことへの心地悪さなどにより、患者およびパートナーに対して十分な情報・支援が行われていない現状がある。がんおよびがん治療が、小児、AYA期発症がんサバイバーのセクシュアリティに与える影響について、まず理解することが大切であるが、国内における情報リソースは妊孕性・生殖機能が主であり、若年乳がんを除けば、性行為そのものや性的パートナーとの関係性についての情報は見当たらない。先述したように、セクシュアリティの問題は、文化など、がんサバイバーを取り巻く環境により異なることが示唆されているため、日本の小児、AYA期発症がんサバイバーのセクシュアリティに関する研究から、サバイバーやパートナーのニーズに見合った情報・支援リソースの開発が待たれる。

　参考資料として、**表2-1**に国外で開発されたセクシュアリティの問題を取り上げているウェブサイトの一部を示す。主に、小児、AYA期発症がんサバイバーやパートナー向けに作成されているが、医療者にとっても有益な情報源になると考えられる。さらに、オーストラリアの非営利支援組織CanTeenでは、医療者向けのマニュアル『Adolescent and Young Adult Oncology Psychosocial Care Manual』および『Adolescent and Young Adult Oncology Psychosocial Survivorship Care Process』を作成しており、セクシュアリティの問題を把握するための質問例が記載されている。そして、臨床現場においては、医療者がまずスクリーニングシートを使用して患者の困りごとを把握し、その後、患者のニーズが高かった項目について個別にフォローしていく体制を提案している。

おわりに

小児、AYA 期発症がんサバイバーにおいて、がんおよびがん治療後のセクシュアリティに対するニーズは高いと思われるが、日本におけるこの世代のセクシュアリティに関する先行研究はほとんどない。国外においては、がん治療後の性機能に関する研究に比べて、小児、AYA 期発症がんサバイバーのパートナーとの関係性に関する先行研究はほとんどない。また、小児、AYA 期発症がんサバイバーやパートナーおよび医療者に対する情報・支援リソースも国内にはほとんどないため、がんサバイバーの発達段階や日本文化に見合った情報・支援リソースの開発が待たれる。

引用・参考文献

1) Rubio-Aurioles E. "The impact of cancer on the partners' sexuality". Cancer and Sexual Health. Mulhall JP, et al., eds. New York, Humana Press, 2011, 383-95.
2) Sundberg KK, et al. Sexual function and experience among long-term survivors of childhood cancer. Eur J Cancer. 47(3), 2011, 397-403.
3) Wettergren L, et al; AYA HOPE Study Collaborative Group. Cancer negatively impacts on sexual function in adolescents and young adults: The Aya Hope study. Psychooncology. 2016 May 30. doi: 10.1002/pon.4181.
4) Thompson A, et al. Romantic relationships of emerging adult survivors of childhood cancer. Psychooncology. 18(7), 2009, 767-74.
5) Carpentier MY, et al. Perceptions of masculinity and self-image in adolescent and young adult testicular cancer survivors: implications for romantic and sexual relationships. Psychooncology. 20(7), 2011, 738-45.

（土屋雅子、高橋　都）

| Q3 | 現在、わが国において実施可能な妊孕性・生殖機能温存療法は? |

KeyPoint

- 初経開始後の女性に対しては、卵子凍結保存・胚（受精卵）凍結保存が行われる。
- 初経開始前の女児に対しては、卵巣組織凍結保存が唯一の方法であるが、いまだ研究段階の手法である。また初経開始後でも時間的猶予がない場合には卵巣組織凍結保存が考慮される。
- 思春期以降の男性に対しては、精子凍結保存が行われる。
- 思春期前の男児に対しては、現時点でわが国で適用しうる方法はない。

はじめに

　生殖補助医療（ART）の目覚ましい進歩に伴い、がん患者の妊孕性・生殖機能温存療法における選択肢が広がってきた。しかしながらこれらのエビデンスのほとんどは不妊症患者から得られたものであり、がん患者に対する有効性・安全性に関するエビデンスは乏しいのが現状である。がん・生殖医療を受ける患者の登録制度、ならびにこれらの患者本人ならびに児の長期予後を追跡可能とするデータベースの構築が喫緊の課題である[1]。

　本項では、わが国で実施可能な妊孕性・生殖機能温存療法を男女それぞれの場合に分けて概説する。おのおのの具体的な手法については各論を参照いただきたい。

女性の場合

胚（受精卵）凍結保存

　化学療法などにより卵巣機能障害を来す可能性のある患者の卵子を採取し、体外受精（IVF）あるいは顕微授精（ICSI）により受精させ、得られた胚（受精卵）を凍結保存する。不妊症治療において胚（受精卵）凍結はすでに確立した方法である。凍結胚の融解後の生存率は95%を超えており、また凍結時の女性の年齢にもよるが、

融解胚1個当たり30 ～ 35％の妊娠率が期待できる[2]。

　胚（受精卵）凍結保存は、卵子を採取可能である初経開始後、かつ受精させるための精子を提供するパートナーがいる女性に対して可能である。なお、採卵までには最短2週間程度の時間が必要であるため、時間的猶予のない患者には施行できない。また、採卵に際し調節卵巣刺激（COS）を行い一周期で複数個の卵子の獲得を目指すことが一般的であるが、この際、卵胞発育に伴う血中女性ホルモン濃度の上昇を伴うため、女性ホルモン依存性腫瘍患者に対するCOSの安全性は確立していない。がん患者における採卵、COSにおける具体的な手法や工夫については、各論を参照されたい。

卵子凍結保存

　化学療法などにより卵巣機能障害を来す可能性のある患者に対し、卵子を採取し未受精の状態で凍結保存する。2013年、米国生殖医学会（ASRM）はそのガイドラインにおいて、凍結卵子を用いた不妊症治療の成績および児の予後の報告に基づき、卵子凍結保存はもはや実験的な手法ではないとする見解を示し、卵子凍結保存は十分なカウンセリングの上でがん患者の妊孕性温存療法において考慮されるべき手法であると位置づけた[3]。これを受けて米国臨床腫瘍学会（ASCO）のガイドラインでも卵子凍結保存は標準治療であると改訂された[4]。卵子凍結保存は、パートナーを必要としないという点で胚（受精卵）凍結保存と異なり、パートナーの有無にかかわらず施行可能である。しかし、融解卵子1個当たりの妊娠率は4.5 ～ 12％とされており[3]、がん治療後にもパートナーが同一であることを前提とすれば、パートナーのいる場合にはより妊娠率の高い胚（受精卵）凍結保存が勧められる。

卵巣組織凍結保存

　化学療法などにより卵巣機能障害を来す可能性のある患者に対し、腹腔鏡下に卵巣を採取し、原始卵胞を含む卵巣皮質組織を凍結保存する。そして、がん治療終了後に組織片を自家移植する。卵巣組織凍結保存はいまだ試験的な手法としての位置づけであり[5]、卵巣組織内に幾千と含まれる原始卵胞の凍結・融解・移植に伴う損失を最小限に抑えるための手法の最適化の研究が活発に進められている[1]。

卵巣組織凍結保存の最大の利点は、初経開始前の女児に適用しうる唯一の方法であるという点である。また、化学療法開始までに時間的猶予がない患者に対しても施行可能である。凍結卵巣組織を自家移植する際の最大の懸念事項は、悪性細胞の再移入（minimal residual disease；MRD）である。がん種により MRD のリスクは異なると考えられ、白血病では高リスク、消化器がんでは中等度リスク、乳がん、骨軟部肉腫、ホジキンリンパ腫、非ホジキンリンパ腫では低リスクとするシステマティック・レビューの報告がある[6]。安全性の観点からどのがん種の患者が卵巣組織凍結保存の適応となるのかについては、さらなる検討が必要である。

GnRH アゴニストによる卵巣保護

初経開始後の女性における抗がん薬に対する卵巣保護作用を期待して、GnRH アゴニスト療法が行われてきたが、その有用性に関していまだ一定の見解がない。しかし、リンパ腫患者に対する最近のランダム化比較試験の結果を踏まえ、有用性は認められないとする考えが今後は主流となると考えられる[7]。

卵巣位置移動術

骨盤放射線照射により卵巣機能障害を来す可能性のある患者に対して、照射野外への卵巣位置移動を行う。これは初経開始前、初経開始後を問わず考慮される。

男性の場合

精子凍結保存

化学療法や男性生殖器摘出による造精機能障害を来す可能性のある患者に対し、マスターベーションにより得られた射出精液中より精子を回収し凍結保存する。なお、射精障害を認める場合や射出精液中に精子を認めない場合には、射精誘発刺激や精巣内精子抽出法（TESE）による精子回収を考慮する。凍結融解精子を用いる場合には、不妊症治療の際と同様、ICSI の方が人工授精や IVF よりも生児獲得率が高いことが報告されているため、ICSI が勧められる[8]。化学療法開始前に採取した精子を用いた場合の成績は一般集団と同等であり、その安全性・有効性は確立してい

る[9]。しかし、化学療法開始後に採取した精子の安全性に関しては確立していない。

精子凍結保存は、精子形成開始後すなわち思春期後の男性に対して可能である。精子形成開始前の思春期前男児に関しては、精巣組織凍結保存が欧米の施設では試験的に開始されているが[10]、現時点においてわが国で適用しうる方法はない。

神経温存手術

精巣がん、大腸がんなどに対する外科手術により勃起射精障害を来す可能性のある患者に対し、可能な場合には神経温存手術を考慮する。ただし優先されるべきは根治性であり神経温存手術を適用できない場合もあり、術後に勃起射精障害を認めた場合には TESE などを考慮する。

引用・参考文献

1) Harada M, Osuga Y. Where are oncofertility and fertility preservation treatments heading in 2016? Future Oncol. 12(20), 2016, 2313-21.
2) 日本産科婦人科学会. 平成26年度倫理委員会　登録・調査小委員会報告（2013年分の体外受精・胚移植等の臨床実施成績および2015年7月における登録施設名）. 日本産科婦人科学会雑誌, 67(9), 2015, 2077-121.
3) Practice Committees of American Society for Reproductive Medicine; Society for Assisted Reproductive Technology. Mature oocyte cryopreservation: a guideline. Fertil Steril. 99(1), 2013 , 37-43.
4) Loren AW, et al; American Society of Clinical Oncology. Fertility preservation for patients with cancer: American Society of Clinical Oncology clinical practice guideline update. J Clin Oncol. 31(19), 2013, 2500-10.
5) Practice Committee of American Society for Reproductive Medicine. Ovarian tissue cryopreservation: a committee opinion. Fertil Steril. 101(5), 2014, 1237-43.
6) Rosendahl M, et al. The safety of transplanting cryopreserved ovarian tissue in cancer patients: a review of the literature. J Assist Reprod Genet. 30(1), 2013, 11-24.
7) Demeestere I, et al. No Evidence for the Benefit of Gonadotropin-Releasing Hormone Agonist in Preserving Ovarian Function and Fertility in Lymphoma Survivors Treated With Chemotherapy: Final Long-Term Report of a Prospective Randomized Trial. J Clin Oncol. 34(22), 2016, 2568-74.
8) van Casteren NJ, et al. Use rate and assisted reproduction technologies outcome of cryopreserved semen from 629 cancer patients. Fertil Steril. 90(6), 2008, 2245-50.
9) Ferrari S, et al. Sperm cryopreservation and reproductive outcome in male cancer patients: a systematic review. Reprod Biomed Online. 33(1), 2016, 29-38.
10) Picton HM, et al; ESHRE Task Force On Fertility Preservation In Severe Diseases. A European perspective on testicular tissue cryopreservation for fertility preservation in prepubertal and adolescent boys. Hum Reprod. 30(11), 2015, 2463-75.

（原田美由紀、大須賀　穣）

| Q4 | がん・生殖医療において参考となるガイドラインや指針は? |

KeyPoint

- わが国においてがん・生殖医療を行うにあたっては、日本産科婦人科学会の見解を遵守することが求められる。
- 実施施設は日本産科婦人科学会の生殖補助医療（ART）実施登録施設であることに加え、施設内の倫理委員会の承認を得た後に改めて「医学的適応による未受精卵子、胚（受精卵）および卵巣組織の凍結・保存に関する登録申請」を行い、審査を受ける必要がある。
- ASCO ガイドライン 2013 や日本癌治療学会「小児、思春期・若年がん患者の妊孕性温存に関する診療ガイドライン 2017 年版」に従い、原疾患の治療を開始する前に、患者に対して十分な説明と心理的サポートを提供する必要がある。

がん・生殖医療の潮流

近年、がんの診断および集学的治療は著しく向上し、分子標的治療薬の開発、ドラッグデリバリーシステムの改善、支持療法の進歩など、治療効果だけでなく、副作用が少なく患者に優しいがん治療が行われるようになってきた。長期生存を果たす患者の増加とともに、がん治療そのものだけでなく治療の後に起こりうるさまざまな問題点に目が向けられるようになり、がん治療後のサバイバーシップ、特に、妊孕性・生殖機能温存への関心が高まっている。縮小手術や妊孕性・生殖機能温存療法が検討される一方、生殖補助医療による妊孕性・生殖機能温存、また女性では早発閉経による晩期障害についても考慮されなければならない。わが国では昨今の晩婚化に伴い、以前では分娩後にがんに罹患することが多かったのに対し、最近では分娩あるいは結婚の前にがんに罹患してしまうケースが増えていることも重要な背景である。

腫瘍学（oncology）と生殖医学（fertility）を合わせた造語である oncofertility（がん・生殖医療）という概念は、米国で 2006 年に Woodruff らによって初めて提唱さ

れた。彼らは Oncofertility Consortium を設立し、がん・生殖医療に関する知識の啓発と治療の情報提供を行うネットワークを構築した。同年、米国臨床腫瘍学会（ASCO）が米国生殖医学会（ASRM）と共同で、がん患者・生殖機能における妊孕性温存に関する世界で初めてのガイドライン（ASCO 2006）[1] を発表し、2013 年 5 月には改訂が行われている（ASCO 2013）[2]。

　このような流れは世界的に同期して始まり、その背景として、がん患者の予後が改善されたことのほかに、生殖医療、特に配偶子・胚（受精卵）・性腺組織の凍結技術が大きく進歩したことも大きな因子であった。2007 年にはドイツ語圏を中心としたがん・生殖医療のネットワークである FertiPROTEKT が設立され、2011 年に若年がん患者に対する妊孕性・生殖機能温存療法に関する FertiPROTEKT ガイドラインが発表された。FertiPROTEKT では卵子のみならず卵巣組織凍結保存のガイドラインをいち早く作成し、現在では 100 以上の医療機関と連携しながら卵巣組織凍結保存のネットワークを構築している。さらに欧州では、卵巣組織凍結保存・自家移植による世界初の生児獲得に成功したベルギーの Donnez らによって International Society for Fertility Preservation（ISFP）が設立され、2012 年 5 月には「リンパ腫、白血病、乳癌患者における妊孕性温存のための指針」が示されている。

　わが国においても、民間の不妊治療施設（21 施設）が集まり結成された A-PART が 2007 年から「複数施設における悪性腫瘍未婚女性患者における卵子採取、ならびに凍結保存の臨床研究」を開始し、凍結卵子を用いた分娩症例を報告している。2012 年 11 月にはわが国における若年がん患者に対する「がん・生殖医療」の普及と教育を目指し、日本がん・生殖医療研究会（現 日本がん・生殖医療学会）（JSFP）が発足した。JSFP では若年がん患者に対する妊孕性・生殖機能温存に関する多くの情報を医療者のみならず一般の方にも提供するため、ウェブサイト（http://www.j-sfp.org）を開設し、知識の啓発に努めている。また 2014 年には、「乳がん患者の妊娠・出産と生殖医療に関する診療の手引き」（2017 年に改訂）を作成している。乳がん治療開始前に患者に妊孕性温存に関する十分な情報を提供し、がん治療医と生殖医療医が協力して患者の意思決定を支援できるよう CQ 形式でわかりやすく記載されている。乳がん患者は増加の一途をたどっている一方で、早期発見や治療法の進歩によりがんサバイバーも増加しているため、わが国において初めて乳がん患者の妊

孕性温存の指針を示した意義は大きい。

　現在、わが国には生殖補助医療を規制する法律は存在せず、倫理的な見地から2013年11月に日本生殖医学会が「未受精卵子および卵巣組織の凍結・保存に関するガイドライン」[3] を発表し、翌2014年には日本産科婦人科学会からも「医学的適応による未受精卵子、胚（受精卵）および卵巣組織の凍結・保存に関する見解」[4] が示されている（2016年改訂）。妊孕性温存の方法に関しては、胚（受精卵）凍結保存、卵子凍結保存、卵巣組織凍結保存と種々の方法があるが、患者の年齢、婚姻関係など個々の症例ごとに複数の方法を組み合わせて対応することが望ましいとされている。卵巣組織凍結保存に関しては、ASRM でも現段階では臨床研究として慎重に取り組むべきとの見解が示されているが、わが国では既に国内30施設において卵巣組織凍結保存が可能である。

　このような流れを受け、日本癌治療学会（JSCO）は、ASCO のガイドラインなどエビデンスに基づいた海外の指針を参考に、2017年7月に「小児、思春期・若年がん患者の妊孕性温存に関する診療ガイドライン2017年版」[5] を策定した。このガイドラインでは各領域の専門家が疾患特性に合わせた CQ を設定し、わが国の医療制度の現状に即した見解を示している。

　以下には、先に述べたがん・生殖医療に関するガイドライン・指針について概説する。

ASCO ガイドライン

ASCO 2006 [1]

　米国臨床腫瘍学会（ASCO）が米国生殖医学会（ASRM）と共同で、2006年に世界で初めて、がん患者を対象とした妊孕性温存療法に関する診療ガイドラインを発表した。ASCO 2006 では、がんと妊孕性、体外受精の成績、妊娠率、出生率などに関して1985年〜2005年3月までに報告された文献から系統的レビューを行い、指針を策定している。このガイドラインの目的は、妊孕性・生殖機能温存に関して最新の報告を含め再検討し、がん治療に関わる医師に指針を示すことである。

　まず、がん治療医は生殖年齢にある全ての若年がん患者に、治療開始前にがん治

療により起こりうる妊孕性・生殖機能低下に関する情報を十分に提供するよう促している。そのためには、できるだけ早急に妊孕性・生殖機能温存に関する話し合いの場を設け、考えうる妊孕性・生殖機能温存方法について検討し、適応を有する患者に対しては生殖医療医への相談の機会を提供すべきであるとしている。若年男性患者の場合、化学療法後では精子の質が低下し、精子の DNA が損傷を受ける可能性があるため、がん治療開始前に精子を採取し、凍結保存することが強く推奨されている。一方、若年女性では胚（受精卵）の凍結保存が優先されるべきとされており、ASCO 2006 の時点では卵子凍結や卵巣組織凍結はまだ確立された技術ではなく、必要な専門施設において倫理委員会の承認の下に施行するよう記載されている。

ASCO 2013 [2)]

ASCO 2006 を踏まえ、さらに 2006 年から 2013 年 1 月までに発表された論文を追加して検討された。変更点を以下に概説する。① Oncologist という文言は削除され、腫瘍専門医だけでなく、看護師やソーシャルワーカー、心理士といった医師以外のメディカルスタッフを含め、いろいろな立場の医療者である「ヘルスケアプロバイダー」が対応し、患者をサポートする必要性があるとしている。② 2013 年に ASRM が卵子凍結保存はもはや実験的な妊孕性温存方法ではないとの見解を示していることから、ASCO 2013 では若年女性がん患者における胚（受精卵）および卵子凍結保存は確立された妊孕性温存療法であると明記されている。また GnRH アゴニストによる卵巣毒性抑制効果はエビデンスに乏しいとされている。一方で、男性に対する生殖機能温存は精子凍結保存のみが記されており、内分泌療法には効果がなく、精巣組織凍結保存も確立された治療法ではないとされている。③性腺機能不全を引き起こす可能性のある治療を 5 段階に分類し、より詳細な性腺毒性に関する情報を追記している [6)]。

分子標的治療薬に関しても、進行・再発結腸がん、非小細胞肺がん、乳がん、卵巣がんに用いられる抗 VEGF ヒト化モノクローナル抗体（ベバシズマブ）は卵巣機能障害の intermediate risk（30 ～ 70%ががん治療後に無月経となるリスク）に位置づけられた。

日本生殖医学会「未受精卵子および卵巣組織の凍結・保存に関するガイドライン」[3]

2013年11月に日本生殖医学会倫理委員会は、「未受精卵子および卵巣組織の凍結・保存に関するガイドライン」を策定し、悪性腫瘍の治療などの医学的介入により性腺機能の低下を来す可能性がある場合を「医学的適応」、また加齢などの要因による性腺機能低下を来す可能性がある場合を「社会的適応」と分類し、それぞれに対するガイドラインを示した。前者では原疾患の治療へ与える影響を考慮し、「原疾患の治療に係る主治医の許可が得られている者に限る」としており、また後者に比べてより丁寧で十分な説明と同意が必要であるとしている。

日本産科婦人科学会「医学的適応による未受精卵子、胚（受精卵）および卵巣組織の凍結・保存に関する見解」[4]

2014年4月に日本産科婦人科学会から「医学的適応による未受精卵子および卵巣組織の採取・凍結・保存に関する見解」が出されている。当初は、妊孕性を温存する方法として、未受精卵子および卵巣組織凍結のみに言及していた。しかし、胚（受精卵）凍結も通常の生殖医療として行われる場合と比べて異なる留意点があることから、胚（受精卵）凍結に関しても同様の扱いを求めて、「医学的適応による未受精卵子、胚（受精卵）および卵巣組織の凍結・保存に関する見解」として2016年6月に改訂されている。

悪性腫瘍などの原疾患の治療により卵巣機能の低下が予想され、原疾患の治療の実施に著しい不利益を及ぼさないと判断されるものに限り、女性本人の意思に基づき、未受精卵子・卵巣組織の凍結保存を認めている。ただし、原疾患の予後に及ぼす影響、凍結保存された卵子により被実施者が将来妊娠する可能性や妊娠した場合の安全性など、いまだ明らかでないことも多いため、被実施者に十分な情報提供を行い、被実施者自身が自己決定することが重要であると述べられている。また実施施設は日本産科婦人科学会のART実施登録施設であり、施設内倫理委員会の審査を要するとしている。また、この会告では医療行為ではないという理由で「社会的適応」については言及されていない。

表4-1｜参考となる主要なガイドライン・指針とその要点

ASCO 2013	がん治療前に患者とがん治療による妊孕性・生殖機能低下および温存療法について話し合う。 腫瘍専門医だけでなく、看護師、ソーシャルワーカー、心理士などもヘルスケアプロバイダーとして対応。男性では精子凍結保存、女性では胚（受精卵）および卵子凍結保存が確立された温存療法である。 分子標的治療薬を含め化学療法および放射線治療による性腺毒性が5段階にリスク分類され詳説された[6]。
日本生殖医学会 （2013年） 「未受精卵子および卵巣組織の凍結・保存に関するガイドライン」	悪性腫瘍の治療などの医学的介入により性腺機能の低下を来す可能性がある場合を「医学的適応」、加齢などの要因による性腺機能低下を来す可能性がある場合を「社会的適応」と分類している。 「医学的適応」では本人（未成年の場合は本人および親権者）の同意に基づき、悪性腫瘍の治療など、医学的介入により性腺機能の低下を来す懸念がある場合には未受精卵子あるいは卵巣組織を凍結保存することができる。ただし、原疾患の治療に関わる主治医の許可が得られている者に限る。 実施にあたっては、口頭および文書により十分に説明し、同意を得なければならない。
日本産科婦人科学会 （2016年改訂） 「医学的適応による未受精卵子、胚（受精卵）および卵巣組織の凍結・保存に関する見解」	悪性腫瘍などの原疾患の治療により卵巣機能の低下が予想され、原疾患の治療の実施に著しい不利益とならないと判断されるものに限り、未受精卵子・胚（受精卵）・卵巣組織の凍結保存を認めているが、実施施設は日本産科婦人科学会への登録が必要であり、施設内の倫理委員会の承認が前提となる。「社会的適応」については、医療行為ではないという理由でこの会告では言及されていない。 精子に関しては2007年4月「精子の凍結保存に関する見解」に記載済み。
日本癌治療学会 （2017年） 「小児、思春期・若年がん患者の妊孕性温存に関する診療ガイドライン」	女性生殖器、乳腺、泌尿器、造血器、小児、骨軟部、脳、消化器の8つのがん領域に分け、「妊孕性温存の適応」「妊孕性温存を希望した場合に化学療法開始の遅延が容認されるか」「治療後の妊娠開始時期」「勧めるべき妊孕性温存療法の方法」など、各領域の専門家が疾患特性に合わせたCQを設定し、わが国の医療制度の現状に即した見解を示している。

　一方、精子保存に関しては、この見解よりも早く2007年4月に「精子の凍結保存に関する見解」が示されており、原疾患の治療開始前に精子を凍結保存することは将来の挙児希望の可能性を確保する方法として有用であるとされている。

日本癌治療学会「小児、思春期・若年がん患者の妊孕性温存に関する診療ガイドライン 2017 年版」[5]

　2017年7月、各種がんに関連する診療科が集まる日本癌治療学会より、関連診療科の共通の基盤となる小児、思春期・若年がん患者に対する妊孕性温存に関するガイドラインが作成された。女性生殖器、乳腺、泌尿器、造血器、小児、骨軟部、脳、消化器の8つのがん領域に分け、それぞれ「妊孕性温存の適応」「妊孕性温存を希望した場合に、化学療法開始の遅延が容認されるか」「治療後の妊娠開始時期」「勧めるべき妊孕性温存療法の方法」について、各領域の専門家が文献的検索、海外のエビデンスに基づき、わかりやすくCQ形式で記載している。例えば、乳がんでは、手術でがんを摘出後、速やかに抗がん薬を使用すべきだとしながらも、通常より最大12週間遅らせて、卵子凍結保存などの妊孕性温存療法を行うことができるとし、本ガイドラインではがん・生殖医療を行うにあたり必要かつ具体的情報が示されている。

おわりに

　いまだ多くのがん患者が治療前に妊孕性・生殖機能温存に関する十分な情報提供を受けていないのが現状である。がんの診断が確定しない状況で妊孕性温存に関する情報提供を行うことは難しい反面、がんの診断がいったん確定すればすぐにでも原疾患の治療を開始せねばならない場合も少なくなく、生殖補助医療による妊孕性温存には厳しい時間的制約を伴う。また、若年女性がん患者の場合、あらかじめ生殖補助医療に関する経験や知識を備えていることは稀であり、短時間の情報提供で妊孕性温存方法を理解することは困難な場合が多い。したがって、がんの診断が確定した時点で、できるだけ早期に妊孕性温存に関する情報提供も効率的に行える体制を整えておくことが重要であり、そのためにはヘルスケアプロバイダーの育成が急務となっている。

　一方で、卵子・胚（受精卵）凍結保存の場合にはレトロゾールを用いたランダム・スタート法などの生殖補助医療における治療期間短縮の工夫も必要である。また、配偶子・卵巣組織凍結保存を行った後に不幸にして患者が死亡した場合には、「死後

生殖」の問題が懸念される。例えば、患者の死亡後に凍結胚が移植されたり、夫の死亡後に保存された凍結精子が顕微授精に用いられたりして児が生まれることについて、社会はどのように考えるべきなのか？ このような「死後生殖」に関して、わが国ではいまだ十分な合意形成が図られておらず、その見地からも事前に十分な情報提供とインフォームド・コンセントを行う必要がある。

引用・参考文献

1) Lee SJ, et al; American Society of Clinical Oncology. American Society of Clinical Oncology recommendations on fertility preservation in cancer patients. J Clin Oncol. 24(18), 2006, 2917-31.
2) Loren AW, et al. Fertility preservation for patients with cancer: American Society of Clinical Oncology clinical practice guideline update. J Clin Oncol. 31(19), 2013, 2500-10.
3) 日本生殖医学会. 倫理委員会報告「未受精卵子および卵巣組織の凍結・保存に関するガイドライン」. 2013年11月. http://www.jsrm.or.jp/guideline-statem/guideline_2013_01.html
4) 日本産科婦人科学会. 医学的適応による未受精卵子, 胚（受精卵）および卵巣組織の凍結・保存に関する見解. 2016年6月. http://www.jsog.or.jp/ethic/mijyuseiranshi_20160625.html
5) 日本癌治療学会編. 小児, 思春期・若年がん患者の妊孕性温存に関する診療ガイドライン2017年版. 東京, 金原出版, 2017, 228p.
6) Fertility Preservation for Patients with Cancer: American Society of Clinical Oncology Clinical Practice Guideline Update (2013).
http://asco.org/sites/www.asco.org/files/fp_data_supplements_012914.pdf

（小川誠司、浜谷敏生、山田満稔、田中　守、青木大輔）

Q5 がん治療による妊孕性・生殖機能喪失で生じる倫理的問題は?

KeyPoint

● 対象となるがん患者全てにがん・生殖医療の説明と生殖の権利に対する自律的な自己決定の機会が提供されることが正義の原則から求められる。

● 生殖の権利とがん治療を受ける権利の両立が困難な場合は、患者の自律的な自己決定が必要である。

● 患者の自己決定に際して医師は適切な情報提供を行い、生命医学倫理的に妥当な判断が下されるよう適切な助言、援助を行う任を負う。

● がん・生殖医療を未成年に行う場合には、患者本人にとっての最善の利益を基準に、患者本人ないし親権者への慎重な説明が求められる。

● 温存された生殖細胞の利用と廃棄に関するインフォームド・コンセントでは、本人だけでなく、パートナーや家族を含めた十分な説明と同意が必要である。

● 生殖年齢を超えた温存生殖細胞の使用、本人およびパートナーの死後の使用、夫婦間以外での使用（婚姻関係解消後の使用や代理懐妊）では倫理的問題が生じる。

● 妊孕性・生殖機能温存の適応疾患の選択に際しては無危害の倫理原則に反しないよう安全面からの倫理的配慮が必要である。

はじめに

　がん・生殖医療は、がん患者が自らの子を得て家族を形成する権利、すなわちリプロダクティブ・ライツ（性と生殖に関する権利）に配慮する医療である[1]。古くは個々の医師の倫理観に基づく配慮であったが、がんサバイバーの治療後のQOLに配慮してがん治療前に妊孕性・生殖機能温存の機会を提供することに言及した2006年の米国臨床腫瘍学会（ASCO）の提唱以来、がん・生殖医療の啓蒙と普及が進んだ。日本においても、日本がん・生殖医療研究会（現 学会）の発足を経て実践する医療へと発展途上である[2]。

　リプロダクティブ・ライツは新しい基本的人権の一つとされるが、「生殖の自己決定権（自己の生殖をコントロールする権利）」と「リプロダクティブ・ヘルスケアへの権利」の2つを含み、前者は子どもを産むか否かの決定権、後者は産むか否かの

決定を実現する権利を中核とするとされる[3]。

　患者の権利の確立に向けては、世界医師会において、人間における生物学的研究に関わる「ヘルシンキ宣言」（1964 年採択、1975、1983、1989、1996、2000、2002、2004、2008、2013 年改訂）、「患者の権利に関するリスボン宣言」（1981 年採択、1995年改訂）が採択・宣言されているが、日本においては、患者の権利に関する法整備は遅れている。医師法、薬事法および厚生労働省の省令に規制されるもののみである。がん・生殖医療の実践にあたっては、上記法規制とともに、生殖の権利に倫理的に配慮する必要がある。

　がん治療においては人命の救命を目的とするため、悩める患者に治療を行う場合の医学的適応と倫理的妥当性は矛盾なく両立すると考えられている[4]。したがって、一般治療の倫理原則に基づき、患者の自律的な意思決定が優先される。

　生殖医療が発達する以前においても、婦人科がん領域での生殖器温存手術、放射線治療にあたっての性腺部分の遮蔽や性腺の位置移動、性腺への毒性の少ない抗がん薬の選択などにより、がん治療医は妊孕性・生殖機能の低下・喪失に対する配慮を行ってきた[5]。これら生殖医療が介入しない旧来型の妊孕性・生殖機能温存では、性腺はがん患者の体内にあり、温存されたその機能はその患者の生殖年齢の終了ないしその寿命とともに停止する。自己完結するために、妊孕性・生殖機能の温存は原疾患の治癒に影響を与えない限り社会的、倫理的な問題は生じない。

　一方、生殖医療においては新たな人命の産生を目的とするため、パートナーへの配慮だけでなく、生まれてくる子の福祉・権利およびその子が将来所属する家族・共同体・社会への配慮が必要である。そのため、一般不妊治療としての生殖医療の対象はクライアント夫婦だけでなく生まれてくる子を含む家族と定義され、医学的適応と倫理的妥当性が矛盾する局面があることが指摘されている[4]。子の福祉を考慮すれば、患者の自律的な意思決定のみに従って生殖医療を実施することはできないとされる。また、生殖医療が介入する妊孕性・生殖機能温存では、生殖細胞・組織をがん患者の体外に取り出し、凍結保存し、がんの治療後に本人の生殖に利用することになる。生殖細胞・組織の取り扱いに際しては生殖医療に必要とされる医療倫理を遵守することが不可欠であるが、がんが治癒しなければ、死後に生殖細胞・組織が残ることから、より慎重な法的および倫理的配慮が必要になる。

がん・生殖医療は、がん治療に関わる医療スタッフと生殖医療に関わる医療スタッフが協働してがん患者の生殖の権利に配慮して任を負う医療であることから、①がん治療により妊孕性・生殖機能の低下ないしは喪失が予想される患者に関しては挙児の希望を確認し、患者の自律的決定のもとで妊孕性・生殖機能温存のための機会が提供されること、②生殖医療の介入に関しては、がん患者の治癒を第一優先とすること、③日本における生殖医療に関わる法律、勧告、倫理規範を遵守することが大きな柱となる。

さらに、その実践にあたっては小児から思春期、若年の大人が主な対象となり、がんの告知から将来の妊娠に関する説明と自律的意思決定の援助を短期間に行う必要があり、未成年者に対するインフォームド・コンセントも求められることから、考慮すべき倫理的問題も多いと言える。がん・生殖医療の倫理的問題点を、臨床に携わった生殖医療専門医の立場から概説する。

がん医療における倫理原則

がん治療が妊孕性・生殖機能の低下ないし恒久的な喪失を引き起こす可能性がある場合には、生殖の権利とがん治療を受ける権利の両立が時として困難な場合があり、患者の自律的な自己決定が必要となる。医師は患者の自己決定に際して適切な情報提供を行い、生命医学倫理的に妥当な判断が下されるよう適切な助言、援助を行う任を負う。一般医療における倫理原則としては、Tom Beauchamp と James Childress が『生命医学倫理』の中で提唱した仁恵（beneficence）、無危害（non-maleficence）、自律（autonomy）、正義（justice）の4つの原則が引用されることが多い[6]。仁恵：個人の福祉や幸福を守り健康に寄与するために最善を尽くし、無危害：意図的に他者に危害や不利益を加えることなく、自律：患者の自律的な決定を尊重し、正義：特定の個人に医療の恩恵が偏らないよう努めて医療を行うことを原則にしている。対象となるがん患者全てにがん・生殖医療の説明と生殖の権利に対する自律的な自己決定の機会が提供されることが正義の原則からも求められる。

情報提供に際しては、通常のがん治療や生殖医療と異なり、原疾患の治療に影響しないように限られた期間で生殖医療を進める必要があることから、治療が妊孕性・生殖機能に及ぼす影響と生殖医療に関する説明を短期間で正確に行い、十分な理解

を得る必要がある。

　具体的には、がん診断時の一般的な妊孕性・生殖機能評価（年齢、婚姻関係、妊娠歴など）、がん治療の妊孕性・生殖機能に及ぼす影響（がん治療そのもの、およびがん治療期間における加齢による将来の妊孕性・生殖機能）、妊孕性・生殖機能温存の方法の概略と原疾患の治療に与える影響、妊孕性・生殖機能温存のための時間的許容度、がん・生殖医療専門医へのアクセス方法を説明することが望まれる。これらを短期間で行うためには、がん治療と生殖医療に関わる専門看護師、心理カウンセラー、ソーシャルワーカー、胚培養士など多職種との連帯が必要であり、支援チームの存在が不可欠である。

　2006 年に ASCO が、がん治療に伴い妊孕性・生殖機能の低下が予見される場合には、治療前に必要な情報を患者に提供し、妊孕性・生殖機能温存の機会を提供することを提唱（ASCO ガイドライン 2006）し、2006 年にドイツで FertiPROTEKT が、また 2007 年にはアメリカで Oncofertility Consortium などのネットワークが構築され、啓発と機会提供の活動を活発に行っている[7]。日本においては、2012 年に日本がん・生殖医療研究会（現 学会）が発足し、啓蒙、生殖機能の温存の実践、専門支援チームの育成を行っている。現在、ホームページにアクセスすることでがん・生殖医療医へのアクセスが可能となっている。

生殖生命倫理

　西洋医学での医の倫理に対する考え方には、米国型生命倫理学とヨーロッパ型生命倫理学の大きく 2 つの思潮がある。米国型生命倫理学では、人間としてどのように存在するかという生命の質により倫理的価値を求め、自由主義の原則に基づき自己決定権を尊重する傾向にある。他者の不利益になるなど自律尊重原理を制限しなければならない場合を除いては自己決定を優先するため、自律的自己決定を行うためのインフォームド・コンセントが重要となる。この考え方に従えば、妊孕性・生殖機能への配慮が原疾患の治癒率を下げる可能性がある場合にも、適切なインフォームド・コンセントが得られれば倫理的に問題ないことになる。

　一方、人間として存在していることに絶対的価値を置くカソリック生命倫理学を基礎に持ち発展したヨーロッパ型生命倫理学では、米国型生命倫理学より人間の尊厳

に大きな価値を置く傾向が強い。人間の行為に対しては、自己決定権だけでは規制できないような事例があるため、社会的コンセンサスも優先して、実用的なガイドライン、ルールあるいは法を作成して人間の行為を規制しようとする立場である。日本の生殖医療の領域ではこのヨーロッパ型生命倫理学の流れを志向していると思われる[8]。妊孕性・生殖機能の温存が原疾患の治癒率に影響する可能性がある場合には、日本の生殖医療に携わる産婦人科医師は、ごく一部の医師を除いて、一定のガイドラインに従って治療の倫理的妥当性を判断しようとすると思われる。

　生殖医療が介入するがん・生殖医療では、一般の治療医学で求められる医療倫理に加え、生殖医療に関する倫理の遵守が求められる。生殖に医学や人的操作が介入することに対する社会の反応は、時代、文化、地域、宗教背景により異なる。体外受精でルイーズ・ブラウンが誕生した 1978 年以来、生殖の領域では不文律の「倫理」に加え、成文化した「法・ガイドライン」での規制が西欧を中心に世界的に行われた[9]。日本では現在、国が定める生殖に関する関連する法律に基づく規制としては、「ヒトに関するクローン技術等の規制に関する法律」（平成 12 年 12 月 6 日法律第 146号、最終改正平成 26 年 5 月 1 日法律第 31 号：クローン規制法）、「再生医療等の安全性の確保等に関する法律」（平成 25 年 11 月 27 日法律第 85 号、最終改正平成 26年 6 月 13 日法律第 69 号：再生医療法）、「医薬品、医療機器等の品質、有効性及び安全性の確保等に関する法律」（昭和 35 年 8 月 10 日法律第 145 号、最終改正平成 28年 12 月 16 日法律第 108 号：改正薬事法）がある。しかし、実際の生殖医療は日本産科婦人科学会（**表 5-1**）や日本生殖医学会などの生殖に関連する学会の見解を遵守して実践されているが、それらは罰則規定を有していない[10]。日本においてがん・生殖医療を実践するにあたっては、生殖医療に携わってきたこれまでのほとんどの産婦人科医と同様に、自主規制を遵守することが専門的道徳から望まれる。

　卵子の凍結保存、卵巣組織の凍結保存による妊孕性の温存は、日本においては確立した方法でなく研究段階の方法と現時点では見なされている。実施にあたっては、「ヒト精子・卵子・受精卵を取り扱う研究」の実施に関わる国・省庁関連ガイドライン［「ヒト受精胚の作成を行う生殖補助医療研究に関する倫理指針」（平成 22 年 12月 17 日文部科学省厚生労働省告示第 2 号、平成 29 年 2 月 28 日一部改正）および「人を対象とする医学系研究に関する倫理指針」（平成 26 年 12 月 22 日文部科学省厚生

表5-1 ▎日本産科婦人科学会による生殖医療に関する会告

- 死亡した胎児・新生児の臓器等を研究に用いることの是非や許容範囲についての見解（1987年1月）
- ヒトの体外受精・胚移植の臨床応用の範囲についての見解（1989年10月）
- 代理懐胎に関する見解（2003年4月）
- 胚提供による生殖補助医療に関する見解（2004年4月）
- 顕微授精に関する見解（2006年4月改定）
- 精子の凍結保存に関する見解（2007年4月）
- 生殖補助医療における多胎妊娠防止に関する見解（2008年4月）
- ヒト精子・卵子・受精卵を取り扱う研究に関する見解（2013年6月改定）
- 出生前に行われる遺伝学的検査および診断に関する見解（2013年6月改定）
- 体外受精・胚移植に関する見解（2014年6月改定）
- ヒト胚および卵子の凍結保存と移植に関する見解（2014年6月改定）
- 「体外受精・胚移植／ヒト胚および卵子の凍結保存と移植に関する見解」における「婚姻」の削除について（2014年6月）
- 提供精子を用いた人工授精に関する見解（2015年6月改定）
- 着床前診断に関する見解（2015年6月改定）
- 生殖補助医療実施医療機関の登録と報告に関する見解（2016年6月改定）
- 医学的適応による未受精卵子、胚（受精卵）および卵巣組織の凍結・保存に関する見解（2016年6月改定）

労働省告示第3号、平成29年2月28日一部改正）］を遵守する必要がある。

生殖医療の男女差と生殖補助医療の特徴

　がん患者の妊孕性・生殖機能温存に携わる場合には、生殖や日本における生殖補助医療（ART）についての基本的な知識を持つ必要がある。男女の生殖の機能には大きな差があり、温存の方法や温存された性腺と生殖細胞の使われ方、民法上の子の扱いも男女で異なる（表5-2）。ヒトの性交による自然妊娠の効率は低いため、温存された生殖細胞は多くの場合には生殖医療での利用が見込まれる。生殖にはパートナー（配偶子）が必要であり、日本では不妊治療としての生殖医療は通常、性成熟期の夫婦（事実婚を含む）を対象に、配偶子に由来する夫婦間での胚（受精卵）の使用を義務づけている。がん・生殖医療の実践にあたっても、日本産科婦人科学会の見解（表5-1）などの自主規制を遵守し、生殖年齢の間に夫婦間で温存された生殖細胞が利用されることが現況では不可欠となる。生殖年齢を超えての使用、（本人およびパートナーの）死後の使用、夫婦間以外での使用（婚姻関係解消後の使用や

表5-2 | 妊孕性・生殖機能温存に際して考慮すべき生殖に関わる男女差

	男性	女性
生殖期間	加齢により緩やかに低下し、比較的長い	35歳以降低下して、42歳以降の妊娠は稀になる
性腺	出生後も精粗細胞の増殖あり	卵祖細胞の増殖は胎生期に終了
生殖細胞	精液中に多数 成熟精子は減数分裂が終了している	自然では1周期で1個の成熟卵子 排卵時は減数分裂途中
生殖細胞・組織の採取	用手法（マスターベーション）、組織採取も容易	外科的処置（採卵、腹腔鏡）
生殖細胞・組織の利用	顕微授精で胚（受精卵）として妻の子宮に（ないし人工授精）	胚（受精卵）、組織として本人の身体に
生殖細胞の使用開始	がん治療中にも可能	がん寛解ないし治癒後
民法上の子の扱い	妻が婚姻中に懐胎した子*	分娩の事実で実子と認定

＊その他：婚姻成立から200日を経過した後に生まれた子は夫の子、婚姻解消日ないし取消日から300日以内に生まれた子は前夫の子と推定される（民法733条2項）。

代理懐胎）では倫理的問題が生じる。

　生殖医療を夫婦間で行う場合には、性交による生殖と同様に遺伝的な親と産みの親は同一であり、旧来の親子関係は守られ法的な問題は生じない。第三者を介するARTを認めた場合、配偶子の組み合わせと胚（受精卵）を移植する子宮の組み合わせは理論的にほかに7種類考えられる。その場合には、夫婦間の性交による生殖を前提とする旧来の親子関係は崩れて法的な問題が生じる。現在日本では、不妊治療として提供精子による人工授精と、一部の産婦人科医により提供卵子を用いた生殖医療が臨床実施されているが、生まれてくる子どもの出自を知る権利、法的地位の不安定さなどの問題が生じている。胚（受精卵）を第三者の子宮に移植する代理懐胎では、親子関係の問題、生まれくる子どもの権利だけでなく、代理懐胎する女性への倫理的配慮が必要であり現時点では認められていない。

　子どもの権利に関しては、1989年11月20日に国連総会において採択され、日本では1994年に批准された「児童の権利に関する条約」があり、その第7条は「子はその父母を知りかつその父母によって養育される権利を有すること」と規定している。夫婦間であっても凍結保存された配偶子・胚（受精卵）が、死後にART技術により利用された場合は、生まれ来る子どもの権利を損なう可能性がある。代理懐

胎を行わなければ、女性がん患者では死後生殖は起こらない。男性がん患者では配偶子使用に際して生存の確認と配偶子使用の意思確認がなされない場合には、凍結精子が夫の死後利用される危険性がある。日本におけるがん・生殖医療では、がん治療と生殖医療の実施医療機関が異なることも多く、温存された生殖細胞・組織の利用にあたっては本人確認と生存確認が重要となる。

男性がん患者の生殖機能温存

　がん治療により造精機能の低下ないし喪失の可能性がある場合には、用手法による精子の採取が可能であれば治療開始前に射出精子を凍結して保存することが可能である。2003 年 9 月 30 日に日本不妊学会（現 日本生殖医学会）が「医学的介入により造精機能低下の可能性のある男性の精子の凍結保存」に関する見解として、精子凍結に際してのインフォームド・コンセントの詳細を示し、2006 年 9 月 1 日に日本生殖医学会が「精子の凍結保存について」としてガイドラインを示している[11]。成人では本人の同意に基づいて、未成年者の場合は本人および親権者の同意を得て、精子の凍結を実施し、本人が死亡した場合には凍結精子は直ちに廃棄することを求めている。インフォームド・コンセントでは、①罹患疾患の治療と造精機能の低下との関連、②罹患疾患の治癒率、③精子凍結保存の方法ならびに成績、④凍結保存精子の保存期間と廃棄、⑤凍結した精子を用いた生殖医療に関して予想される成績と副作用、⑥費用、その他を説明することとなる。精子を凍結保存する施設は、文書および口頭で十分な説明を行い、文書による同意を得て凍結保存し、定期的に凍結継続の意思確認と本人生存の確認を取ることを推奨し、保存責任と費用負担についても規定している[8]。

　優れた見解およびガイドラインだが、臨床の場面で遵守することは簡単ではない。血液疾患では、確定診断がついていないことや未成年者であるために、①と②に関して担当医から十分な説明がなされていない状況に多く遭遇する。体調が悪い状況下で短い期間に採取し、凍結された精子は通常生殖医療（顕微授精）で利用される。体外受精は現時点で夫婦間での使用に限られること、体外受精するにはパートナーの女性が採卵を受ける必要があること、生殖医療の方法と経済的負担について、パートナーの女性に肉体的・精神的負担が生じること、生殖医療の成績は施行時のパー

トナーである女性の年齢に依存することまでも正確に説明し理解を得ることは困難が伴う。さらに、原疾患（がん）の治癒率を確認し、死亡後は直ちに廃棄する条件を伝える必要があるが、がんの診断後、これから治療に向かうがん患者に死の可能性を再認識させることにもなり、説明者にとっても精神的負担は大きい。十分なインフォームド・コンセントを行う義務と患者への配慮の間に道徳的ジレンマを感じるかもしれない。しかし、安易に他に方法がないという一言で必要な情報を提供しなければ、将来的な凍結精子の使用・廃棄に問題が生じるだけでなく、自律尊重の原理から倫理的に問題となる可能性がある。

　実際のインフォームド・コンセントにあたっては、既婚者ではパートナーと、未成年では両親とともに説明することが必要になる。生殖機能温存の説明は将来の生殖機能が残る希望を与える一方で、死後廃棄されることを説明することは、本人だけでなくパートナーないし家族には大きな悲しみをもたらす。したがって、がん・生殖医療でインフォームド・コンセントを行う場合には、看護師や臨床心理士など、精神的サポートを専門とするスタッフとともに行うことが望まれる。現在、日本がん・生殖医療学会は日本生殖心理学会の協力を得て専門スタッフによるカウンセリングの機会を提供する制度の整備を進めている。

　がん患者が未成年者の場合には、生殖および性に関わる意識は家族によって大きく異なるため、インフォームド・コンセントには注意が必要となる。ある程度の年齢になってもマスターベーションの経験がない若年者、用手法による採取に家族が反対する場合など、親権と未成年者の自律的自己決定権が相反する問題が生じる可能性もある。また、用手法による精液の採取が生理的に不可能な小児におけるがん・生殖医療では、実験的ではあるが、精巣から外科的に精巣組織を採取して保存する方法が考えられている。実験的な方法を実施することが倫理的に正しいのか、実施にあたって親の決定と同意で十分であるのか、小児と思春期前の児童の場合には考慮しなくてならない倫理的課題が多く残る。

　がん・生殖医療の臨床では、原疾患の予後不良な患者が紹介されることもある。患者を前にして生殖医療医が、原疾患の予後不良を理由に精子の凍結保存を断ることは難しい。正義の原理から、凍結精子の使用と廃棄、生存確認についての十分なインフォームド・コンセントを得て凍結保存を実施する場合が多いと思われる。し

かし、日本において、不妊治療を受けていた夫婦が、夫のがん治療に伴い精子を凍結保存し、十分な生存確認を受けずに夫の死後に凍結精子を用いた体外受精で懐胎し、その子と死亡した父との間の法律的親子関係の認知を求める訴えを起こしたケースがある。最高裁判決は親子関係を認めないとしたが、社会問題となった[12]。子が欲しいというクライアント夫婦の権利は満たされたが、生まれた子の権利は守られない結果となった。凍結保存精子の凍結継続と使用にあたっては、本人の意思とともに生存の確認、婚姻関係継続の確認を慎重に行う必要がある。

　日本では現時点では代理懐胎が認められていないため、女性のがん患者では温存された卵子・胚（受精卵）・卵巣組織の利用はがん寛解後か治癒後に限られる。しかし、男性のがん患者では、凍結保存した精子の使用は既婚者であればがんの治療中でも可能である。抗がん薬の治療効果によっては夫の死後の出生や死後に凍結胚が残る可能性がある。また、夫の生存確認が不十分であると死後生殖のリスクがあり、がん治療中の凍結精子の利用に際してはより慎重な対応が必要である。臨床の場面で倫理的問題が生じる可能性がある場合には、担当医師の判断だけでなく、倫理委員会での審議など慎重な対応が望まれる。

女性がん患者の妊孕性温存

　現在、臨床的に利用可能な生殖医療が介入する女性がん患者の妊孕性温存療法は、卵子（未受精卵子）凍結保存、胚（受精卵）凍結保存と卵巣組織の凍結保存である。胚（受精卵）凍結と融解胚移植は一般の不妊治療では標準的な技術であり、胚（受精卵）凍結を用いた妊孕性の温存は技術的には確立した方法だと言える。卵子凍結保存は、ガラス化法による凍結と融解後の顕微授精により臨床応用可能な技術であるが、日本では研究段階の技術と見なされている。卵巣組織の凍結も実施できる施設がまだ少なく、研究段階の技術である。そのため、日本においては卵子凍結と卵巣組織の凍結は、倫理委員会の審議が必要な臨床研究として実施される。

　がん治療により卵巣の機能が低下する場合の医学的対応に関しての学会の見解、ガイドラインは日本においてこれまで存在しなかったが、「医学的適応による未受精卵子および卵巣組織の採取・凍結・保存に関する見解」が 2014 年 4 月 17 日に日本産科婦人科学会により作成された。胚（受精卵）の凍結と保存を含め、一般の不妊

治療で行う生殖医療とは異なる留意点があるため、2016 年 6 月に改定され「医学的
適応による未受精卵子、胚（受精卵）および卵巣組織の凍結・保存に関する見解」
が示された（**表 5-3**）。

　胚（受精卵）凍結保存は確立している技術で妊娠の効率が高いことから、女性が
ん患者にパートナーがいれば現時点では胚（受精卵）凍結保存が推奨される。胚（受
精卵）とするには、患者本人だけでなく配偶者の同意も必要であり、インフォーム
ド・コンセントは本人が主体になるが、パートナーがいる場合にはパートナーにも
説明することが不可欠となる。

　日本産科婦人科学会は、社会情勢の変化により夫婦のあり方に多様性が増した結
果、医療現場ではいわゆる社会通念上の夫婦（事実婚のカップル）においても不妊
治療を受ける権利を尊重しなければならない事実を踏まえ、『『体外受精・胚移植』に
関する見解」および「ヒト胚及び卵子の凍結保存と移植に関する見解」において、
その対象となる被実施者に関する項目にある「婚姻」の表現削除を、2014 年 6 月 21
日の総会で決定した。本件は、嫡出子と婚外子との格差を解消する 2013 年 12 月の
民法改正を受けた判断となっていると考えられる。

　臨床の場面では予後不良症例も紹介されるが、男性がん患者同様に予後不良を理
由に妊孕性温存を断ることは医療者として困難なことが多い。したがって、凍結さ
れた胚（受精卵）・卵子および卵巣組織の利用と廃棄に関するインフォームド・コン
セントには、本人だけでなく、胚（受精卵）の場合はパートナー、卵子および卵巣
組織の場合には家族を含めた十分な説明と同意が必要である。

　胚（受精卵）の産生・使用には、患者本人だけでなくパートナーの同意が必要で、
その使用は、配偶子に基づく夫婦（事実婚のカップルを含む）間に限られ、死後の
生殖は禁じられている。したがって、廃棄は患者本人からの廃棄の意思が表明され
た場合、あるいは本人が死亡した場合だけなく、パートナーからの廃棄の意思が表
明された場合、パートナーが死亡した場合，婚姻関係が解消した場合に直ちに廃棄
することとなる。現況では、胚の使用（移植）前にパートナーの生存と使用に対す
る同意および婚姻関係の継続を確認する必要があるが、確認は慎重に行わなくては
ならない。また、がん患者の場合には、がん治療に伴うセクシュアリティの低下や
妊孕性の低下および喪失に対する心理的負担も大きく、その後の婚姻関係の維持に

表5-3 | 医学的適応による未受精卵子、胚（受精卵）および卵巣組織の凍結・保存に関する見解（日本産科婦人科学会、2016年）

対象	1	本法は、原疾患の治療により卵巣機能の低下が予想され、本法を施行することが被実施者の妊孕性温存と原疾患の治療の実施に著しい不利益とならないと判断されるものを対象とする。
	2	本法の実施にあたっては、原疾患の状態、予後など、本法を行うことが原疾患治療に及ぼす影響を把握するため、原疾患主治医から文書による適切な情報提供がなされていることを要す。
	3	本法の実施にあたっては、原疾患主治医と生殖医療担当医が、情報を共有しながら、以下の必要事項について文書を用いて被実施者（被実施者の意思確認が困難な場合は代諾者）に説明することを要す。 (1) 原疾患の治療と卵巣機能の低下の関連性 (2) 原疾患の状態、予後 (3) 本法の実施が原疾患の予後に影響を及ぼす可能性 (4) 本法の詳細 (5) 凍結保存された未受精卵子または胚を用いたARTの詳細 (6) 凍結保存された未受精卵子または胚により将来、被実施者が妊娠する可能性と妊娠した場合の安全性 (7) 凍結された未受精卵子または胚の保存期間と許容された保存期間を過ぎた場合の取り扱い (8) 費用、その他
	4	本法を希望する者が成人の場合には、本人から文書による同意を取得し実施する。胚の凍結を希望する場合には、被実施者夫婦から文書による同意を取得し実施する。本法を希望する者が未成年者の場合には、本人および代諾者の文書による同意を得て実施するが、被実施者が成人に達した時点で、本人の凍結保存継続の意思を確認し、改めて本人から文書による同意を取得する。
実施施設	5	本法を実施するART施設は、本会に登録されたART実施登録施設（以下、ART登録施設）であり、かつ、本法の実施について倫理委員会において審査を受けていることを要す。
	6	本法は、原疾患治療施設内にあるART登録施設で行われるのが望ましいが、原疾患治療施設内にART登録施設がない場合には、原疾患治療施設と連携できる他のART登録施設が行ってもよい。
	7	本法を実施するART登録施設には日本生殖医学会が認める生殖医療専門医が常勤していることが望ましい。
卵子・胚の保存	8	凍結されている未受精卵子はその卵子の由来する被実施者に帰属するものであり、その被実施者は当該ART登録施設に対し、凍結未受精卵子の保管を委託する。また、凍結されている胚はそれを構成する両配偶子の由来する被実施者夫婦に帰属するものであり、被実施者夫婦は当該ART登録施設に対し、胚の保管を委託する。
	9	未受精卵子の保存期間中、当該ART登録施設は、定期的に、被実施者（被実施者が未成年の場合は被実施者と代諾者の両者、被実施者の意思確認が困難な場合は代諾者）に対して未受精卵子の保存を継続する意思の有無を確認することを要す。また、胚を凍結保存期間中は、当該ART登録施設は、定期的に、被実施者夫婦に対して胚の保存を継続する意思の有無を確認することを要す。
	10	保存された未受精卵子、胚は、以下のいずれかの場合に廃棄される。①被実施者（胚の場合は、被実施者夫婦のいずれか）から廃棄の意思が表明された場合。②被実施者が生殖年齢を超えた場合。③被実施者（胚の場合は、被実施者夫婦のいずれか）が死亡した場合。
	11	凍結された胚の保存期間は、被実施者夫婦が夫婦として継続している期間であって、かつ卵子を採取した女性の生殖年齢を超えないこととする。
	12	当該ART登録施設で卵子または胚の保存を継続できない場合、当該ART登録施設は被実施者（胚の場合は、被実施者夫婦双方）に通知し、被実施者の同意を得たうえで、改めて原疾患治療施設と連携して、他のART登録施設での卵子保存の継続を検討する。

ARTでの使用	13	保存された未受精卵子または胚を ART に使用する場合には、改めて原疾患主治医から文書による適切な情報提供を得るとともに、本会会告「体外受精・胚移植に関する見解」、「顕微授精に関する見解」、および「ヒト胚および卵子の凍結保存と移植に関する見解」に準拠して行うことを要す。
	14	凍結融解後の卵子から得られた胚、または凍結融解後の胚は、卵子採取を受けた被実施者のみに移植されるものであり、ART 登録施設は移植ごとに被実施者夫婦から文書による同意を取得し、同意文書を保管する。
	15	未受精卵子あるいは胚の保存施設と、未受精卵子あるいは胚を用いて ART を実施する施設は同一であることを原則とする。なお、ART 実施施設を変更する場合には、改めて原疾患治療施設と連携して、被実施者の同意を得てこれを行う。その際の ART 実施施設は、ART 登録施設であることを要す。
その他	16	凍結保存された未受精卵子、胚の売買は認めない。
	17	凍結保存された未受精卵子、胚の譲渡は認めない。ただし、18 項に規定された場合を除く。
	18	凍結保存後、被実施者（胚の場合は被実施者夫婦双方）から廃棄の意思が表明された凍結卵子または胚を生殖医学の発展に資する研究に利用する場合は、本会会告「ヒト精子・卵子・受精卵を取り扱う研究に関する見解」および関連する法律や国・省庁ガイドラインに沿い、必要な手続きを改めて施行しなければならない。
	19	本会会員が本法を行うにあたっては、所定の様式に従って本会に登録、報告しなければならない。本会への申請にあたっては、未受精卵子、胚、卵巣組織のうち、凍結保存の対象とするものを明確に示すことを要す。

不安定要素となる可能性がある。卵子（未受精卵子）より胚（受精卵）の方がその後の妊娠予後は高いが、不測の婚姻関係の破綻に配慮して既婚者であっても卵子の凍結保存も考慮する必要があるかもしれない。したがって、パートナーがいる場合であっても、卵子凍結保存か胚（受精卵）凍結保存か、両者の併用かは女性患者の自律的決定に委ねられるべきであろう。

　表 5-3 の「未受精卵子、胚（受精卵）および卵巣組織の凍結・保存に関する見解」では、「対象」「実施施設」「卵子・胚保存」「ART での使用」「その他」として実施に関して配慮すべき詳細が示された。妊娠した場合の安全性の説明、当該 ART 登録施設で卵子の保存を継続できない場合の対応、未成年者の同意、実施に際しての学会への登録と報告が具体的に示されたことで実践的な見解となっており、この見解を遵守する必要がある。パートナーがいない場合は、成人では本人の同意に基づいて通常卵子凍結保存が選択され、原疾患の治癒後、パートナーの精子と顕微授精で胚（受精卵）を産生し、卵子の由来する女性本人の子宮に戻すことになる。未成年者では、思春期以前であれば卵巣組織凍結保存が適応となる。思春期以降であれば卵子凍結保存か卵巣組織凍結保存との併用が適応となる。未成年の同意は、本人と代諾者の文書による同意が必要である。法的には 15 歳以上であれば本人に同意能

力があると考え、親は子どもの意思をサポートする立場にあり、また責任を有するとされる[13]。15歳未満（最近では10～12歳以下）の子どもの医療での意思決定権は親が代行することが多い。がん・生殖医療を未成年に行う場合には、何が患者本人にとって最善の利益になるかを基準に、患者本人ないし親権者への慎重な説明が求められる。今回の見解で、未成年者の同意は、成人に達した時点での凍結保存継続の再確認を行うこととなる。

卵巣組織凍結保存は、月経周期と関係なく、また思春期以前でも施行可能である。組織凍結・移植による生児獲得の報告を認めるものの、いまだ研究段階の技術であり、各施設の倫理委員会の審議、監視のもと施行されるべきである。

骨盤内への播種や卵巣への転移のある患者の採卵では播種を広げる可能性があること、血液疾患の採卵では採卵に伴う卵巣出血の危険性があること、卵巣に転移の可能性の高い疾患での卵巣組織の凍結では悪性腫瘍細胞の再移植の可能性があることから無危害の倫理原則に反しないよう妊孕性温存の適応疾患の選択に際しては安全面からの倫理的配慮が必要である。

第三者を介する生殖医療とがん・生殖医療

がん・生殖医療の狭義の妊孕性・生殖機能の温存は、がん患者自身に由来する生殖細胞を用いて、子を持ち家族を作ることを目的とするため、第三者を介するARTを必要としない。しかし、がん・生殖医療の概念が提唱されてまだ10余年しか経過していないことから、がん治療前に妊孕性・生殖機能温存の機会が提供されなかった女性のがん経験者が多数存在する。また、男性においても精子凍結保存の機会が提供されなかったがん経験者も存在する。がん・生殖医療においても第三者を介する生殖医療の必要性はあると言えるが[14]、解決すべき法律的および倫理的問題点が多く存在するため、今後の課題である。

おわりに

がん・生殖医療は、がん患者のリプロダクティブ・ライツ（生殖の権利）を守り、将来の幸せに大きく寄与するが、その実践にはさまざまな倫理的配慮が必要である。対象となる全てのがん患者がその権利を享受するには、がん医療に関わるスタッフ

の啓発とともに、生殖医療に関わるスタッフとの協働、患者のサポート体制が不可欠である。

　また、日本の現状では、がん治療施設と生殖医療を提供する施設とが異なることが多い。施設間の適切な情報提供、がん治療に影響を与えない速やかな生殖医療の実施、生殖細胞の安全な管理と将来的な利用、利用あるいは廃棄にあたっての生存の確認を考慮すると、①専門コーディネーターの育成と体制の整備、②凍結保存した生殖細胞の保管と移動に配慮した制度の整備が強く望まれる。日本がん・生殖医療学会の活動に関してはウェブサイト（www.j-sfp.org）を、生殖医療の規則については日本産科婦人科学会の会告（www.jsog.or.jp）、日本生殖医学会の会告（www.jsrm.or.jp）、ART の現状と生殖医療に関わる生命倫理に関しては、引用した文献や他の著書 [15, 16] を参考にしていただききたい。

引用・参考文献

1) 国際人口・開発会議（ICPD：international Conference on Population and Development）行動提案. 1994 年 9 月, カイロ.
2) Lee SJ, et al; American Society of Clinical Oncology. American Society of Clinical Oncology recommendations on fertility preservation in cancer patients. J Clin Oncol. 24(18), 2006, 2917-31.
3) 辻村みよ子. "リプロダクティブ・ライツと生殖補助医療". 生殖補助医療と法. 東京, 日本学術協力財団, 2012, 98(学術会議叢書, 19).
4) 森崇英. 生殖・発生の医学と倫理：体外受精の源流から iPS 時代へ. 京都, 京都大学学術出版会, 2010, 116.
5) 鈴木直ほか. がん・生殖医療の実践に基づいた化学療法後の妊孕性・生殖機能温存の可能性について. がんと化学療法. 39(2), 2012, 151-7.
6) トム・L・ビーチャム, ジェイムズ・F・チルドレス. 生命医学倫理. 第 5 版. 立木教夫監訳. 柏, 麗澤大学出版会, 2009, 556p.
7) 鈴木直. "海外でのがん・生殖医療の取組みと日本のがん・生殖医療研究会の役割". がん・生殖医療：妊孕性温存の診療. 東京, 医歯薬出版, 2013, 250-9.
8) 吉村泰典. 生殖医療の未来学：生まれてくる子のために. 東京, 診断と治療社, 2010, 89.
9) 石原理. "生殖医療の倫理と法規制の国際的現況". 前掲書3. 58.
10) 吉村泰典. "わが国の生殖補助医療の現況とその規制". 前掲書3. 145.
11) 日本生殖医学会編. 生殖医療の必須知識. 東京, 日本生殖医学会, 2014, 452.
12) 中村恵. 生殖補助医療における同意の法的意味：最近の判例を素材として. Jurist. (1339), 2007, 21.
13) 衛藤義勝. "小児医療における了どもの権利 (1) 医療の側から". 周産期・新生児・小児医療. 東京, 丸善出版, 2012, 208(シリーズ生命倫理学, 7).
14) 日本生殖医学会. 倫理委員会報告「第三者配偶子を用いる生殖医療についての提言」. 2014.
15) 神里彩子, 成澤光編. "生殖補助医療". 生命倫理と法. 東京, 信山社, 2008, 378p(基本資料集, 3).
16) 甲斐克典. 生殖医療と刑法. 東京, 成文堂, 2010, 295p(医事刑法研究, 4).

（己斐秀樹）

Q6 がん・生殖医療で生じる倫理的課題・問題は?

KeyPoint

- 「生殖」についての「権利」(「自由」)は、基本的に保障すべきであると考えられるが、意見を異とする人々もあることに留意する必要がある。
- 「丁寧で十分な説明と配慮」の提供にはがん治療医と生殖医療医の密接な連携協業が確保されなければならない。
- がん・生殖医療で行われる研究的・実験的医療は、「人を対象とする医学系研究に関する倫理指針」に基づいて実施されなければならない。
- 現時点では多くのがん患者が、妊孕性・生殖機能の温存の可能性についての知識や情報をほぼ未取得であることが、臨床現場における最大の倫理的課題である。
- 症例の登録集積と一定期間のフォローアップのため、わが国においても登録制度の充実が求められる。

はじめに

　がん・生殖医療で生ずる倫理的課題・問題を検討する場合、二段階に分けて考えていくことが、そのよりよい理解のために有用であると思われる。第一段階は、一般的な倫理的課題・問題として取り扱うことも可能だが、特にがん・生殖医療について関係性が広く深いために重要となる課題・問題について考えることである。第二の段階は、一般的な課題・問題とはなり難く、基本的にがん・生殖医療に特異的な倫理的問題と考えられるものである。以下の記載は、この考え方に基づくものである。

生殖の権利

　ヒトは「生殖の権利」を持つのか、あるいは「生殖」は「権利」の一つなのかという問題をまず取り上げる。

　例えば、日本国憲法では、第3章の「国民の権利及び義務」においては生殖の自由や権利について直接言及していないが、第13条に規定されたいわゆる幸福追求権

の一つ、あるいは第 24 条に含まれる家族形成権として、生殖の権利が基本的人権の一つとして保障されていると考えることもできる。

　国際的にインパクトのあった議論の一つとして、1999 年に、ニューヨークで開催された国連人口開発特別総会を取り上げる。この会議で採択された「行動提案」では、1994 年のカイロ会議で採択された「行動計画」で確認された人権としてのリプロダクティブ・ライツ（全てのカップルと個人が自分たちの子どもの数、出産間隔、ならびに出産する時を責任を持って自由に決定でき、そのための情報と手段を得ることができるという基本的権利）を認める要求がされた。しかし、バチカンなどの反対で会議は紛糾し、「行動提案」とはならず、最終的に「行動計画」の再確認に留まった経緯がある [1]。すなわち、「生殖」についての「権利」（あるいは「自由」というべき）については、基本的に保障すべきであると考えられるが、これには意見を異とする人々もあることに留意する必要がある。

　また、がん・生殖医療では、後日の「生殖」を可能とするために、「凍結保存」という「タイムマシン」が不可欠となる。前述した広く受容されているリプロダクティブ・ライツという概念に、このような「タイムマシン」の利用が含まれるのかどうかという議論（これには凍結配偶子や胚〔受精卵〕を用いる死後生殖も含まれうる）も、改めて必要となる可能性がある。

自己決定と専門家の立場

　医療現場では、インフォームド・コンセントの前提として、自己決定の尊重が必ず重視される。しかし、そもそも自己決定は、J. S. ミルらによる功利主義的かつリバタリアン的自由主義に源流を持ち、自由意志による決定をいつでも例外なく 100% 当事者に認めることについては、必ずしも広い同意があるわけではない。したがって、自己決定には一定の限定が付随する。とはいうものの、合理的な自己決定を行うための大前提として、まず「丁寧で十分な説明と配慮」が、必ず当事者に提供される必要のあることは言うまでもない。そして、専門家が提供の役割を担わなければならない。

　では、この「丁寧で十分な説明と配慮」は、がん・生殖医療では、誰により、どのように提供されるのだろう。日本産科婦人科学会の会告「医学的適応による未受

精卵子、胚（受精卵）および卵巣組織の凍結・保存に関する見解」[2] には「原疾患主治医と生殖医療担当医が、情報を共有しながら、以下の必要事項について文書を用いて被実施者に説明することを要す」として詳細な項目を列挙している（詳細は会告を参照されたい）。

実際には、がん治療、生殖医療のいずれも、極めて専門性の高い医療分野であり、文言のごとく「丁寧で十分な説明と配慮」を実行することは、決してたやすいことではない。また、生殖医療を熟知したがん治療医、がん治療を熟知した生殖医療医が、いつでもどこにでも存在することを望むのは、そもそもないものねだりであろう。さらに、がん治療の開始に至るまでに利用可能な時間は、極めて限られている場合が多く、がん患者にとって大きな精神的動揺を伴うことが間違いない時期において、自己決定の前提となる「本人による十分な理解」を医療者が確認することも、しばしば困難な場合がある。

すなわち、一般的なインフォームド・コンセントにおいて共通の重要な問題である「医療者と患者における知識や情報量の非対称性」に加え、がん・生殖医療では、がん治療医と生殖医療医の間の非対称性が必ず存在する。これを克服するためには、両者の密接な連携協業が必ず確保されなければならない。さらに、この連携協業が確実に実践されていることについて、両者は重大な責任を共有するはずである。

研究的・実験的医療

新規の医療行為、特に先進的医療行為は、必ず研究的・実験的なものとなる。わが国では新規の薬剤や医療機器については「医薬品、医療機器等の品質、有効性及び安全性の確保等に関する法律」により、法的な規制を受けている。また、「人を対象とする医学系研究に関する倫理指針」は、他の法律で規制されていない研究的・実験的医療をも広くカバーする省庁ガイドラインである[3]。

がん・生殖医療で行われる未受精卵子や卵巣組織の凍結保存は、現段階では明らかに研究的・実験的医療であり、直接規制される法律のない現状では、「人を対象とする医学系研究に関する倫理指針」に基づいて、その安全性と有用性、合理性などについて慎重な倫理審査が行われ、「指針」に準拠した実行が行われなければならない。

倫理審査については、当該施設の倫理委員会が、その審議と決定について全面的な責任を持つ。もちろん各施設の倫理委員会は、「指針」に規定された要件を満たす委員会でなければならないが、加えて審議についての外形的あるいは手続的合理性のみが求められているわけではなく、実質的な審議における委員会の自律性、独立性が担保される必要がある。

がん・生殖医療に含まれる医療行為は、その直接的結果を評価できる段階に至るまでに、長期間を要することが予測できる。実際に、長期にわたる継続管理の実行可能性について、各施設の倫理委員会は特に慎重な自己評価を行わねばならないはずだ。

がん・生殖医療の現実的な倫理的課題

現実の臨床現場における最大の倫理的課題は、現時点では多くのがん患者が、そもそも妊孕性・生殖機能の温存の可能性についての知識や情報をほぼ未取得であると言わざるを得ないことである。もちろん各学会と多くの関係者の努力により、知識の普及に関しては、著しい改善はあるが、いまだ発展途上であることは認めざるを得ない。

また、妊孕性・生殖機能温存の決定が、実は自己決定ではなく、家族（特に未成年者では両親）の意向に大きく左右されやすいことは重要である。一般に、未成年者、得に若年者に対するインフォームド・コンセントでは、両親に対する対応に加え、本人からのアセントを取得することが広く行われるようになってきた。しかし、妊孕性・生殖機能温存については、将来の生殖に至る過程に数多くのステップが介在するため、若年者が本当に理解可能なのか、大きな疑問が残る。特に卵巣組織凍結保存は、初経前の女児がよい適応となることから、親権者や保護者の代諾について、その意味を改めて考える必要がある。

長期間凍結保存された未受精卵子や卵巣組織の利用により出生した子どもの数は、いまだ極めて少数である。したがって、症例の登録集積と一定期間のフォローアップが必ず必要である。実際に多くの国において、登録制度が動き始めており、わが国においても、各施設の参画が期待される。

おわりに

「がん・生殖医療」は、動き始めて日の浅い医療であり、慎重にその経緯を観察し続ける必要がある。地域における連携と登録システム構築などを含め、医療側の責任は極めて大きいといえるであろう。

引用・参考文献

1) 外務省. 国連人口開発特別総会. http://www.mofa.go.jp/mofaj/gaiko/jinko/
2) 日本産科婦人科学会. 医学的適応による未受精卵子、胚（受精卵）および卵巣組織の凍結・保存に関する見解. http://www.jsog.or.jp/ethic/mijyuseiranshi_20160625.html
3) 厚生労働省ホームページ. 人を対象とする医学系研究に関する倫理指針. http://www.mhlw.go.jp/stf/seisakunitsuite/bunya/hokabunya/kenkyujigyou/i-kenkyu/

（石原　理）

Q7 がん・生殖医療で遵守すべき原則は? 小児、AYA世代の がん患者への情報提供で留意するべきことは?

KeyPoint

● 原疾患の治療が最優先である。
● がん治療医と生殖医療医との密な連携が重要である。
● 日本癌治療学会「小児、思春期・若年がん患者の妊孕性温存に関する診療ガイド ライン2017年版」に則り、正しい情報を迅速かつ的確に患者や家族に伝える。
● がん・生殖医療に通じたヘルスケアプロバイダーの育成と連携が重要である。

がん・生殖医療の原則

原疾患治療医と生殖医療を専門とする医師との医療連携

がん・生殖医療における妊孕性・生殖機能温存療法とは、あくまでもがん治療開始までの限られた時間の中で、がん患者の将来の妊孕性や生殖機能を可能な限り残す努力をすることである。その中で遵守すべき原則は、「原疾患の治療の最優先」である。

生殖医療を専門とする医師は、がん治療医との密な連携の下、原疾患に関する情報とともに治療内容や治療開始日などを確認する必要がある。そのため、がん治療に関するある程度の知識（特に目の前の患者に関する知識）が求められる。一方、がん治療医も、生殖医療（妊孕性あるいは生殖機能温存）に関するある程度の知識を有する必要性がある。適切にがん・生殖医療を実践するためには、患者を介した医療連携ではなく、がん治療医と生殖医療医との医療連携が必須である。

病状に応じた情報提供

2016年にChowらは、21歳より前にがんと診断され治療を受けた女性と、がん治療を受けていない同年代の女性の妊娠率および生児獲得率を、1970年から1999年の

延べ 10,938 名を対象に比較検討し、*Lancet Oncology* 誌に報告している[1]。結果として、21 歳より前にがん治療を受けた患者群は、観察期間 15 〜 29 歳では対照群と比較して妊娠率ならびに生児獲得率に有意な差は認められなかったが、観察期間 30 〜 44 歳の条件では妊娠率、生児獲得率ともに抗がん薬投与群が有意に低率となった。アルキル化薬が投与されなかった患者群とアルキル化薬が投与された患者群とに分け対照群と比較検討を行った場合、両群ともに妊娠率ならびに生児獲得率が有意に低値となったとも報告している。また Chow らは、21 歳より前にがんと診断され治療を受けた男性では、観察期間 15 〜 29 歳、観察期間 30 〜 44 歳、アルキル化薬投与なしの患者群、アルキル化薬が投与された患者群ならびに全ての群において、同年代の対象男性群の妊娠率ならびに生児獲得率と比較して、有意に低値であったと報告している[1]。以上の報告は、男性患者、女性患者ともに、21 歳より前の抗がん薬治療が妊孕性あるいは生殖機能を低下させる可能性を示唆している。

　がん治療医は、がん治療が将来の妊孕性や生殖機能を低下させる可能性がある旨を、がん患者の病状に応じて、適切なタイミングで情報提供することが肝要である。そして、患者が未成年者であれば、本人および保護者に対しその説明を行う必要がある。また、患者は妊孕性・生殖機能温存療法中も常に原疾患進行のリスクを負っているため、診断時の患者の病状によっては妊孕性・生殖機能温存を断念せざるを得ない事実を正確に患者に伝えるべきであり、不要ながん治療の延期や中止は避けなければならない。患者の気持ちに寄り添いながらも、将来自分の子どもを持つことを諦めるよう説明する場合も少なくない。

　生殖医療を専門とする医師は、生殖医療の限界から、妊孕性・生殖機能温存療法が将来の生児獲得を確実に約束できるものではないことも情報提供すべきである。

多職種連携による支援

がん・生殖医療における患者支援の特殊性

　小児、思春期・若年成人（AYA）世代のがん患者への情報提供で留意するべきことは、まずは患者本人ががん治療を前向きに捉えられるよう支援することである。その上で、がん治療によっては、また患者の年齢によっては、妊孕性や生殖機能低

下が生じる可能性もあること、状況が許せばがん治療医と密な連携を有する生殖医療を専門とする医師のもとで妊孕性・生殖機能温存療法を受けるか否かを検討できることを伝える。

　しかしながら、がん治療開始までの限られた時間の中で、妊孕性・生殖機能温存療法を受ける必要性について理解できるかが問題となる。本領域においては、特に小児や思春期の患者におけるインフォームド・アセントに困難さが伴い、親の意思から妊孕性・生殖機能温存療法が実施されないケースも少なくない。すなわち、女性では年齢や状況によって経腟的に採卵できないケースがあり、男性においても年齢や状況によって射精による精子凍結保存ができないケースも少なくない。よって、患者およびその家族のサポートにおいては、看護師や心理士など医師以外のヘルスケアプロバイダーの役割が重要であり、施設内における密な医療連携が必須となる。がん医療にも生殖医療にも精通した看護師や心理士や薬剤師によるチーム医療が、特にがん患者が対象となるがん・生殖医療領域においては必要となる。

がん・生殖医療連携ネットワーク

　2006 年に、米国臨床腫瘍学会（ASCO）が米国生殖医学会（ASRM）と合同で、がん患者に対する妊孕性・生殖機能温存に関する指針を世界で初めて発表した[2]。このガイドラインの目的は、がん治療医を対象に、がん患者の妊孕性・生殖機能温存療法の指針を作成することである。つまり、がん・生殖医療の対象は一般不妊患者ではなく、がん患者であることから、がん治療医にがん・生殖医療を啓発することを第一の目的として作成された。2013 年の改定ではガイドライン全体の方向性は変更されていないが、がん治療医のみならず全てのヘルスケアプロバイダー、つまり看護師、薬剤師、心理士、カウンセラー、ソーシャルワーカーなどが本領域に取り組む必要性を強調している[3]。

　わが国では、2012 年に日本がん・生殖医療研究会（現 学会）が設立され、2014 年以降にはさまざまな学会の学術講演会においても本領域に関するテーマが取り上げられるようになった（日本癌治療学会、日本臨床腫瘍学会、日本生殖医学会、日本乳癌学会、日本小児血液・がん学会など）。2015 年に日本産科婦人科学会は「医学的適応による未受精卵子、胚（受精卵）および卵巣組織の凍結・保存に関する見解」[4]

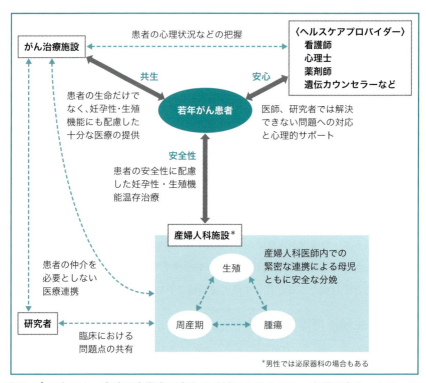

図7-1 ｜ 日本がん・生殖医療学会が考える地域におけるがん・生殖医療ネットワーク

を示し（2016年に改定）、2017年7月に日本癌治療学会は「小児、思春期・若年がん患者の妊孕性温存に関する診療ガイドライン2017年版」を刊行している[5]。

　がんサバイバーのQOL向上を志向して、がん治療医は小児、AYA世代がん患者に対する妊孕性・生殖機能温存に関する重要性を再認識し、正しい情報を迅速かつ的確に患者や家族に伝えることが最も重要である。日本癌治療学会のガイドラインは、対象者を小児、思春期・若年がん患者で、原則40歳未満で治療を開始した患者とし、利用者を固形腫瘍および造血器腫瘍の診療において、化学療法や放射線治療を取り扱う医療従事者ならびに生殖補助医療を取り扱う医療従事者としている。その医療従事者とは、医師、看護師、薬剤師、心理士、カウンセラー、がん相談員、ソーシャルワーカーなど多職種を含む。

　日本がん・生殖医療学会が考える「地域におけるがん・生殖医療連携ネットワー

ク」とは、①患者の生命だけでなく、妊孕性や生殖機能にも配慮した十分な医療の提供、つまりがんとの共生（がん治療医と患者）、②医師だけでは解決できない問題に対する精神的なサポートによる安心（ヘルスケアプロバイダーと患者）、③患者の安全性に配慮した十分な妊孕性・生殖機能温存療法の提供（生殖医療を専門とする医師と患者）が根幹となる。さらに、④本領域の技術革新も重要な位置づけになる。

　日本がん・生殖医療学会は、米国の Oncofertility Consortium をモデルとした医療連携ネットワークの構築を目指しており、Oncofertility Consortium Japan としての活動を行っている（**図 7-1**）。わが国においても 2013 年以降、地域で完結できるがん・生殖医療連携ネットワークの構築を目的として、岐阜大学によるがん・生殖医療連携ネットワーク（岐阜モデル）が立ち上げられ[6]、現在、全国に 19 カ所のがん・生殖医療連携ネットワークが構築されつつある。一方、日本がん・生殖医療学会では、がん医療にも生殖医療にも精通した「がん・生殖医療専門ナース」の育成を考える必要性があり、がん・生殖医療専門看護師の育成を考えたスキルアップセミナーを毎年実施している。また、日本生殖心理学会とともに、がん・生殖医療専門心理士の養成講座を昨年開設し、18 名の専門心理士がすでに認定されている。日本がん・生殖医療学会では、がん医療にも生殖医療にも精通したヘルスケアプロバイダー育成に努めている。

引用・参考文献

1) Chow EJ, et al. Pregnancy after chemotherapy in male and female survivors of childhood cancer treated between 1970 and 1999: a report from the Childhood Cancer Survivor Study cohort. Lancet Oncol. 17(5), 2016, 567-76.
2) Lee SJ, et al; American Society of Clinical Oncology. American Society of Clinical Oncology recommendations on fertility preservation in cancer patients. J Clin Oncol. 24(18), 2006, 2917-31.
3) Loren AW, et al; American Society of Clinical Oncology. Fertility preservation for patients with cancer: American Society of Clinical Oncology clinical practice guideline update. J Clin Oncol. 31(19), 2013, 2500-10.
4) 日本産科婦人科学会. 医学的適応による未受精卵子、胚（受精卵）および卵巣組織の凍結・保存に関する見解. 日本産科婦人科学会雑誌 68(8), 2016. 1470-4
5) 日本癌治療学会. 小児, 思春期・若年がん患者の妊孕性温存に関する診療ガイドライン. 東京, 金原出版, 2017, 228p.
6) Furui T, et al. An evaluation of the Gifu Model in a trial for a new regionaloncofertility network in Japan, focusing on its necessity and effects. Reprod Med Biol. 15(2), 2016, 107-13.

（杉下陽堂、鈴木　直）

第 2 章

がん治療の
妊孕性・生殖機能への影響

| Q8 | 化学療法による卵巣毒性のメカニズムは？ |

KeyPoint

● 化学療法に伴う卵巣機能不全は、発育卵胞への直接的な影響と休眠卵子の活性化による卵子の枯渇という 2 つのメカニズムが考えられている。
● 抗がん薬の種類により、卵巣における障害部位は異なり、その結果、卵巣毒性のリスクが異なる。
● 遺伝子改変マウスの研究から、原始卵胞の活性化の機序が明らかとなり、一部の抗がん薬では、原始卵胞の過剰な活性化がその枯渇の原因だと考えられた。
● 細胞内情報伝達を阻害する薬剤を用いることで、抗がん薬投与による原始卵胞の過剰な活性化が防止できる可能性がある。

はじめに

　卵子は胎生 20 週に 700 万個に達した後、減少し、出生時に 200 万個、初経の頃には 20 万個となり、1,000 個未満になると閉経を迎えると言われている。排卵周期が確立すると、毎月約 1,000 個の原始卵胞が発育を開始するものの、最終成熟を経て排卵に至る卵子はその中の 1 個に過ぎない。原始卵胞は長いものでは、50 年近く休眠状態にある。

　このように原始卵胞の活性化は、毎月一定数に限られており、長い生殖年齢期間が維持されるためには、大多数の原始卵胞は休眠状態で存在する必要がある。早期に原始卵胞が枯渇する病態である早発卵巣不全（POI）については、原始卵胞の活性化のメカニズムが遺伝子改変マウスモデルを用いた研究により明らかとなってきた。

化学療法の卵巣への影響

　従来、抗がん薬の卵巣機能への影響の原因は、抗がん薬投与による発育卵胞のアポトーシスによる減少と、卵巣皮質の線維化と栄養血管の減少により虚血に陥るこ

とで原始卵胞が減少するためだと考えられていた。一方で、抗がん薬投与により発育卵胞の顆粒膜細胞が減少すると、顆粒膜細胞から分泌されていた原始卵胞の活性化抑制因子である抗ミュラー管ホルモン（AMH）も減少するため、休眠状態にあった原始卵胞の活性化が惹起され、消費された原始卵胞の枯渇を来し、その結果、POIに至ると考えられる[1]。この10年余りの間に、遺伝子改変マウスモデルを用いた原始卵胞の活性化に関する研究が進展し、AMH以外の因子についてもその詳細が明らかにされつつある[2]。

原始卵胞の活性化の機序

始原生殖細胞は胎生20週までに分裂を繰り返して卵祖細胞となる。卵祖細胞は減数分裂を開始して卵母細胞となり、その周囲を一層の扁平な細胞で囲まれた原始卵胞となる。原始卵胞はプールを形成し、その一部が休眠状態から発育を開始する。すなわち、多くの原始卵胞は、長期間活性化が抑制された状態にある。

これまでの遺伝子改変マウスの研究の中から、POIの表現型を示すモデルが明らかとなってきた。卵子特異的PTEN欠損マウス、Foxo3aノックアウトマウス、p27ノックアウトマウス、卵子特異的TSC1/TSC2欠損マウスでは、原始卵胞が早期に活性化し、その結果、POIの状態となることが明らかにされた[3]。このような原始卵胞の活性化に関わるシグナル伝達を図8-1に示す。PI3K/PTEN/Aktの情報伝達経路で、原始卵胞の休眠状態の維持に関与する分子として、PTEN、TSC1/TSC2、Foxo3a、p27がある。一方、原始卵胞の生存の維持、活性化に関与する分子として、PI3K、PDK1、Akt、哺乳類ラパマイシン標的タンパク質複合体1（mTORC1）、S6K1、rpS6がある。

さらに卵子特異的PTEN欠損マウスでは、PI3K/PTEN/Akt経路が活性化されることで原始卵胞の活性化が生じるが、このPI3K/PTEN/Akt経路の下流に位置するmTORC1を、その阻害薬であるラパマイシンを投与することで抑制し、その結果、原始卵胞の活性化の抑制が可能であることが報告された[4]。

抗がん薬の種類とリスクあるいは機序

これまでのマウスでの研究で、その卵巣毒性のメカニズムが明らかにされた抗が

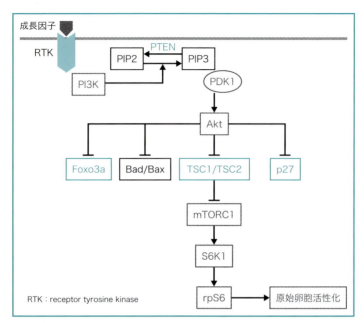

図8-1｜原始卵胞の休眠状態に関与する細胞内情報伝達経路

PI3K/PTEN/Akt 経路が原始卵胞の休眠状態あるいは活性化を制御する。青字で示した PTEN、TSC1/TSC2、Foxo3a、p27 は休眠状態の維持を、グレーで示した PI3K、PDK1、Akt、mTORC1、S6K1、rpS6 は原始卵胞の生存と活性化に関与する。

ん薬は、4種類ある[5]（表8-1）。これらについて、以下にその作用機序を述べる。

シクロホスファミド

　アルキル化薬に分類されるシクロホスファミドは、ホジキンリンパ腫や乳がんの治療に用いられている。シクロホスファミドは、DNA 塩基と共有結合できるアルキル基部位を持ち、DNA 鎖を架橋することで DNA の複製を阻害する。

　マウスにシクロホスファミドの腹腔内投与を行った実験では、アポトーシスは発育卵胞の顆粒膜細胞にのみ認められ、原始卵胞の卵母細胞と顆粒膜細胞には見られなかった。卵胞数の測定では、シクロホスファミド投与により、原始卵胞は減少する一方で、一次卵胞と二次卵胞は増加が観察された。また、これらの卵胞の顆粒膜細胞が Ki67 陽性を示しており、原始卵胞の発育を促進していると考えられた。さら

表8-1 ▌抗がん薬の種類と卵巣毒性の機序とリスク分類

抗がん薬名（分類）	卵巣毒性の機序	卵巣毒性リスク[6]	卵巣毒性軽減可能な薬剤
シクロホスファミド（アルキル化薬）	DNA架橋による発育卵胞への影響原始卵胞の活性化	↑↑↑	AS101、ラパマイシン、エベロリムス
シスプラチン（白金製剤）	卵母細胞のアポトーシス誘導	↑↑	イマチニブ
ドキソルビシン（アントラサイクリン）	顆粒膜細胞のアポトーシス誘導	→	
イリノテカン・エトポシド（トポイソメラーゼ阻害薬）	顆粒膜細胞のアポトーシス誘導	↑	

に、免疫調整物質 AS101（トリクロロ〔ジオキソエチレン -O, O- テルル酸〕アンモニウム）を併用すると、原始卵胞の減少が観察されず、血中の AMH の減少も認められなかった。また AS101 は PI3K/PTEN/Akt 経路のリン酸化を抑制することも確認され、原始卵胞の活性化とその減少を防止していると考えられた。

また最近、PI3K/PTEN/Akt 経路の下流に位置する mTORC1 を抑制することで、シクロホスファミドの卵巣毒性を軽減し、原始卵胞の温存が可能であったとする研究が報告された[7]。ラパマイシンの誘導体であり、免疫抑制薬や腎細胞がんに対する分子標的治療薬として使用されているエベロリムスを、マウスに対してシクロホスファミドと同時に投与すると、PI3K/Akt/mTOR 経路のリン酸化が抑制され、その結果、原始卵胞の減少、AMH の低下、出生産仔数の減少がそれぞれ回避された。

シスプラチン

白金製剤の一種であるシスプラチンは、肉腫や胚細胞腫瘍の治療に用いられている。シスプラチンは、DNA の二重鎖に結合し、DNA の複製を妨げることで細胞の増殖を阻害する。日齢5のマウス卵巣の体外培養系にシスプラチンを投与した研究では、卵子 p53 ファミリーの一つである p63 の増加とともにアポトーシスが認められ、この増加が c-Abl チロシンキナーゼを介した作用であることが明らかにされた[8]。また、c-Abl チロシンキナーゼの阻害薬であるイマチニブの投与で卵子のアポトーシスが抑制された。組織学的検討が行われた別の実験では、シスプラチンは原始卵胞

の卵母細胞に影響を及ぼすが、顆粒膜細胞への影響はわずかであることが示された[9]。さらにイマチニブ投与により、シスプラチンの影響が回避された。また、マウスにシスプラチンの腹腔内投与を行った実験では、マウス卵巣のPTENタンパクの減少とPTEN/Akt/FOXO3経路の活性化が認められ、シスプラチンが原始卵胞の活性化と卵子の枯渇によるPOIに関与していることが示唆された[10]。

ドキソルビシン

ドキソルビシンはアントラサイクリンに属する抗がん薬で、リンパ腫や白血病、乳がん、肉腫の治療に用いられている。ドキソルビシンは、DNA鎖を架橋することでDNAの複製と転写を阻害する。上述の組織学的検討が行われたシスプラチン投与の実験系で、ドキソルビシンが投与されると、シスプラチンとは対照的に原始卵胞の卵母細胞ではなく、顆粒膜細胞にアポトーシスが認められ、その結果、原始卵胞のアポトーシスが引き起こされると考えられた。また、上述のシスプラチンとは異なり、イマチニブ投与にはドキソルビシンの毒性を回避する効果は見られなかった。

イリノテカン、エトポシド

トポイソメラーゼは、DNA複製の際にDNAと結合して二本鎖DNAの結合をほどく役割を持つ。トポイソメラーゼ阻害薬に分類されるイリノテカンやエトポシドは、それぞれトポイソメラーゼのⅠ型とⅡ型を阻害することでDNAの再結合をブロックし、その結果、DNA複製を阻止する。イリノテカンはFasリガンドを誘導し、卵巣においては休眠状態にある原始卵胞ではなく、増殖する顆粒膜細胞に作用してアポトーシスを誘導し、発育卵胞に影響すると考えられている。

おわりに

化学療法に伴う卵巣機能不全は、発育卵胞を標的とした直接的な影響とともに、原始卵胞プールの中で休眠状態にある原始卵胞を活性化させることでその枯渇を来し、その結果POIの状態となる機序が考えられた。原始卵胞の活性化を惹起する細胞内情報伝達経路が明らかにされてきており、その情報伝達経路を抑制する薬剤を

化学療法に併用することで、抗がん薬の卵巣毒性が軽減できる治療法が今後開発される可能性が考えられる。

引用・参考文献

1) Meirow D, et al. Toxicity of chemotherapy and radiation on female reproduction. Clin Obstet Gynecol. 53(4), 2010, 727-39.
2) Adhikari D, Liu K. Molecular mechanisms underlying the activation of mammalian primordial follicles. Endocr Rev. 30(5), 2009, 438-64.
3) Reddy P, et al. Mechanisms maintaining the dormancy and survival of mammalian primordial follicles. Trends Endocrinol Metab. 21(2), 2010, 96-103.
4) Adhikari D, et al. Pharmacological inhibition of mTORC1 prevents over-activation of the primordial follicle pool in response to elevated PI3K signaling. PLoS One. 8(1), 2013, e53810.
5) Morgan S, et al. How do chemotherapeutic agents damage the ovary? Hum Reprod Update. 18(5), 2012, 525-35.
6) Meirow D. Reproduction post-chemotherapy in young cancer patients. Mol Cell Endocrinol. 169(1-2), 2000, 123-31.
7) Goldman KN, et al. mTORC1/2 inhibition preserves ovarian function and fertility during genotoxic chemotherapy. Proc Natl Acad Sci U S A. 114(12), 2017, 3186-91.
8) Gonfloni S, et al. Inhibition of the c-Abl-TAp63 pathway protects mouse oocytes from chemotherapy-induced death. Nat Med. 15(10), 2009, 1179-85.
9) Morgan S, et al. Cisplatin and doxorubicin induce distinct mechanisms of ovarian follicle loss; imatinib provides selective protection only against cisplatin. PLoS One. 8(7), 2013, e70117.
10) Chang EM, et al. Cisplatin Induces Overactivation of the Dormant Primordial Follicle through PTEN/AKT/FOXO3a Pathway which Leads to Loss of Ovarian Reserve in Mice. PLoS One. 10(12), 2015, e0144245.

（岡村佳則）

Q9 子宮・卵巣への放射線照射が妊孕性に及ぼす影響は?

KeyPoint

- わが国で子宮頸がん、子宮体がん、卵巣がんで放射線治療を行った場合に妊孕性の温存は実状では難しい。
- 子宮への放射線照射により、子宮の萎縮や線維性変化が生じ、成人よりも若年者で影響を受けやすい。
- 放射線照射量、照射スケジュール、照射時の年齢などにより卵巣機能不全リスクは変化し、低線量の放射線照射では卵巣予備能が保持される可能性もある。
- 卵巣への放射線照射の影響を回避する手段として卵巣位置移動術や卵巣遮蔽などがある。

子宮・卵巣への放射線治療の実際

　子宮への放射線治療は子宮頸がんで主に実施される。子宮頸がん I B1 〜 II B 期の標準治療では、根治手術としての広汎子宮全摘出術後に、補助療法として主に全骨盤照射を施行する。根治治療として放射線治療（外部照射＋腔内照射）もしくは同時化学放射線療法を行うこともある。また、子宮頸がん III A 〜 IV A 期の標準治療は同時化学放射線療法である。子宮頸がんに対する放射線治療の線量は、症例により差はあるが、外部照射として 50Gy、腔内照射として A 点線量で 12 〜 24Gy の照射が行われることが多い（**表9-1**）[1]。子宮体がんの妊孕性温存を考慮する症例では、放射線治療は選択肢にならない。卵巣腫瘍や卵巣自体への放射線治療はほとんど施行されていない。

　その他で子宮・卵巣への放射線照射が問題となるのは周辺臓器への放射線治療である。直腸がんでは 40 〜 50Gy 以上、膀胱がんでは 60Gy 程度、悪性リンパ腫では 30 〜 40Gy 程度の骨盤照射が行われる。白血病の治療で造血幹細胞移植の前処置として施行される全身照射（TBI）は約 12Gy である（**表9-2**）。

　わが国の実臨床を鑑みた場合、子宮頸がんにおいて放射線治療が選択肢となる I B1

表9-1 子宮頸がんの推奨放射線治療スケジュール
（日本婦人科腫瘍学会「子宮頸癌治療ガイドライン2017年版」）

進行期 （がんの大きさ）	外部照射* 全骨盤	中央遮蔽	腔内照射** 高線量率（A点線量）
ⅠB1・ⅡA1（小）	20Gy	30Gy	24Gy/4回
ⅠB2・Ⅱ(大)・Ⅲ	30Gy	20Gy	24Gy/4回
	40Gy	10Gy	18Gy/3回
ⅣA	40Gy	10Gy	18Gy/3回
	50Gy	0Gy	12Gy/2回

＊1回1.8〜2.0Gy、週5回法で行う。画像にて転移が疑われるリンパ節、治療前に結節状に骨盤壁に達する子宮傍結合織に対しては外部照射による追加（boost）6〜10Gyを検討する。
＊＊1回5〜6Gy、週1〜2回法で行う。　　　　　　　　　　（文献1より引用）

表9-2 子宮・卵巣に放射線照射される可能性のある悪性腫瘍とその線量

①直腸がん	基本治療は手術治療だが、術前照射や補助療法として放射線治療が施行されることもある。 放射線量　40〜50Gy/25回程度
②膀胱がん	基本治療は手術治療。 合併症により膀胱全摘が行えない場合や、稀少がんに対し膀胱と骨盤に放射線外照射を行う。 放射線量　60Gy/30回程度
③悪性リンパ腫	化学療法後や単独治療で病変のあるリンパ節領域に対して放射線治療が施行される。 放射線量　30〜40Gy程度
④白血病	移殖の前の処置として、全身に放射線照射を行う。 放射線量　全身照射：12Gy/6回/3日

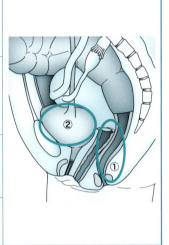

期以降で標準治療を行った際、子宮を摘出した場合には代理懐胎は認められておらず、高線量の放射線が照射された子宮は機能不全となり、妊娠に伴うリスクが高い。妊孕性温存療法として広汎子宮頸部摘出術が複数の施設で施行されているが、放射線治療の追加はない。よって、わが国で子宮頸がん、子宮体がん、卵巣がんで放射線治療を行った場合に妊孕性の温存は実状では難しい。

以上より本項では主に、婦人科疾患および他疾患治療における骨盤照射による子宮・卵巣への影響と妊孕性温存の可能性について述べる。

 ## 子宮に対する放射線の影響

　子宮に放射線照射された場合、局所においては放射線照射で発生する高速二次電子が水分子と反応して生成されるラジカルによりDNA損傷が起こる。大半の一重鎖切断は元通りに修復されるが、二重鎖切断の場合では修復ミスの可能性が高くなり、それによって細胞に染色体異常、細胞死が生じると考えられている。さらに子宮局所に炎症が惹起され、子宮平滑筋の線維化、瘢痕形成、それに伴う血流障害で平滑筋萎縮に至る。放射線照射による筋層萎縮の変化は、約1カ月後にはMRIのT2強調画像による信号強度の減弱として観察されると報告されている[2]。

　子宮に対する放射線の影響としては、子宮自体への照射による一次的な影響と卵巣機能低下による二次的な影響の両者を考えなければならない。子宮萎縮は性ステロイドの補充により修復可能とする報告[3]がある一方、子宮萎縮や線維性変化に完全な可逆性はなく、性ステロイド補充による治療を行ったとしても流早産のリスクは高まるとする報告や、放射線治療後の分娩症例において低出生体重児、胎盤異常、周産期・新生児死亡が増加するという報告[4,5]もある。

　子宮の萎縮、線維性変化などの子宮機能不全については放射線感受性の違いから成人よりも若年者で影響を受けやすく、14～30Gyで生じるとされる。また、子宮の萎縮の程度は放射線量の増加に伴い高くなるとの報告もある[6]。放射線治療なしでは子宮容積が47mLであったが、横隔膜上の放射線治療後症例では40mL、横隔膜下の放射線治療後では34mL、子宮への放射線治療後で13mLと、子宮容積と放射線量の間に相関を認めた（$p = 0.02$）。また、同報告で妊娠第2三半期での流早産が増えるとしている（$p = 0.007$）[6]。

　実際に、小児期に放射線治療を受けた場合、子宮の萎縮や線維性変化、子宮内膜菲薄や血流不全が非可逆的で性ステロイドに反応しないことがあり、小児期に放射線治療を受けた人の多くは不妊治療を要する。

　今後期待される治療として、ペントキシフィリンとビタミンEが放射線による線維性変化を改善するという報告がある[7,8]。放射線治療後の患者に対する投与で子

宮内膜厚の改善、子宮容量、および拡張期子宮動脈血流の増加が認められているが
まだ研究段階であり、今後の大規模な臨床研究が期待される。

卵巣に対する放射線の影響

　卵巣に放射線が照射された場合、子宮と同様のメカニズムで卵巣の構成細胞に染
色体異常、細胞死が生じ、それによって卵胞の萎縮やアポトーシスが起こり、卵巣
機能が低下、廃絶する。卵胞の放射線感受性は成熟度により異なり、発育卵胞では
放射線感受性が高く、成熟卵胞や原始卵胞では感受性が低い。よって、低線量では
発育卵胞は影響を受けるが原始卵胞は残り、卵巣予備能が保持される可能性がある。
また、引き起こされた遺伝子損傷の次世代への影響については大規模調査が行われ
ており[9]、妊娠前の両親のいずれかの性腺が放射線被曝を受けた場合でも、子ども
にがんや先天異常のリスクが増加しないとされる。

　実際の放射線照射により生じる卵巣機能不全リスクは、放射線照射量、照射スケ
ジュール、照射時の年齢などにより変化する。卵巣を含む放射線治療後5年間の妊
娠確率は、無治療の場合に比べて、5～10Gyで0.56倍、10Gyで0.18倍に低下する
という報告がある[10]。Dillonらは骨盤照射の妊孕性に関わるリスクを3段階に分類し
ており、線量別に5Gy未満で低リスク、5Gy以上10Gy未満で中リスク、10Gy以上
で高リスクとしている[11]（**表9-3**）。また、Wallaceをはじめいくつかの文献で、年齢
が高くなるほど低い線量で卵巣機能に影響を与えると報告しており、具体的には出
生時は平均20.3Gy、10歳で18.4Gy、20歳で16.5Gy、30歳で14.3Gyで卵巣機能不
全に至ると報告している[12]（**図9-1**）。

　卵巣への放射線照射の影響を回避するために、照射野外に卵巣を移動、固定する

表9-3 ┃ 小児・若年女性に対する放射線治療と妊孕性低下因子

リスクレベル	放射線治療
高	・10Gyを超える全骨盤照射 ・視床下部下垂体への放射線照射 ・造血幹細胞移植 ・放射線全身照射
中	・5～10Gyの全骨盤照射
低	・5Gy未満の全骨盤照射

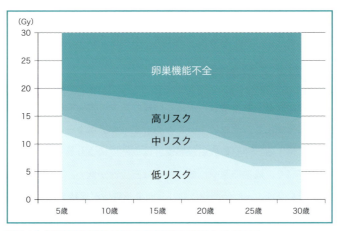

図9-1 ▎年齢別放射線量による卵巣機能不全のリスク

　卵巣位置移動術を行った後に放射線を照射する方法がある。子宮頸がんの場合、ⅠB期やⅡA期に広汎子宮全摘術に加えて卵巣位置移動術を行い、術後補助療法である放射線治療から卵巣機能を温存する試みはなされているが、あくまでヘルスケアとしての卵巣機能温存目的である。現在、わが国において代理懐胎は認められていないことから、妊孕性温存とはならない。その他、悪性リンパ腫などで放射線治療前に卵巣位置移動術を考慮することがある。移動卵巣への放射線治療の影響は、照射量が3Gy以下ならば90％の症例で卵巣機能の維持が可能とされ、散乱線の影響も考慮して照射野から4cm以上離れた部位に移動固定する必要があるとされる。卵巣位置移動を行った場合の卵巣機能維持率は、40〜70％と症例によりばらつきが大きい[1]。

　また、TBIの際に卵巣遮蔽を行い、卵巣への放射線の影響を最小限にする試みも行われているが、放射線治療の確実性が損なわれる可能性もあり、臨床研究段階である。卵巣機能不全を予防する方法として、化学療法による卵巣毒性に対してはGnRHアゴニストの投与の有効性について報告があるが、放射線治療での卵巣機能不全の予防効果は認められていない。卵巣組織凍結保存、卵子凍結保存、胚（受精卵）凍結保存は、現在では卵巣毒性を有する治療を受ける小児、思春期・若年成人（AYA）世代の女性がん患者の妊孕性温存にとって一つの選択肢となった。卵巣組

織凍結は、卵子凍結に比べて保存できる卵子の数が圧倒的に多く、妊孕性温存療法としては有利となる可能性がある。月経周期でのタイミングや排卵誘発も不要なため、短期間で保存が完了することで早期の治療開始が可能となるメリットもある（詳細は他項に譲る）。しかし、これらの妊孕性温存の試みは、子宮への放射線照射の影響も考慮する必要があり、子宮機能不全に至った場合、わが国では代理懐胎が認められていない以上、治療が完結しないリスクも十分に考慮して提供されるべきである。

引用・参考文献

1) 日本婦人科腫瘍学会. 子宮頸癌治療ガイドライン 2017 年版. 東京, 金原出版, 2017, 47.
2) Arrivé L, et al. Radiation-induced uterine changes: MR imaging. Radiology. 170(1 Pt 1), 1989, 55-8.
3) Bath LE, et al. Ovarian and uterine characteristics after total body irradiation in childhood and adolescence: response to sex steroid replacement. Br J Obstet Gynaecol. 106(12), 1999, 1265-72.
4) Critchley HO, et al. Radiation damage to the uterus -- review of the effects of treatment of childhood cancer. Hum Fertil (Camb). 5(2), 2002, 61-6.
5) Signorello LB, et al. Female survivors of childhood cancer: preterm birth and low birth weight among their children. J Natl Cancer Inst. 98(20), 2006, 1453-61.
6) Larsen EC, et al. Radiotherapy at a young age reduces uterine volume of childhood cancer survivors. Acta Obstet Gynecol Scand. 83(1), 2004, 96-102.
7) Letur-Könirsch H, et al. Uterine restoration by radiation sequelae regression with combined pentoxifylline-tocopherol: a phase II study. Fertil Steril. 77(6), 2002, 1219-26.
8) Acharya S, et al. The use of a combination of pentoxifylline and tocopherol in women with a thin endometrium undergoing assisted conception therapies--a report of 20 cases. Hum Fertil (Camb). 12(4), 2009, 198-203.
9) Adriaens I, et al. The current knowledge on radiosensitivity of ovarian follicle development stages. Hum Reprod Update. 15(3), 2009, 359-77.
10) Green DM, et al. Pregnancy outcome of female survivors of childhood cancer: a report from the Childhood Cancer Survivor Study. Am J Obstet Gynecol. 187(4), 2002, 1070-80.
11) Dillon KE, Gracia CR. Pediatric and young adult patients and oncofertility. Curr Treat Options Oncol. 13(2), 2012, 161-73.
12) Wallace WH, et al. Predicting age of ovarian failure after radiation to a field that includes the ovaries. Int J Radiat Oncol Biol Phys. 62(3), 2005, 738-44.

（井ヶ田小緒里、志賀尚美、立花眞仁、八重樫伸生）

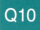

Q10 治療開始前・治療中、寛解後に卵巣予備能を評価する指標となるのは？

KeyPoint

- 卵巣予備能の評価としては、血中 AMH 値と胞状卵胞数カウント（AFC）が有効である。
- 血中 AMH 値は、さまざまな因子によって見かけ上の影響を受けることがある。
- がん・生殖医療においては、腫瘍そのものが卵巣予備能を低下させる可能性が指摘されている。
- 化学療法もしくは放射線治療など、治療後の卵巣予備能評価を AMH で行う際には 6 カ月以上の期間を置く。
- 卵巣予備能評価法には、一つのみで完全な方法はなく、複合的な検査で評価すべきである。

卵巣予備能とは[1〜3]

　卵巣予備能（ovarian reserve）とは、古典的には卵巣内に残存する卵子の数と質を指し、卵巣の潜在的な生殖能力を意味する。ヒト卵巣内の卵子は 4 カ月目の胎児で 600〜700 万個存在し、その大多数は週数を経るにつれアポトーシスによる卵胞閉鎖が起こり減少してゆく。さらに出生時には 200 万個程度の卵子が残存しており、出生後はアポトーシスの速度は低下するものの、初経時には 30〜40 万個にまで減少している。その後、30 代の後半には卵胞数が 2.5 万個程度まで減少すると同時に流産率も上昇しはじめ、妊孕性の消失後、月経不順という移行期間を経て 51 歳頃には卵子が 1,000 個以下になり閉経に至る（**図 10-1**）[3,4]。一方で卵子の質に関しては、年齢が最も影響を与えうる因子と考えられていることから、現在では卵巣予備能は卵巣内の残存卵子数を指すことが多い[1]。

卵巣予備能の評価方法[1〜3]

　卵巣予備能は、年齢や遺伝および環境による要因や、原始卵胞の減少する速度な

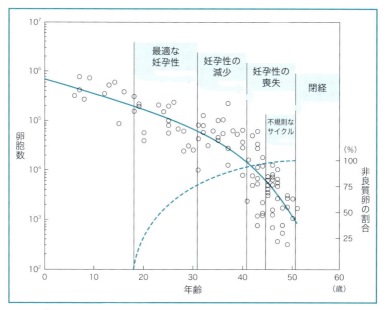

図10-1 ┃ 原始卵胞数と妊孕性、非良質卵の推移（文献3、4から引用）

どによって複雑な影響を受けるため、非常に大きな個人差があると指摘されている。また卵巣は卵胞数が減少しても、ある程度までは月経周期および排卵を維持することができるため、整調な月経周期を認めるだけでは十分な卵巣機能を有するとは言い切ることができない。そのため、20年以上前から卵巣予備能を評価するためのさまざまな方法が考案されてきた。**表10-1**に各種卵巣予備能評価法を示し[1, 2]、**表10-2**にその指標例を示す[3]。これらの方法にはホルモン値測定によって評価を行うbiochemicalな方法と、その他の超音波検査などによって評価を行うbiophysicalな方法とが存在する。さらにbiochemicalな方法には静的なホルモン基礎値を測定する検査のほか、潜在的な卵巣機能低下を検出するために開発された動的なホルモン値を測定するダイナミックテストがある。生殖医療医には、これらの検査の特性を理解し、適切な検査方法を用いて患者の卵巣予備能を評価することが求められる。以下に、がん・生殖医療において重要と考えられる卵巣予備能評価法を中心に概説する。

表10-1 | 卵巣予備能評価方法

biochemical な評価方法	ホルモン基礎値	• 血中 FSH 値（bFSH） • 血中エストラジオール値（E₂） • 血中プロゲステロン値（P₄） • 血中 AMH 値 • 血中インヒビン B 値
	ダイナミックテスト	• GnRH 負荷試験（GAST/G test） • クロミフェンチャレンジテスト（CCCT） • 外因性 FSH 負荷試験（EFORT） • hMG 負荷試験
biophysical な評価方法	超音波検査	• 胞状卵胞数カウント（AFC） • 卵巣体積計測 • 卵巣間質血流測定（OSBF）
	組織学的検査	• 卵胞密度測定（OFD）

（文献 1、2 より作成）

表10-2 | 卵巣予備能評価法における指標例

卵巣予備能評価法	結果	
	良好な状態	不良な状態
年齢（歳）	< 35	≧ 35
血中 FSH 値（IU/L）	< 10	≧ 10
Day 3 E₂ 値（pg/mL）	< 75	≧ 75
Day 10 P₄ 値	≦ 0.9	≧ 1.1
AMH（ng/mL）	2.20 〜 6.79	< 2.20
Day 3 インヒビン B（pg/mL）	> 45	≦ 45
胞状卵胞数カウント	≧ 5	< 5
卵巣体積（cm³）	≧ 3	< 3
CCCT（FSH 値 IU/L）	< 12	≧ 12
GAST	早期の E₂ 値上昇	E₂ 持続高値もしくは無反応

（文献 3 より引用改変）

biochemical な評価方法

1）血中卵胞刺激ホルモン値（bFSH）

　血中卵胞刺激ホルモン値（bFSH）値は、低温期である月経開始日より 2 〜 5 日目の血中濃度を測定することで得られる。FSH は視床下部・下垂体系のフィードバック機構によって増減し、卵巣予備能の低下によって卵胞発育が滞った場合に血中エ

ストラジオールの増加が起こらないため、ゴナドトロピン放出ホルモンが分泌され、その結果、卵胞刺激ホルモン（FSH）分泌量が増加する。その基準値にはさまざまな報告があるが、bFSH ＞ 20mIU/mL で年齢に関係なく明らかに妊娠率が低下すると報告されている。

2）血中エストラジオール値（E_2）

月経周期 3 日目での早期の主席卵胞発育による血中 E_2 値の上昇（E_2 ＞ 80pg/mL）は、残存卵子数の減少およびキャンセル率の増加と低妊娠率の指標になりうると報告されている。

3）血中プロゲステロン値（P_4）

早期の LH サージおよび早期黄体化によるプロゲステロン値の上昇は卵巣予備能の減少と関連性があるが、血中 P_4 値単独では卵巣予備能低下の指標とは成り難い。

4）血中抗ミュラー管ホルモン値（AMH）

AMH は β 型トランスフォーミング増殖因子（TGFβ）ファミリーに属する二量体の糖タンパク質であり、女性では出生時には産生が認められず、卵胞が発育し前胞状卵胞を認める思春期にかけて AMH の産生は漸増し、その後、血中 AMH 値は年齢を経るとともに漸減してゆく（**図 10-2**）[3, 5]。AMH は一次卵胞〜小胞状卵胞の顆粒膜細胞から分泌され、胞状卵胞の FSH に対する感受性を低下させ、無軌道な卵胞発育を抑制する。AMH 値は、FSH とは対照的に月経周期内での変動がほとんどないために月経周期のどの時期でも測定できるという大きな利点があるだけでなく、bFSH 値正常例に対しても有用な検査である。AMH 値の測定は、体外受精周期における獲得卵子数との相関性において年齢、bFSH 値、インヒビン B 値、E_2 値よりも優れていることから、生殖医療に有用な検査であることは間違いない。ただし、多嚢胞性卵巣症候群において高値であることや連続する過排卵刺激によって低下することなど、さまざまな因子によって見かけ上の変動が存在するため、その値に対する解釈には注意を要する。**表 10-3** に、AMH 値に影響を及ぼす因子を示す[1]。

5）血中インヒビン B 値（インヒビン B）

インヒビン B も TGFβ ファミリーに属し、アクチビンがアンタゴニストの役割を担い、インヒビン B を抑制することで FSH の分泌を調整している。インヒビンは α および β の 2 つのサブユニットからなる二量体であり、卵巣内の顆粒膜細胞および

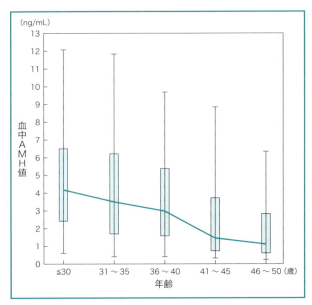

図10-2 ▍AMH 値の経年的推移（文献 3、5 より引用）

黄体細胞から分泌されている。特にインヒビン B は排卵周辺期の卵胞以降に分泌が盛んになるインヒビン A とは対照的に、一次卵胞以降の未熟な卵胞〜胞状卵胞期において分泌が盛んであるため、卵巣予備能の指標の一つとされている。特に月経周期 3 日目に 45pg/mL 未満となる場合には、有意に調節卵巣刺激に対する反応性および妊娠率の低下を示す。

6) ダイナミックテスト
① GnRH 負荷試験（GAST/G-test）
　GAST/G-test は月経周期 2 日目に GnRH アゴニストを投与し、2〜3 日後の E_2 値増加を確認する方法である。GnRH アゴニスト投与により内因性の FSH 分泌を増加させ、卵胞の FSH に対する反応性を確認する検査であり、2 倍以上の上昇で陽性と考えられている。
② クロミフェンチャレンジテスト（CCCT）
　CCCT は月経周期 5〜9 日目にかけて連日 100mg のクロミフェンを内服し、月経周期 3 日目と 10 日目の FSH 値を測定する。正常群では内服後の FSH 増加によって

表10-3 | AMH 値に影響を与える因子

	因子	AMH 値への影響
生殖内分泌的要因	卵胞発育抑制（OC ピル内服、GnRH アゴニスト）	↓
	多嚢胞性卵巣症候群	↑
	妊娠中	↓
	多産	↑
	卵巣手術の既往	↓
	子宮内膜症	↓
	顆粒膜細胞腫	↑
生物学的要因	人種	白人で↑
	全身疾患（Crohn 病、全身性エリテマトーデス）	↓
	BRCA1 遺伝子変異キャリア	↓
	FMR1 遺伝子前変異	↓
環境要因／ライフスタイル	肥満	↓（可能性）
	社会経済的地位	影響なし
	以前の喫煙	影響なし
	現在の喫煙	↓
	ビタミン D 欠乏	↓
	アルコール摂取	影響なし
	運動	影響なし

OC ピル：経口避妊ピル　　　　　　　　　　　　　　　（文献 1 より引用改変）

速やかに卵胞が発育し、顆粒膜細胞から E_2 が分泌され、ネガティブフィードバックによって 10 日目には FSH 値が低下する。一方で、卵巣予備能低下群では卵胞発育不良のため E_2 が分泌されず、FSH の過剰状態が続く。その基準値は FSH > 10 ～ 16IU/mL で陽性とされている。

③外因性 FSH 負荷試験（EFORT）

　EFORT は月経周期 3 日目に 300IU の FSH 製剤を投与し、24 時間後の E_2 値を測定する方法である。陽性となる E_2 上昇の基準は 30pg/mL 以上とされる。

④ hMG 負荷試験

　hMG 投与後 5 日目に E_2 値を測定する hMG stimulation test は、bFSH 値単独よりも有用である可能性がある。

biophysical な評価方法

1）胞状卵胞数カウント（AFC）

　胞状卵胞数カウント（AFC）は月経早期に経腟超音波検査にて胞状卵胞数を測定する方法であり、超音波検査の精度から 2 ～ 10mm 程度の卵胞が対象となる。AFCは通常 1 回の計測で十分な妥当性があり、その有用性は同じ経腟超音波を用いる卵巣体積計測よりも高い。卵巣予備能に関する報告では、妊娠実績を持つ 25 ～ 46 歳までの健常女性を年齢別に 3 群に分けて AFC、bFSH 値、E_2 値、インヒビン B 値、卵巣体積などの卵巣予備能検査で比較したところ、AFC が最も顕著な有意差を持っており、特に若年女性（25 ～ 34 歳）と中年女性（35 ～ 40 歳）との間に差を持つものは AFC のみであり、回帰分析の結果、AFC が年齢因子と最も強い相関関係を認めた。また AFC は 2 ～ 10mm として計測した場合には 37 歳以前では年間 4.8％ずつ減少し、38 歳以降では年間 11.7％ずつ減少するとされる。また体外受精周期においては、AFC と獲得卵子数・妊娠率などに相関を認めた。さらに低反応群および過剰反応群の予測にも AFC は有用であり、AFC ＜ 6 と AFC ＞ 14 が感度および特異度、陽性的中率などが最も高いとされている。

2）卵巣体積計測

　卵巣の大きさはライフサイクルによって著しく変化し、その体積は 40 歳頃から縮小しはじめ、閉経以後はさらに縮んで線状になる。体積の算出方法としては、卵巣を立体的な楕円として体積を計算する方法や、三次元超音波検査を用いる方法がある。特に、三次元超音波検査を用いることで、より正確に卵巣体積や卵巣間質の血流を評価できる。さらに検査所用時間が従来法に比べて短く、保存したデータを用いて患者不在時に計測できるという利点もある。体外受精の成績との相関では、＜ 3cm^3 で有意にキャンセル率が上昇するという報告がある。

3）卵巣間質血流測定（OSBF）

　卵巣内の血流速度をパルスドプラ法にて検出して測定する OSBF（卵巣間質の血流速度）と卵巣の反応性には関連があるとされている。しかし、OSBF を正しく計測することは容易ではなく、検査施行者に依存するという問題点がある。

4）卵胞密度測定（OFD）

　卵巣の組織学的な検索は、卵巣予備能を知る上で最も直接的な指標であり、間接的な biochemical マーカーや超音波検査よりも正確に評価することが可能である。しかし卵巣皮質における卵胞の局在には偏りがあるため、ある程度の体積の生検が必要となる。また外科的なリスクや組織癒着の観点から考慮すると、一般的な検査とは言えない。しかし、妊孕性温存のための卵巣組織凍結保存を行う際には、有用な検査手段だと考えられる。

がん・生殖医療における卵巣予備能の評価方法と指標[2]

　がん・生殖医療において卵巣予備能評価は、化学療法や放射線治療などの妊孕性に影響を与える治療を受ける前の患者だけでなく、治療後の患者にとっても有用な情報となる。治療前患者の卵巣予備能評価では、予定されている治療によって、治療後にどの程度卵巣予備能が残存しうるかを推測でき、まず妊孕性温存療法を受けるか否かの判断材料の一つになりうる。また妊孕性温存療法を受ける患者においても、卵子凍結や胚（受精卵）凍結の際の調節卵巣刺激に対する反応性を事前に推測することによって、適切な治療法選択が可能になる。さらに、一部の悪性リンパ腫や乳がん（BRCA1 遺伝子の変異）では、化学療法などの治療を行う前からすでに卵巣予備能が低下しているとの報告もあることから、治療前の卵巣予備能評価は重要である。一方で治療後患者の卵巣予備能評価は、不妊症や早発卵巣不全の予測を可能にするだけではなく、治療後に正常の卵巣予備能を持つ患者にとっては適切な家族計画を立てることを可能にする（**図 10-3**）[2]。

　前述のごとく、卵巣予備能評価法の中で AMH 値や胞状卵胞数カウントが最も信頼度が高く有用であるとされ、がん・生殖医療においてもおおむね同様であると考えられている。その選択肢としては、AMH 値、bFSH 値、インヒビン B 値や胞状卵胞数カウントなどが挙げられるが、月経周期に左右されず経腟的なアプローチが不要なこと、月経開始前の女児においてもある程度の有用性が示されていることから、AMH 値が最も有用な検査法だと考えられる[5]。また化学療法の種類にも影響を受けるが、AMH 値は治療開始 2 週間頃より速やかに低下を始め、治療中は測定感

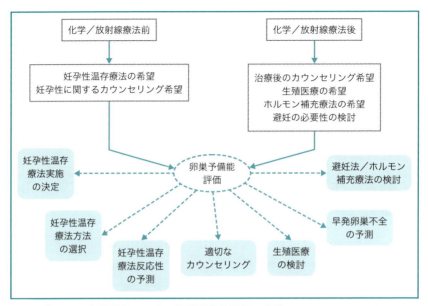

図10-3 ｜ がん・生殖医療における卵巣予備能評価の意義 （文献2より引用改変）

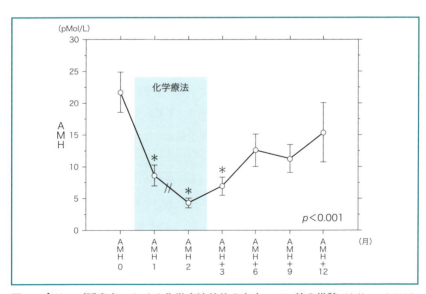

図10-4 ｜ リンパ腫患者における化学療法前後の血中AMH値の推移 （文献7より引用）

度以下まで低下することも珍しくはない。治療後は3〜6カ月頃より上昇を開始し、9〜12カ月頃にその上昇が顕著となり、治療後の卵巣予備能の評価を正確に行うことができるようになる（**図10-4**）[5〜7]。なお、bFSH値に関しては治療後の卵巣予備能評価法としての有用性に一定の見解が得られておらず、あくまで補足的な方法といえる[5]。

　以上から、現時点ではAMH値および胞状卵胞数カウントが治療前後の卵巣予備能評価法として有用であるが、それのみで完璧といえる方法ではない。また施設ごとに実施可能な検査方法も異なる上に、保険診療との兼ね合いも存在することから、bFSH値なども含めた複合的な検査を行うことで、より正確な卵巣予備能評価を実現できると考えられる。

引用・参考文献

1) Tal R, Seifer DB. Ovarian reserve testing: a user's guide. Am J Obstet Gynecol. 2017 Feb 21. pii: S0002-9378(17)30300-9.
2) Lutchman Singh K, et al. Fertility in female cancer survivors: pathophysiology, preservation and the role of ovarian reserve testing. Hum Reprod Update. 11(1), 2005, 69-89.
3) 高江正道. "卵巣の予備能". がん・生殖医療 妊孕性温存の診療. 鈴木直ほか編. 東京, 医歯薬出版, 2013, 22-33.
4) Broekmans FJ, et al. A systematic review of tests predicting ovarian reserve and IVF outcome. Hum Reprod Update. 12(6), 2006, 685-718.
5) La Marca A, et al. Normal serum anti-Müllerian hormone levels in the general female population and the relationship with reproductive history. Eur J Obstet Gynecol Reprod Biol. 163(2), 2012, 180-4.
6) Brougham MF, et al. Anti-Müllerian hormone is a marker of gonadotoxicity in pre- and postpubertal girls treated for cancer: a prospective study. J Clin Endocrinol Metab. 97(6), 2012, 2059-67.
7) Rosendahl M, et al. Dynamics and mechanisms of chemotherapy-induced ovarian follicular depletion in women of fertile age. Fertil Steril. 94(1), 2010, 156-66.

（髙江正道、鈴木　直）

Q11 化学療法による精巣毒性のメカニズムは?

KeyPoint

● 精子幹細胞は思春期以降に減数分裂を開始し分化していく。精子幹細胞が体細胞分裂することで精巣内の幹細胞数は一定に保たれる。
● 無精子症は化学療法による精子幹細胞の死滅により引き起こされる。無精子症の持続期間は化学療法により死滅した精子幹細胞の数に比例する。
● アルキル化薬では $7.5g/m^2$ で無精子症が遷延、永続する。

精巣の構造および造精機能

　精巣は二重の精巣鞘膜に覆われ、その下に精巣白膜が存在する。白膜はそのまま精巣縦隔・精巣中隔となって精巣を区切り、その実質には 600 〜 1,200 本の精細管が小葉を形成している。精細管は基底膜によって間質と隔てられ、精細胞と支持細胞であるセルトリ細胞を含む。間質にはライディッヒ細胞（間質細胞）や血管、マクロファージなどが存在する。精細胞には幹細胞（stem cell）、精原細胞（精祖細胞）、精母細胞、精子細胞がある。ライディッヒ細胞はコレステロールを貯蔵し、ステロイド（テストステロン）合成を行っている。セルトリ細胞は分化途上の精細胞に対して構造的また代謝のサポートを行っており、精子形成（spermatogenesis）を補助する（図 11-1）。

　精子の形成において重要なのは、卵子が胎生期に第一減数分裂を開始し、出生後は増加しないのに対し、精子幹細胞は精通後の思春期以降に減数分裂を開始し、分化していくことである。一方で、一部は幹細胞のまま体細胞分裂することで精巣内の幹細胞数は一定に保たれる。男性がん患者に対する化学療法および放射線治療は精子幹細胞にダメージを与え、その後の生殖機能に影響を及ぼす。

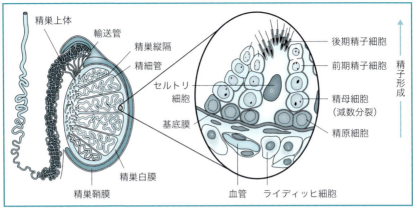

図11-1 ▎哺乳類精巣の構造と精子形成

精巣毒性の要因およびそのメカニズム

　化学療法と放射線治療に伴う精巣毒性のメカニズムはほぼ同じだと考えられている。化学療法開始後、精子数は1～2カ月間で劇的に減少する。しかし精子形成にはタイムラグがあるため、無精子症は一般的に2カ月してからでないと起こらない[1]。治療開始とともに治療期間に比例して減少し、最終的に治療前の精子数の10％以下となる。また通常、治療中に精子は産生されない[2]。化学療法により生じる長期もしくは永続的な無精子症は、一般に、精子幹細胞の死により引き起こされる。全ての精子幹細胞が死滅した場合、無精子症は永続的となる。全てではないにしても、多くの精子幹細胞が死滅した場合、無精子症の持続期間は死滅した精子幹細胞の数に比例する。

　化学療法は単剤で精子幹細胞への毒性の強い長期の無精子症を来し、その他の抗がん薬を組み合わせることで増強する。ブスルファン、シクロホスファミド、フルダラビン、プロカルバジンおよびメルファラン、イホスファミド $20g/m^2$ 以上の投与によって、精子形成障害のリスクが増加する可能性がある[2,3]。これらの薬剤で最も毒性が強いものがアルキル化薬である。白金製剤のシスプラチンも同様にDNA鎖間架橋に影響を与える薬剤の一つであるが、造精機能障害のリスクは不明である。シクロホスファミドは精子幹細胞への毒性を最も強く持つ。Meistrichらの報告による

と、$7.8g/m^2$ のシクロホスファミド投与では、治療終了後 1 〜 7 年の間に約 70 〜 80%の患者で精子形成の改善を認めた[1, 2]。シクロホスファミド投与後の造精機能の改善は化学療法期間および 1 回投与量には影響を受けず、投与積算量に影響を受ける。また、シクロホスファミド単独投与よりもその他の抗がん薬を併用した場合は、その作用はより増強する。個人差はあるもののシクロホスファミド単独投与で男性の50%が永続的な無精子症となるには、約 $20g/m^2$ の用量が必要である[2]。CYVADIC（シクロホスファミド、ビンクリスチン、ドキソルビシン、ダカルバジン）療法におけるシクロホスファミドの量は $7.5g/m^2$ 以上程度で、ほとんどの患者で永続的な無精子症に至る。一方、$7.5g/m^2$ 以下であれば、造精機能は 70%で回復する。アドリアマイシンも付加的な毒性を示す[2]。

ニトロソウレア系抗がん薬（カルムスチン〔BCNU〕、ロムスチン〔CCNU、日本未承認〕）もアルキル化薬である。一般的に小児がんの第一選択として使用され、長期間もしくは永続的な無精子症を起こす。また、ブスルファンは最も強い精巣毒性を持った抗がん薬で、単剤であっても造精幹細胞を死滅させうる[4]。

アントラサイクリン系（ドキソルビシンなど）、微小管阻害薬（ビンブラスチンなど）、選択的代謝拮抗薬（シタラビンなど）は前に述べたような毒性の強い薬剤と合わせて投与されなければ無精子症の期間を延長させないが、その他の化学療法は一時的に精子数を減少させる原因となる。しかし以下のような比較的強い毒性の薬剤を使用した際は単剤でも無精子症を延長させるため、注意が必要である。トポイソメラーゼ阻害薬（ダウノルビシン、ミトキサントロン）、ヌクレオシド類似体（フルダラビン、6-メルカプトプリン）、代謝・合成阻害薬（メトトレキサート、フルオロウラシル〔5-FU〕）、微小管標的薬（ビンクリスチン、タキサン系）、アルキル化薬でも 1 剤（ダカルバジン）である（**表 11-1**）。

修復の過程

最終的な造精機能の改善は精子幹細胞の残存数、またその残存した精子幹細胞の分化能によるところが大きい。マウスにおけるドキソルビシン、ブレオマイシン、シクロホスファミド、ビンブラスチンおよびビンクリスチンの単独投与では、分化する精原細胞への細胞障害性が生じ、ドキソルビシンは精子幹細胞の障害も引き起

表11-1 | 化学療法および放射線治療による性腺毒性のリスク分類（男性）
（ASCO 2013）

リスク	治療プロトコル	患者および投与量などの因子	使用対象疾患
高リスク（治療後、一般的に無精子症が遷延、永続する）	アルキル化薬*＋全身照射		白血病への造血幹細胞移植の前処置、リンパ腫、骨髄腫、ユーイング肉腫、神経芽細胞腫
	アルキル化薬*＋骨盤または精巣照射		肉腫、精巣腫瘍
	シクロホスファミド総量	7.5g/m^2	多発がんと造血幹細胞移植の前処置など
	プロカルバジンを含むレジメン	MOPP**：>3サイクル／BEACOPP：>6サイクル	ホジキンリンパ腫
	テモゾロミドあるいはカルムスチン（BCNU）を含むレジメン＋頭蓋照射		脳腫瘍
	精巣照射	>2.5Gy（成人男性）>15Gy（小児）	精巣腫瘍、急性リンパ性白血病、非ホジキンリンパ腫、肉腫、胚細胞腫瘍
	全身照射		造血幹細胞移植
	頭蓋照射	>40Gy	脳腫瘍
中間リスク（治療後、無精子症が遷延、永続することがある）	重金属を含むレジメン BEP療法 シスプラチン総量 カルボプラチン総量	2〜4サイクル >400mg/m^2 >2g/m^2	精巣腫瘍
	散乱による精巣への照射	1〜6Gy	ウィルムス腫瘍、神経芽細胞腫
低リスク（一時的な造精機能低下）	アルキル化薬*以外の薬剤を含むレジメン	ABVD、CHOP、COP、白血病に対する多剤療法	ホジキンリンパ腫、非ホジキンリンパ腫、白血病
	精巣に対する放射線照射	0.2〜0.7Gy	精巣腫瘍
	アントラサイクリン系＋シタラビン		急性骨髄性白血病
超低リスク、またはリスクなし（影響なし）	ビンクリスチンを用いた多剤療法		白血病、リンパ腫、肺がん
	放射性ヨウ素		甲状腺がん
	散乱による精巣への放射線照射	<0.2Gy	多発がん
不明	モノクローナル抗体（ベバシズマブ、セツキシマブ）		大腸がん、非小細胞肺がん、頭頸部がん
	チロシンキナーゼ阻害薬（エルロチニブ、イマチニブ）		非小細胞肺がん、膵臓がん、慢性骨髄性白血病、消化管間質腫瘍

＊ブスルファン、カルムスチン、シクロホスファミド、イホスファミド、ロムスチン（日本未承認）、メルファラン、プロカルバジン

＊＊メクロレタミン（日本未承認）、ビンクリスチン、プロカルバジン、プレドニゾロン

BEACOPP：ブレオマイシン、エトポシド、ドキソルビシン、シクロホスファミド、ビンクリスチン、プロカルバジン、プレドニゾロン、BEP：ブレオマイシン、エトポシド、シスプラチン、ABVD：ドキソルビシン、ブレオマイシン、ビンブラスチン、ダカルバジン、CHOP：シクロホスファミド、ドキソルビシン、ビンクリスチン、プレドニゾロン、COP：シクロホスファミド、ビンクリスチン、プレドニゾロン

http://www.asco.org/sites/www.asco.org/files/fp_data_supplements_012914.pdf

（日本癌治療学会「小児、思春期・若年がん患者の妊孕性温存に関する診療ガイドライン 2017 年版」〔金原出版刊〕より引用）

こした[5]。中等度の毒性を持つこれらの薬剤投与後、精子細胞が正常に回復するのに要する時間は 45 日間であり、その後、正常レベルに達するには 20 〜 40 週要すると考えられる[5]。一方、ラットにおける報告では、生き残った精子幹細胞の分化は薬剤の用量依存性に抑制され、結果として体細胞環境の変化を起こし、テストステロンや卵胞刺激ホルモン（FSH）に対する反応にも影響を与える[6]。またヒトでは、げっ歯類と同様に、中等度の毒性を持つ薬剤で治療した場合、薬剤投与を中止してから 12 週間以内に正常な精子数および生殖機能に回復する。たとえ幹細胞の一部を死滅させるだけの中等度の毒性を持つ化学療法であったとしても、12 週以上の投与期間は無精子症を引き起こす起こす引き金となる。しかし多くの場合、最終的には精子産生能は回復する[1]。

　また、たとえ少量であっても、長期間にわたり化学療法を受けた場合、永続的な無精子症となりうる。高用量のシクロホスファミドを使用した場合は正常な精子数に回復することは難しく、永続的な無精子症となる。生殖機能へのリスクが高い薬剤については十分に立証されているが、正確なリスクに関してはコンセンサスがほとんどない[7]。

　さまざまな報告から、治療終了後 2 年以内に精子数の改善を認める場合、ある程度回復を見込めるが、一方で 3 年以上無精子症である症例では、より緩徐な回復を示す。こういった情報は、カウンセリングを行う患者にとっては重要であろう[2]。化学療法後 5 年以内であればまた可能性は残されている。しかし、無精子症が判明したときでも、わずかな精子が精巣で生産されている可能性はある。無精子症だった患者の 37％で、精巣内精子抽出法（TESE）によって精子が精巣から回収されたという報告もある[8]。しかしヒトの精巣内に 300 〜 400 万個以下の精子しか存在していなければ、精巣上体を通過するときには生存し続けることは難しく、射出には至らない。

　注意すべき点としては、生殖細胞にとって毒性のある治療の開始から数カ月後より精子は生成されるにもかかわらず、精子の遺伝子にはダメージが残っている可能性があることである。よって、この期間の妊娠は避けるべきである。具体的には、アルキル化薬（シクロホスファミド、イホスファミド、およびプロカルバジン）は DNA 機能を破壊（DNA 塩基対のアルキル化、異常な DNA 架橋形成、およびヌク

レオチドのミスペアリング）することによって作用する。シスプラチンやカルボプラチンを含むプラチナベースの薬剤は DNA 損傷や DNA 複製を妨害する[7]。

分子標的治療薬

分子標的治療（小分子化合物、モノクローナル抗体）はがん治療に一般的に使用される選択肢となってきている。この中にはチロシンキナーゼ成長因子受容体阻害薬、血管内皮増殖因子（VEGF）や抗 VEGF 受容体と結合する血管新生阻害薬、成長シグナルに関与する mTOR 阻害薬、ヒストン脱アセチル化酵素（HDAC）阻害薬、レチノイド、プロテアソーム阻害薬、免疫調整薬（抑制系、促進系）、腫瘍特異的モノクローナル抗体がある。細胞障害性薬剤と分子標的治療薬とで大きく異なる点は、前者はがん細胞死を目的とした数カ月に及ぶ強力な抗がん薬治療であるのに対して、後者は細胞増殖抑制性であり、継続的に使用可能なことである。

これらの治療薬の中で、イマチニブ（グリベック®：bcr-abl がん遺伝子や c-kit 受容体、血小板増殖因子受容体〔PDGF-R〕に対するチロシンキナーゼ阻害薬として用いられる）は男性生殖器に対する影響が最も検討されているものの一つである。PDGF-R は生殖細胞の遊走やライディッヒ細胞の発育に重要な役割を果たしているため、イマチニブが造精機能に影響を及ぼす可能性はある[9]。しかし、幼若ラットに対するイマチニブ治療では造精機能や成長後の男性不妊への影響が全くなかったという報告がある[10]。同様に、ヒト男性に対するイマチニブによる治療では、たとえ造精機能に影響を与えていたとしても、正常の妊娠・分娩に至ったとの報告がある[11]。他のチロシンキナーゼ阻害薬であるダサチニブやスニチニブも同様の作用を示す[12]。

mTOR 阻害薬（ラパマイシン）の生殖能力への影響の報告はない。しかし、ラパマイシンの原型であるシロリムスはテストステロンレベルを減少させる。さらに造精機能障害を起こすという報告もある[13]。HDAC 阻害薬の生殖への影響はいくつかの動物種において述べられているが、ラットに対して使用されたボリノスタットでは造精機能や男性生殖能への影響は認められなかった[14]。

リンパ球を標的とする抗 CD52 モノクローナル抗体のアレムツズマブ（マブキャンパス®）の造精機能への直接の影響は知られていない。CD52 は男性生殖器で産生され、精子の表面に存在している。アレムツズマブは精子を凝集させ、不動化する。しか

しアレムツズマブの治療は 12 週間に限られているため、この影響は可逆的である [15]。

血液疾患の治療は分子標的治療に置きかわりつつあるが、サイトカイン、インターフェロン療法も使用されている。一般的に、成人がん患者において急性期の治療は一時的なテストステロン値を低下させるが、慢性的な治療においてインターフェロンαは精子の数やホルモン値などに影響は与えない [16]。

ほとんどの分子標的治療は新規のものであり、より新しい治療法が絶えず開発されつつあるが、ヒトの生殖能力への影響についてはほとんど評価されていない。さらに、分子標的治療と細胞障害性治療とはしばしば組み合わせて用いられるが、生物学的修飾物質の性腺細胞障害性に関する情報が乏しいのが現状である。

内分泌学的にはテストステロン低下により女性化乳房となり、ライディッヒ細胞の機能低下をもたらす。患者のサーベイランスでは、ターナーステージ、精巣体積、血清 FSH、および精液分析の評価が推奨されている [17]。思春期での影響はより顕著に現れ、造精機能障害を起こしうる。造精機能に影響を与えるこれらの治療を選択せざるをえない場合、男性の生殖機能、精子の数および質のバイオマーカーを検査することが重要である。これらの新しい薬剤を投与された患者において、生殖機能への影響を確認するために男性ホルモン値を検討することも重要である。

おわりに

男性の生殖機能の温存は、精通開始後から上限なくあらゆる年齢において考慮されなければならない問題である。抗がん薬治療は長期にわたることが多いため、精巣へのダメージが蓄積され、不妊に至ることは少なくない。男性における生殖機能温存療法としては精子凍結保存が唯一の治療法であるが、症例の中には潜在的な乏精子症、精子無力症もあり、必ずしも精子凍結保存により生殖機能が温存できるとは限らない。一方、思春期前の男児においては精巣凍結保存が唯一の治療となるが、いまだ動物実験の段階であり、ヒトへの臨床応用が待たれる。今後の臨床研究の発展に期待するところである。

引用・参考文献

1) Meistrich ML, et al. Rapid recovery of spermatogenesis after mitoxantrone, vincristine, vinblastine, and prednisone chemotherapy for Hodgkin's disease. J Clin Oncol. 15(12), 1997, 3488-95.

2) Meistrich ML, et al. Impact of cyclophosphamide on long-term reduction in sperm count in men treated with combination chemotherapy for Ewing and soft tissue sarcomas. Cancer. 70(11), 1992, 2703-12.

3) Skinner R, et al. Recommendations for gonadotoxicity surveillance in male childhood, adolescent, and young adult cancer survivors: a report from the International Late Effects of Childhood Cancer Guideline Harmonization Group in collaboration with the PanCareSurFup Consortium. Lancet Oncol. 18(2), 2017, e75-e90.

4) Hermann BP, et al. Characterization, cryopreservation, and ablation of spermatogonial stem cells in adult rhesus macaques. Stem Cells. 25(9), 2007, 2330-8.

5) Lu CC, Meistrich ML. Cytotoxic effects of chemotherapeutic drugs on mouse testis cells. Cancer Res. 39(9), 1979, 3575-82.

6) Shuttlesworth GA, et al. Enhancement of A spermatogonial proliferation and differentiation in irradiated rats by gonadotropin-releasing hormone antagonist administration. Endocrinology. 141 (1), 2000, 37-49.

7) Moss JL, et al. Male adolescent fertility preservation. Fertil Steril. 105(2), 2016, 267-73.

8) Hsiao W, et al. Successful treatment of postchemotherapy azoospermia with microsurgical testicular sperm extraction: the Weill Cornell experience. J Clin Oncol. 29(12), 2011, 1607-11.

9) Schultheis B, et al. Imatinib mesylate at therapeutic doses has no impact on folliculogenesis or spermatogenesis in a leukaemic mouse model. Leuk Res. 36(3), 2012, 271-4.

10) Nurmio M, et al. Adult reproductive functions after early postnatal inhibition by imatinib of the two receptor tyrosine kinases, c-kit and PDGFR, in the rat testis. Reprod Toxicol. 25(4), 2008, 442-6.

11) Ault P, et al. Pregnancy among patients with chronic myeloid leukemia treated with imatinib. J Clin Oncol. 24(7), 2006, 1204-8.

12) Meistrich ML. Effects of chemotherapy and radiotherapy on spermatogenesis in humans. Fertil Steril. 100(5), 2013, 1180-6.

13) Huyghe E, et al. Gonadal impact of target of rapamycin inhibitors (sirolimus and everolimus) in male patients: an overview. Transpl Int. 20(4), 2007, 305-11.

14) Wise LD, et al. Assessment of female and male fertility in Sprague-Dawley rats administered vorinostat, a histone deacetylase inhibitor. Birth Defects Res B Dev Reprod Toxicol. 83(1), 2008, 19-26.

15) Kirchhoff C. CD52 is the 'major maturation-associated' sperm membrane antigen. Mol Hum Reprod. 2(1), 1996, 9-17.

16) Corssmit EP, et al. Acute effects of interferon-alpha administration on testosterone concentrations in healthy men. Eur J Endocrinol. 143(3), 2000, 371-4.

17) Romerius P, et al. High risk of azoospermia in men treated for childhood cancer. Int J Androl. 34 (1), 2011, 69-76.

18) Lee SJ, et al; American Society of Clinical Oncology. American Society of Clinical Oncology recommendations on fertility preservation in cancer patients. J Clin Oncol. 24(18), 2006, 2917-31.

19) Levine J, et al. Fertility preservation in adolescents and young adults with cancer. J Clin Oncol. 28 (32), 2010, 4831-41.

（堀江昭史）

Q12 精巣への放射線照射が生殖機能に及ぼす影響は?

KeyPoint

- 生殖機能を担う精巣は、極めて放射線感受性が高く、造精機能障害は照射線量に依存する。
- 放射線の精巣への影響として、不妊、ホルモン分泌低下、遺伝的影響がある。
- がん治療ではその制御が第一目標ではあるが、生殖機能温存にも配慮して治療方針を検討すべきである。

造精機能のしくみ

精祖細胞は、性成熟以降に自己複製と分化を始め、精細管の中で精子形成が開始される。精祖細胞は体細胞分裂によって増殖し、この一部が一次精母細胞に分化する。一次精母細胞は減数分裂を行い、二次精母細胞、円形精子細胞へと分化する (図12-1)。円形精子細胞はさらに分化して鞭毛を持った精子へと形態変化し、完成された精子は精細管内に放出され、精巣上体へと移動する。

精巣内においては、精細管内に支持組織であるセルトリ細胞、間質にはホルモン分泌を担うライディッヒ細胞が存在しており、精子の形成に重要な役割を果たしている。精子形成で特徴的なのは、一部の幹細胞が体細胞分裂 (自己複製) することで精巣内の幹細胞数は一定に保たれるということである。そのため卵子形成が出生後は減数分裂の再開という形でしか行われないのに対して、ヒトでは精子形成は生涯続き、若い男性では1日約2,000万の精子が作られる。

放射線の精巣への影響

精巣は精子形成とホルモン分泌という機能を持ち、放射線による精巣への急性障害は不妊とホルモン分泌異常である。性腺は放射線感受性の高い器官であるが、その組織の細胞全てが感受性であるわけではない。性腺での重要な放射線の影響は、

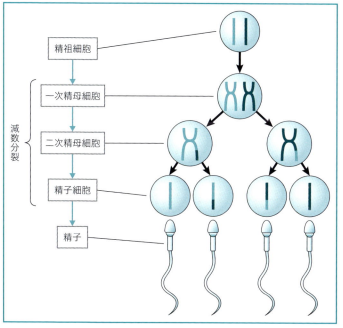

図12-1 | 精子の分化

　被曝すると生殖細胞の分裂や分化の進行が停止し、生殖細胞の生産が中止されるため、結果として細胞の枯渇が起こり、不妊に至ることである。これに加えてもう一つ重要な放射線効果は、配偶子に与えられる DNA および染色体に対する障害で、遺伝的影響として次世代細胞の染色体異常や突然変異を誘発する可能性や、発がんに結び付く可能性がある。そのため、遮蔽によって性腺の放射線防護に十分な注意を払う必要がある。

　分裂期細胞が放射線に感受性であることはベルゴニー・トリボンドーの法則（図12-2）として知られており、活発な細胞分裂を行う精祖細胞および精母細胞は最も放射線感受性が強い。そのため精細管の造精機能は、被曝量に依存して一次的にまたは永久に停止する。成熟精子は分化した非分裂細胞なので放射線耐性であるため、放射線照射直後は生残した精子によって生殖能力は保たれるが、被曝により精細管内の精子の生産が停止すると精子が枯渇し、一時的不妊となる。線量が増加し、感受性の高い精祖細胞や精母細胞に細胞死が起こると、精細管は永久に精子形成能を

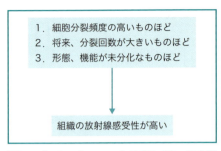

図12-2 ｜ ベルゴニー・トリボンドーの法則

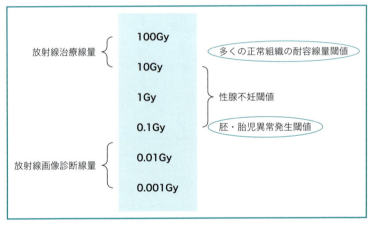

図12-3 ｜ 医療用放射線線量と生殖機能毒性の閾値線量の関係

失う。精巣への放射線照射量が多くなるほど障害を受ける胚細胞の種類が増え、造精機能障害となるまでの期間が短くなり、回復までの期間は長期となる。

　図 12-3 に医療用の放射線線量と生殖機能障害の閾値線量の関係の概略を示した。がんの放射線治療のための線量が照射されれば、性腺機能、胚への影響は免れ得ない。一時的な造精機能障害は 0.2〜0.7Gy の照射で発症し、永続的な障害は 2〜4Gy 以上の照射で発症する[1]。また幹細胞の細胞周期は長く、多くの幹細胞が放射線抵抗性の細胞周期相にあるため、1 回に大きな線量の照射を受けるよりも分割照射の方が幹細胞の障害は強い。

　精巣間質のライディッヒ細胞から分泌されるテストステロンは思春期に二次性徴

を発現させ、精子の形成を促進する。このホルモン分泌機能の放射線感受性は精子形成に対する感受性より低く、その閾値線量は 20 〜 30Gy にある[2]。したがって、小児の放射線治療後に二次性徴が出現したとしても、これは乏精子症や生殖機能回復の指標とはならないことに注意する必要がある。

若年悪性腫瘍の放射線治療における精巣への影響

　放射線照射による精巣への影響を考慮しなければならない疾患として、精巣がんや前立腺がん、泌尿器系原発の横紋筋肉腫、白血病の睾丸浸潤、造血幹細胞移植を前提とした全身照射（TBI）などが挙げられる。TBI で 12Gy、白血病の睾丸浸潤で 20 〜 24Gy 程度照射することがあり、どちらも通常は両側精巣に照射されるため、高頻度に永久不妊をもたらす。また精巣腫瘍も若年者に好発する悪性腫瘍であり、生殖機能への影響が問題となることが多い。

造血器腫瘍

　造血器腫瘍は若年者にもしばしば発症する悪性腫瘍であり、化学療法や放射線治療による性腺障害が問題となる。造血器腫瘍に対する通常の化学療法後は性腺機能回復が見られることも多いが、造血幹細胞移植前の前処置は大量の抗がん薬や TBI を用いるため、性腺機能に不可逆的な障害を及ぼす。

　白血病などに対してシクロホスファミド（CY）-TBI などの前処置を行った場合、性腺機能はほとんどの患者において失われる。しかし放射線照射による性腺機能障害は、治療時の年齢、用量、照射スケジュールに依存し、造血幹細胞移植後の性腺機能障害の程度を予測するのは困難である。大量のアルキル化薬や TBI による強力な前処置にもかかわらず、全例が不妊となるわけではない。Sanders らは造血幹細胞移植後に、男性では 618 例の長期生存者のうち 463 例が TBI、155 例が化学療法単独（CY ±ブスルファン）の前処置を受け、TBI 群および化学療法単独群で精巣機能の回復がそれぞれ 17％、48％で、妊娠がそれぞれ 6 例、29 例で見られたと報告している[3]。男女ともに妊娠したのは再生不良性貧血治療後の患者が多く、これは TBI の線量と化学療法の使用量が少ないことによると考えられる。

精巣腫瘍

　日本人の罹患率は、男性 100 万人当たり 10 ～ 15 人程度と比較的稀な腫瘍であるが、年々増加傾向にある。精巣腫瘍の罹患率は、年齢別に見ると 5 歳以下（小児）と 20 代後半から 30 代にかけて 2 つのピークがあり、40 歳未満の罹患が全罹患数の約 3 分の 2 を占める。また精巣腫瘍による死亡の全がん死亡に占める割合は 0.1％未満と少なく、比較的予後のよい腫瘍であるため、がん治療後の QOL 維持や生殖機能温存が重要な課題となる。

　精巣腫瘍は、胚細胞腫瘍、精巣間質腫瘍、続発性腫瘍に分類されるが、一般には胚細胞腫瘍を指す。胚細胞腫瘍はさらにセミノーマと非セミノーマに分類される。放射線治療の対象となるのは、主に早期セミノーマの術後照射であるが、stage I セミノーマに対する精巣摘除後の治療方針については、医療技術の進歩や晩期有害事象の判明によって時代とともに変化している。stage I セミノーマの精巣摘除後の治療選択としては、アジュバント放射線治療、アジュバント化学療法（カルボプラチン）、サーベイランス（経過観察）に大別される。セミノーマは放射線感受性が高く、96％以上の stage I セミノーマはアジュバント放射線治療によって再発を予防できるが、晩期障害として性腺機能障害、心血管系疾患、二次発がんリスクの問題がある。

　日本泌尿器科学会「精巣腫瘍診療ガイドライン 2015 年版」で stage I セミノーマ術後の補助療法においてカルボプラチン単回投与療法が放射線治療に劣らないというエビデンスが示され、最近、アジュバント放射線治療は選択されない傾向にある。放射線治療を行う場合も総線量の減量および照射野の縮小が図られ、さらに精巣シールドを使用することで、骨盤部までの照射野では精巣の線量は病巣線量の 1％程度に低減できると報告されている [4]。サーベイランスを選択した場合の予後も良好であり、たとえ再発しても、放射線治療や化学療法が極めて奏功する。しかしセミノーマには特異的な腫瘍マーカーがなく、再発のモニタリング手段として CT 画像でフォローアップすることが勧められている。多くの再発は 2 年以内に認められることから、2 年以内は CT を 3 カ月ごとに撮影することが勧められている。再発の早期発見は重要であるが、若年者に対する被曝線量と二次発がんのリスクの問題もあり、CT を低線量にする、MRI で代用するなど被曝線量を減らす方法を今後検討すべき

であろう。

放射線治療の遺伝的影響

　放射線に被曝して、その人の身体に影響が現れる場合を「身体的影響」、またその子孫に影響が現れる場合を「遺伝的影響」という。性腺への放射線照射は、配偶子に染色体の異常や遺伝子の突然変異を来し、それが子孫に伝えられて身体の異常（先天異常など）や疾病の発現などの遺伝的影響をもたらす可能性がある。遺伝的影響はごく低線量でも起こりうるので閾値線量はないと仮定される。線量増加とともに発現確率が増加するが、先天異常の程度は線量とは関係ない。

　米国の統計では、長期生存者から生まれた4,214人の子どもの中で157人（3.7%）に遺伝的影響を認め、コントロールとして設定した兄弟から生まれた2,339人の子どもでは95人（4.1%）に遺伝的影響を認め、有意差はなかった。デンマークの統計でも小児がん長期生存者の805人が1,345人の子どもをもうけ、その中の82人（6.1%）に先天異常を認めた。一方、同胞コントロール2,296人には4,225人の子どもがあり、211人（5.0%）に先天異常を認めた。小児がん長期生存者の子どもは同胞の子どもと比べて先天異常の相対リスクに有意差はなかった。性腺への照射線量は治療データをもとに推定されており、線量を6段階に分けて先天異常の相対リスクを求めているが、線量と先天異常は相関していない[5]。これは被曝線量が多くなると生殖機能の低下や初期胚の流産などが増加する可能性を示唆している。

引用・参考文献

1) Shalet SM. Effect of irradiation treatment on gonadal function in men treated for germ cell cancer. Eur Urol. 23(1), 1993, 148-51.
2) Blatt J. et al. Leydig cell function in boys following treatment for testicular relapse of acute lymphoblastic leukemia. J Clin Oncol. 3(9), 1985, 1227-31.
3) Sanders JE, et al. Blood. Pregnancies following high-dose cyclophosphamide with or without high-dose busulfan or total-body irradiation and bone marrow transplantation. 87(7), 1996, 3045-52.
4) 大西洋ほか．がん・放射線療法2010．東京，篠原出版新社，2010，1247p．
5) Boice JD Jr, et al. Genetic effects of radiotherapy for childhood cancer. Health Phys. 85(1), 2003, 65-80.

（木田尚子、都築朋子、岡田英孝）

Q13 内分泌療法が妊孕性・生殖機能に及ぼす影響は？

KeyPoint

- タモキシフェンには催奇形性の報告があり、内服中の妊娠は許容されない。
- タモキシフェンの卵巣毒性は明らかではなく、内服中に認めた生殖機能関連の毒性は可逆性である。
- 一方で、術後内分泌療法の推奨期間は 5 ～ 10 年間であり、妊娠の機会逸失が課題となっている。
- 内分泌療法を中断して妊娠を試みることが乳がんの予後に与える影響については、現在研究段階である。

はじめに

本項では、妊孕性が温存されている閉経前ホルモン受容体陽性乳がん患者に対象を絞り、内分泌療法のうち、主にタモキシフェン±GnRH アナログ投与が生殖機能・妊孕性に与える影響について検討を行う。

早期乳がん治療におけるタモキシフェン±GnRH アナログの役割

閉経前ホルモン受容体陽性乳がん患者の治療目標は根治である。内分泌療法を主軸として、患者の再発リスクに応じ、術後化学療法を追加する。閉経前ホルモン受容体陽性がん患者の術後内分泌療法の標準治療はタモキシフェンで、その内服期間は 5 ～ 10 年とされている[1]。タモキシフェン内服 5 年間で得られる 10 年後再発リスク減少率は、化学療法の有無にかかわらず約 40％とされている[2]。また、近年では診断後 10 年以降の再発率の抑制に関して、タモキシフェンの追加 5 年間（計 10 年間）が有効性であると報告された[3]。これにより、特に長期予後が期待できる若い世代では、タモキシフェンの延長投与が有益な場合がある。

タモキシフェンと GnRH アナログの併用は、35 ～ 40 歳以下や化学療法後に卵巣

機能が回復した症例では、タモキシフェン単独と比較すると、再発抑制効果を認めた。一方で、更年期障害、性機能障害、骨粗鬆症などの有害事象が増加するため、症例を選んで使用する必要がある。

タモキシフェンの生物学的作用機序と内分泌ホルモンに与える影響

　タモキシフェンは、選択的エストロゲン受容体調整薬の一つである。エストラジオールと競合的にエストロゲン受容体に結合し、核内でエストロゲン依存性の遺伝子発現に影響を与える。タモキシフェンが与える影響は各臓器で異なり、乳腺や腟に対してはエストロゲンのアンタゴニストとして、乳がん発生および増殖の抑制に働き、腟乾燥といった症状を起こす。一方で、骨や子宮内膜に対しては部分アゴニストとして働き、骨密度の上昇および子宮内膜の増殖や不正性器出血を引き起こす（図 13-1）[4]。

　タモキシフェンは血中ホルモン濃度にも影響を与える。内服中は血中のエストラジオールを増加させ、卵胞刺激ホルモン（FSH）を低下させる傾向があることが複

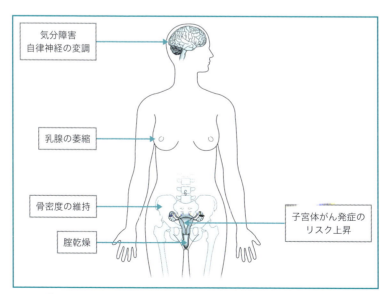

図13-1 ▎タモキシフェンが生体に与える影響（文献 4 より引用改変）

表13-1 | タモキシフェンが内分泌環境に与える影響

	閉経前	閉経後
エストラジオール	上昇	変化なし
プロゲステロン	変化なし	変化なし
卵胞刺激ホルモン（FSH）	変化なし、または上昇	低下
黄体形成ホルモン（LH）	変化なし	低下
プロラクチン	低下、または変化なし	低下、ないし変化なし
甲状腺刺激ホルモン	変化なし	変化なし
成長ホルモン	N/A	低下

（文献5より引用改変）

数報告されているが、その機序は明らかではない（**表13-1**）[5]。

タモキシフェン内服中の妊娠および、性機能への影響（女性）

　内分泌療法中の妊娠は推奨されていない。これは、動物実験モデルでタモキシフェン内服による催奇形性が報告されていること[6]、および症例報告として催奇形性との関連、低出生体重児との関連などが報告されているからである。現状では、半減期を考慮して、内分泌療法の最終投与から約2カ月のウォッシュアウト期間を設けることが推奨されている[1]。

　性機能に対しては、抑制的な影響を与える。乳がん予防を目的として、タモキシフェン投薬群とプラセボ内服群とを比較した大規模前向き第Ⅲ相試験で、タモキシフェン群におけるホットフラッシュなどの自律神経系症状および不正性器出血、腟乾燥、性欲の減退、性的活動の低下などの頻度が、統計学的に有意に上昇すると報告された[7]。一般的には、これらの症状は内服終了後に改善するとされている。また、タモキシフェン内服中に生じた月経周期の変化、エストロゲンおよびFSHの血中濃度変化は可逆性があったとされている。

タモキシフェン内服後の妊孕性への影響

　タモキシフェンによる有害事象には可逆性があると一般的に考えられている。しかし、晩期毒性として妊孕性に与える影響についての報告は少ない。閉経前乳がん

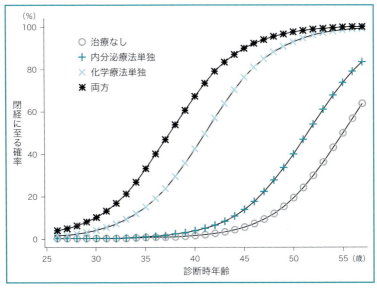

図13-2 | 診断時年齢と閉経との関係（文献9より引用改変）

患者でタモキシフェンを内服中の患者群に対して、コントロールとして同年代の非乳がん患者群の血中内分泌ホルモンの濃度を比較した研究では、抗ミュラー管ホルモン（AMH）とインヒビンBの血中濃度は両群で差を認めず、FSHレベルは、タモキシフェン内服群で優位に低かった[8]。すなわち、タモキシフェン内服中はFSHの血中濃度は変化し、月経周期および排卵の予想の指標としては使えない。また、ゴナドトロピン系ホルモンの影響を受けないAMHの濃度は両群間で差を認めず、タモキシフェン内服中でも妊孕性の指標として使える可能性がある。また、タモキシフェンが直接的な卵巣毒性を有していない可能性を示している。

　術後内分泌療法が妊孕性に与える最大の影響は生殖年齢にあり、挙児希望を有する患者において、内服に要する5〜10年における卵巣の経年変化自体のため、妊娠の機会を逸することである。特に、術後抗がん薬治療により卵巣機能が低下している患者では、早発閉経を来す可能性が高い。加齢とともに原始卵胞の数は下降の一途をたどり、具体的には32歳で発症した乳がん患者が、根治的治療を終えた37歳時に想定される妊娠率は25％を下回っている可能性がある。**図13-2**に示すように、

診断時年齢が高いほど月経の推定回復率は低下する[9]。現在では、内分泌療法中の月経変化に閉経との確実な相関がないことがわかってきているが、妊孕性は経年的に低下することが予測される。

男性に与える影響

タモキシフェン内服 20mg の内服連日により、黄体形成ホルモン（LH）、FSH、テストステロンおよびエストラジオールの血中濃度が増加する。これにより、乏精子症の男性に対してタモキシフェン投薬を行ったところ、精子濃度が上昇したことが複数報告されており、精巣毒性の可能性は低い[10]。しかし、女性同様、男性においても、タモキシフェン内服により性欲の減退および勃起機能の低下などを認める。

妊娠を目的にタモキシフェンを中断することの、乳がん再発に与える影響

妊娠中の内分泌環境の変化が乳がん再発に与える影響については、後方視的研究で報告されている[11]。一方で、乳がん術後内分泌療法中に、タモキシフェンを中断することの乳がん再発に与えるリスクについては、科学的に検証が行われていない。

現在、妊孕性がある乳がん患者において、タモキシフェンを中断して妊娠を試みることの乳がん再発リスクに与える影響を評価する国際共同試験が、日本においても進行中である（POSITIVE 試験：NCT02308085）。この試験では、患者は、18 カ月以上 30 カ月以下の内分泌療法後に、3 カ月のウォッシュアウト期間をおいて妊娠を試みる。内分泌療法の中止期間は最大 2 年間としている。現在患者登録中であり、その後 10 年間の経過観察期間が予定されている。

また、タモキシフェンを 5 年間内服した後に妊娠することが乳がんの再発に与える影響については、後方視的観察研究で、再発リスクに影響を与えない可能性が示唆されている[11]。

以上より、現状では内分泌療法を中断して妊娠を行うことは推奨されないが、内分泌療法終了後に妊娠することについては、患者のリスクに応じて検討することができる。

引用・参考文献

1) 日本乳癌学会編. 科学的根拠に基づく乳癌診療ガイドライン 1　治療編 2015 年版. 第 3 版. 東京, 金原出版, 2015, 432p.

2) Early Breast Cancer Trialists' Collaborative Group (EBCTCG), et al. Relevance of breast cancer hormone receptors and other factors to the efficacy of adjuvant tamoxifen: patient-level meta-analysis of randomised trials. Lancet. 378(9793), 2011, 771-84.

3) Davies C, et al; Adjuvant Tamoxifen: Longer Against Shorter (ATLAS) Collaborative Group. Long-term effects of continuing adjuvant tamoxifen to 10 years versus stopping at 5 years after diagnosis of oestrogen receptor-positive breast cancer: ATLAS, a randomised trial. Lancet. 381(9869), 2013, 805-16.

4) Jordan VC, et al. Selective estrogen receptor modulation and reduction in risk of breast cancer, osteoporosis, and coronary heart disease. J Natl Cancer Inst. 93(19), 2001, 1449-57.

5) Sunderland MC, Osborne CK. Tamoxifen in premenopausal patients with metastatic breast cancer: a review. J Clin Oncol. 9(7), 1991, 1283-97.

6) Braems G, et al. Use of tamoxifen before and during pregnancy. Oncologist. 16(11), 2011, 1547-51.

7) Day R, et al. Health-related quality of life and tamoxifen in breast cancer prevention: a report from the National Surgical Adjuvant Breast and Bowel Project P-1 Study. J Clin Oncol. 17(9), 1999, 2659-69.

8) Su HI, et al. Antimullerian hormone and inhibin B are hormone measures of ovarian function in late reproductive-aged breast cancer survivors. Cancer. 116(3), 2010, 592-9.

9) Dellapasqua S, et al. Adjuvant endocrine therapy for premenopausal women with early breast cancer. J Clin Oncol. 23(8), 2005, 1736-50.

10) AinMelk Y, et al. Tamoxifen citrate therapy in male infertility. Fertil Steril. 48(1), 1987, 113-7.

11) Azim HA Jr, et al. Prognostic impact of pregnancy after breast cancer according to estrogen receptor status: a multicenter retrospective study. J Clin Oncol. 31(1), 2013, 73-9.

（河知あすか、清水千佳子）

Q14 分子標的治療薬が妊孕性・生殖機能に及ぼす影響は?

KeyPoint

● 分子標的治療薬の妊孕性・生殖機能に対する影響の報告は少ない。
● ベバシズマブ（アバスチン®）の卵巣毒性は明確にはなっていない。
● 原疾患の治療のみならず、妊孕性・生殖機能の改善を期待できるものもある。

はじめに

　分子標的治療薬は、悪性細胞の持つある特定の分子を標的とする薬剤の総称で、従来の抗がん薬が殺細胞薬（cytotoxic drug）であるのに対し、細胞静止薬（cytostatic drug）とされ、効率よく標的分子を制御することで副作用を抑えながら抗腫瘍効果を目指すものである。特に2001年以降、慢性骨髄性白血病（CML）に対するイマチニブ（チロシンキナーゼ阻害薬）の効果は分子標的治療薬の評価を飛躍的に高めた[1]。近年、さまざまな悪性疾患に対する分子標的治療薬を用いた臨床試験が欧米を中心に行われており、今後、臨床導入が進むものと考えられている[2,3]。

　分子標的治療薬が妊孕性および生殖機能に及ぼす影響については、米国臨床腫瘍学会（ASCO）の妊孕性温存ガイドラインに記載がある[4]。卵巣毒性に関してはモノクローナル抗体薬として、ベバシズマブ（アバスチン®）に中等度のリスク（治療後、30～70%が無月経となる）があるとされる。その他、転移性大腸がんへ用いるセツキシマブ（アービタックス®）、HER2過剰発現乳がんへ用いるトラスツズマブ（ハーセプチン®）、チロシンキナーゼ阻害薬として非小細胞肺がんに用いるエルロチニブ（タルセバ®）、イマチニブ（グリベック®）、精巣毒性に関してはモノクローナル抗体薬としてベバシズマブ（アバスチン®）、セツキシマブ（アービタックス®）、チロシンキナーゼ阻害薬としてエルロチニブ（タルセバ®）、イマチニブ（グリベック®）に関する記載があるが、いずれも性腺毒性に関して "unknown" である。

　本項では、Micromedex社の催奇形性医薬品情報データベース（Reprotox）を用

いて 2017 年 3 月現在の主な分子標的治療薬について、リン酸化酵素阻害薬、モノクローナル抗体薬、高分子薬に分けて性腺毒性に関する医薬品情報を示す。

キナーゼ（リン酸化酵素）阻害薬の性腺毒性 （表 14-1）

　細胞内のシグナル伝達の主役を担う蛋白質のリン酸化活性に関与する小分子化合物であり、蛋白質のチロシン残基をリン酸化してがん細胞の増殖を抑制するチロシンキナーゼ阻害薬、サイトカイン受容体と関連するヤヌスキナーゼ、キナーゼをリン酸化する Raf キナーゼや MEK を阻害するものがある。

　ヒトに関する記載はイマチニブ（グリベック®）において乏精子症の報告や妊孕性温存のために卵巣刺激を行った女性でゴナドトロピン投与への低反応を認めたことが報告されている[5, 6]。他実験動物においても精子減少、精巣変性、胚 viability の低下、着床障害などが見られ、キナーゼ阻害薬は生体の重要な細胞内シグナルに介入している薬剤であるという観点から、妊孕性および生殖機能に対して、少なくとも薬剤投与中は何らかのネガティブな影響が出るものと考えられる。

モノクローナル抗体薬の性腺毒性 （表 14-2）

　抗体医薬品とは、免疫システムの主役である抗体を主成分とした医薬品である。一つの抗体が一つの抗原だけを認識する特異性を利用しており、予想外の副作用が起こりにくいとされている。しかし、実際には想定していない致死的毒性（間質性肺炎）を来すこともある[7]。マウス抗体、キメラ抗体、ヒト化抗体、完全ヒト抗体があり、マウス抗体はマウスの抗体であるため、ヒトの体内に入ると異物と認識され、アレルギー反応を起こす場合や効果が減弱する可能性がある。遺伝子工学の手法を用いて、抗原に結合する先端の部分だけマウスの抗体を残して、残りはヒトの抗体に変えたキメラ抗体やヒト化抗体が開発されている。

　大腸がん mFOLFOX6 療法の上乗せ効果を見るベバシズマブ（アバスチン®）投与による卵巣毒性は、中等度リスクとして ASCO ガイドライン 2013 に変わらず記載がある[8]。しかし本年、日本癌治療学会「小児、思春期・若年がん患者の妊孕性温存に関する診療ガイドライン 2017 年版」に記載されたように、調査対象患者にもともと閉経前後の年齢層が多く含まれていることや卵巣機能不全の評価時期の問題を指

表14-1 ▎キナーゼ（リン酸化酵素）阻害薬の性腺毒性

	一般名	商品名	対象疾患	妊孕性・生殖機能に関する記載
チロシンキナーゼ阻害薬	ゲフィチニブ	イレッサ	非小細胞肺がん	
	エルロチニブ	タルセバ	非小細胞肺がん、膵がん	ラット投与で妊孕性・生殖機能変化なし
	イマチニブ	グリベック	慢性骨髄性白血病、Ph＋急性リンパ性白血病、消化管間質腫瘍	ヒトで乏精子症。投薬中にゴナドトロピンへの低反応の報告
	ダサチニブ	スプリセル	慢性骨髄性白血病、Ph＋急性リンパ性白血病	ラット投与で妊孕性・生殖機能変化なし
	バンデタニブ	カプレルサ	根治切除不能な甲状腺髄様がん	―
	スニチニブ	スーテント	消化管間質腫瘍、腎がん、膵神経内分泌腫瘍	ラット、ウサギで妊孕性・生殖機能変化なし
	アキシチニブ	インライタ	根治不能転移性腎がん	
	パゾパニブ	ヴォトリエント	悪性軟部腫瘍、転移性腎がん	ラット精子減少、着床障害あり
	レンバチニブ	レンビマ	甲状腺がん	ラット、ウサギで胚質低下、発育不良
	ラパチニブ	タイケルブ	再発 HER2 乳がん	ラットで妊孕性・生殖機能変化なし
	ニロチニブ	タシグナ	慢性骨髄性白血病	ラットでヒト 2 倍量投与し着床率低下、胎仔生存率低下
	セリチニブ	ジカディア	非小細胞肺がん	
ヤヌスキナーゼ阻害薬	トファシチニブ	ゼルヤンツ	関節リウマチ	ヒト容量の 133 倍投与でラットオスの生殖機能低下、17 倍でメスの妊孕性低下
	ルキソリチニブ	ジャカビ	骨髄線維症、真性多血症	―
Raf キナーゼ阻害薬	ソラフェニブ	ネクサバール	転移性腎細胞がん、肝細胞がん、甲状腺がん	
	ベムラフェニブ	ゼルボラフ	悪性黒色腫	
	ダブラフェニブ	タフィンラー	悪性黒色腫	経口避妊薬との相互作用、ヒト同投与量ラットメスに妊孕性低下。犬とラットで精巣変性
MEK 阻害薬	トラメチニブ	メキニスト	悪性黒色腫	胎仔体重減少、ラット卵胞発育させ黄体は減少する。妊孕性・生殖機能評価はされていない
	カルフィルゾミブ	カイプロリス	多発性骨髄腫	

表14-2 ┃ 抗体医薬品の性腺毒性

	一般名	商品名	対象疾患	妊孕性・生殖機能に関する記載
キメラ抗体薬	リツキシマブ	リツキサン	非ホジキンリンパ腫	妊孕性・生殖機能評価の記載なし
	セツキシマブ	アービタックス	再発大腸がん、頭頸部がん	サルで月経不順、精液変化なし
ヒト化抗体薬	トシリズマブ	アクテムラ	関節リウマチ、若年性関節リウマチ、キャッスルマン病	マウスの妊孕性・生殖機能に影響なし
	トラスツズマブ	ハーセプチン	乳がん、胃がん	サルでは妊孕性・生殖機能に変化なし
	ベバシズマブ	アバスチン	卵巣がん、子宮頸がん、大腸がん、非小細胞肺がん、乳がん、悪性神経膠腫	mFOLFOX療法との併用で2→34％無月経になる
	ゲムツズマブオゾガマイシン	マイロターグ	急性骨髄性白血病	―
	アダリムマブ	ヒュミラ	関節リウマチ、乾癬、強直性脊椎炎、腸管、潰瘍性大腸炎、クローン病、ぶどう膜炎、ベーチェット	ヒト流産率改善
	エクリズマブ	ソリリス	発作性夜間ヘモグロビン尿症	マウスにヒト4倍量投与で妊孕性・生殖機能に変化なし
	ペルツズマブ	パージェタ	HER2陽性手術不能または再発乳がん	妊孕性・生殖機能に関する記載なし
	アレムツズマブ	マブキャンパス	慢性リンパ性白血病	―
ヒト型抗体薬	パニツムマブ	ベクティビックス	結腸、直腸がん	
	オファツムマブ	アーゼラ	慢性リンパ性白血病	
	ゴリムマブ	シンポニー	関節リウマチ、潰瘍性大腸炎	サルの妊孕性・生殖機能変化なし
	イピリムマブ	ヤーボイ	悪性黒色腫	サルで精巣体積減少
	ラムシルマブ	サイラムザ	胃がん、大腸がん、非小細胞肺がん	―
	ニボルマブ	オプジーボ	悪性黒色腫、非小細胞肺がん、腎がん、ホジキンリンパ腫、頭頸部がん	―
	デノスマブ	プラリア	骨粗しょう症、関節リウマチ	サルの妊孕性・生殖機能変化なし、ヒト精了所見変化なし

摘されていることから、ベバシズマブ（アバスチン®）の卵巣毒性は決定的ではないと考えられる[9]。免疫性不妊患者においてTNFα阻害薬であるアダリムマブ（ヒュミラ®）を服用することにより体外受精の着床率向上が見込めるとする報告がある[10, 11]。

表14-3 | その他高分子医薬品の性腺毒性

	一般名	商品名	対象疾患	妊孕性・生殖機能に関する記載
TNFα阻害薬	エタネルセプト	エンブレル	関節リウマチ	習慣流産に有用
インターロイキン阻害薬	アナキンラ*	キネレット	関節リウマチ	マウスで着床障害
T細胞阻害薬	アバタセプト	オレンシア	関節リウマチ	妊孕性・生殖機能に関する記載なし

＊日本未承認

RANKL（receptor activator of nuclear factor-κB ligand）に作用し、骨吸収を抑制し骨密度を増加する完全ヒトモノクローナル抗体であるデノスマブ（プラリア®）では、ヒト精液中に移行する濃度を測定し、投与中の妊娠も問題ないとしている[12]。他実験動物においては、霊長類での月経不順や精巣体積縮小の報告がなされている。

高分子薬などの性腺毒性（表14-3）

　リウマチ膠原病を対象としているTNFα阻害薬、インターロイキン阻害薬、T細胞阻害薬も広義には分子標的治療薬といえる。エタネルセプト（エンブレル®）は、TNF受容体の一部とFc融合蛋白が結合してできた可溶性TNF-α受容体であり、関節リウマチなどの自己免疫疾患の治療に使用される。一方、不妊患者の免疫治療としてNK細胞活性の高い女性に対し妊娠率が向上するというものや[13]、男性の強直性脊椎炎に長期投与しても精液所見に変化を来さないで妊孕性・生殖機能は確保されると報告されている[14]。さらに精液所見を改善させる効果も期待されている[15]。

おわりに

　本項では、実地臨床で用いられている分子標的治療薬の妊孕性・生殖機能に関する報告を催奇形性医薬品情報データベースから抽出し概説した。分子標的治療薬は、今後ますます臨床導入が進み、がんのみならずさまざまな難治性疾患に福音をもたらすものと考えられる。治療成績の向上に伴って、薬剤が妊孕性や生殖機能にどのような影響をもたらすのかという情報も同時に重要視されてくる。今回の調査では、多くの分子標的治療薬で実験動物による評価が主体となっている段階であることがわかった。今後、分子標的治療薬を用いた臨床試験が行われていく中で、患者選択、投与方法、併用療法、治療効果および副作用が検証される際に「妊孕性・生殖機能」に関する項目も重要な評価項目として位置づけられていくことが望まれる。

※本稿作成にあたり、国立研究開発法人国立成育医療研究センター妊娠と薬情報センター長の村島温子先生に多大なるご協力をいただき、医薬品情報データベース閲覧の便宜をいただきました。ここに深謝の意を表します。

引用・参考文献

1) Hochhaus A, et al; IRIS Investigators. Long-Term Outcomes of Imatinib Treatment for Chronic Myeloid Leukemia. N Engl J Med. 376(10), 2017, 917-27.
2) Domchek SM, et al. Efficacy and safety of olaparib monotherapy in germline BRCA1/2 mutation carriers with advanced ovarian cancer and three or more lines of prior therapy. Gynecol Oncol. 140(2), 2016, 199-203.
3) Lee JM, et al. Safety and Clinical Activity of the Programmed Death-Ligand 1 Inhibitor Durvalumab in Combination With Poly (ADP-Ribose) Polymerase Inhibitor Olaparib or Vascular Endothelial Growth Factor Receptor 1-3 Inhibitor Cediranib in Women's Cancers: A Dose-Escalation, Phase I Study. Clin Oncol. 35(19), 2017, 2193-2202.
4) Fertility Preservation for Patients with Cancer: American Society of Clinical Oncology Clinical Practice Guideline Update (2013).
http://www.asco.org/sites/www.asco.org/files/fp_data_supplements_012914.pdf
5) Seshadri T, et al. Oligospermia in a patient receiving imatinib therapy for the hypereosinophilic syndrome. N Engl J Med. 351(20), 2004, 2134-5.
6) Zamah AM, et al. Will imatinib compromise reproductive capacity? Oncologist. 16(10), 2011, 1422-7.
7) Abdel-Rahman O, et al. Treatment-related Death in Cancer Patients Treated with Immune Checkpoint Inhibitors: A Systematic Review and Meta-analysis. Clin Oncol (R Coll Radiol). 29(4), 2017, 218-230.
8) Loren AW, et al; American Society of Clinical Oncology. Fertility preservation for patients with cancer: American Society of Clinical Oncology clinical practice guideline update. J Clin Oncol. 1 (19), 2013, 2500-10.
9) 日本癌治療学会編. 小児、思春期・若年がん患者の妊孕性温存に関する診療ガイドライン. 東京, 金原出版, 2017, 14.
10) Winger EE, et al. Birth defect rates in women using Adalimumab (Humira®) to treat immunologic-based infertility in IVF patients. Am J Reprod Immunol. 66(3), 2011, 237-41.
11) Winger EE, et al. Die-off ratio correlates with increased TNF-α:IL-10 ratio and decreased IVF success rates correctable with humira. Am J Reprod Immunol. 68(5), 2012, 428-37.
12) Sohn W, et al. An open-label study in healthy men to evaluate the risk of seminal fluid transmission of denosumab to pregnant partners. Br J Clin Pharmacol. 81(2), 2016, 362-9.
13) Jerzak M, et al. Etanercept immunotherapy in women with a history of recurrent reproductive failure. Ginekol Pol. 83(4), 2012, 260-4.
14) Micu MC, et al. TNF-α inhibitors do not impair sperm quality in males with ankylosing spondylitis after short-term or long-term treatment. Rheumatology (Oxford). 53(7), 2014, 1250-5.
15) Pascarelli NA, et al. The effects in vitro of TNF-α and its antagonist 'etanercept' on ejaculated human sperm. Reprod Fertil Dev. 2016 May 17. doi: 10.1071/RD16090. [Epub ahead of print]

（拝野貴之、笠原佑太、岡本愛光）

Q15 視床下部・下垂体への放射線照射が妊孕性・生殖機能に及ぼす影響は？

KeyPoint

● 視床下部・下垂体への照射は、男女ともに中枢性性腺機能低下を引き起こす可能性がある。
● 小児期の頭部照射は線量が 18Gy 以上で思春期早発症を、30Gy 以上になると性腺機能低下を来す危険性が増加する。

視床下部・下垂体への放射線照射による中枢性性腺機能低下

　前腹側脳室周囲核や視床下部弓状核で産生されたキスペプチンは、視床下部でゴナドトロピン放出ホルモン（GnRH）の産生・分泌を促進し、GnRH は下垂体にある GnRH 受容体に結合する。それにより下垂体前葉からは卵胞刺激ホルモン（FSH）と黄体形成ホルモン（LH）という 2 種類のホルモンが分泌される。これら 2 種類のホルモンをゴナドトロピンという。

　男性では、LH は精巣のライディッヒ細胞に作用してテストステロン分泌を促進し、FSH とテストステロンはセルトリ細胞に作用して精細管の発達・精子形成を促す。視床下部・下垂体への照射によりゴナドトロピン（LH/FSH）分泌低下を来し、造精機能（精巣機能）障害と男性ホルモンの分泌低下を引き起こす可能性がある（図15-1）。

　女性では、FSH は卵胞に作用して卵胞発育とエストロゲンの分泌を促進する。LH は成熟した卵胞に作用して排卵の引き金になる（LH サージ）。また、排卵後の黄体形成に関わり、黄体からはエストロゲンに加えてプロゲステロンの産生を促進し、着床を促す。視床下部・下垂体への照射によりゴナドトロピン（LH/FSH）分泌低下を来し、排卵障害、卵巣機能低下、無月経、不妊症、流産の原因となりうる（図15-2）。

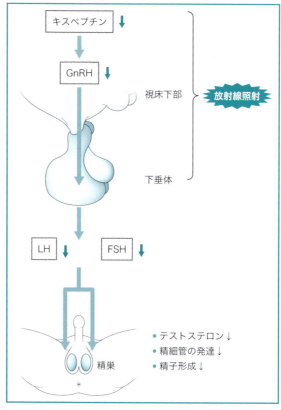

図15-1 ┃ 男性における中枢性性腺機能低下

小児期の頭部照射による性腺機能異常

　小児における頭蓋照射は成長ホルモン（GH）、ゴナドトロピン（LH/FSH）、副腎皮質刺激ホルモン（ACTH）、甲状腺刺激ホルモン（TSH）などの下垂体ホルモン分泌不全を来す可能性があり、照射線量によって各ホルモン異常の出現の仕方はさまざまである[1]。ゴナドトロピンへの影響としては、照射線量が18Gy以上で視床下部を活性化して思春期早発症を来す。30Gy以上になるとゴナドトロピン分泌不全による性腺機能低下症を来す危険性が上昇する（表15-1）[2]。

　頭蓋照射を受けた748例の小児がん経験者（男性394例、女性354例、平均年齢

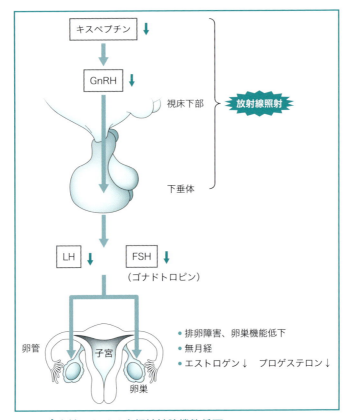

図15-2 ｜女性における中枢性性腺機能低下

34.2歳、平均観察期間27.3年）の後方視的調査では、ゴナドトロピン分泌不全を10.8%に認め、22Gy以上の照射がそのリスク因子であった[3]。

　男性小児がん経験者とその兄弟の妊娠について比較した報告では、視床下部・下垂体照射線量が0Gyの場合の妊娠に対する相対危険度（RR）は0.72（95% CI 0.45-0.86、$p < 0.01$）、0〜40Gyの場合は0.5（95% CI 0.43-0.58、$p < 0.001$）、40Gy以上の場合は0.31（95% CI 0.19-0.8、$p < 0.001$）であり、線量依存性に生殖機能に与えるリスクが増加した。しかしながらアルキル化薬使用量を加えた多変量解析を行うと、視床下部・下垂体照射の線量依存性のリスクは消失した[4]。

　女性小児がん経験者とその姉妹の妊娠について比較した研究では、視床下部・下

表15-1 ▎小児期の頭部照射による性腺機能異常

性腺機能異常	頭部照射（Gy）	臨床像	通常行われる治療
中枢性性腺機能低下	> 30（～ 40）	二次性徴の欠如・遅発、ないし性成熟の欠如	男性：男性ホルモン補充療法、hCG・r-FSH 療法 女性：女性ホルモン補充療法
思春期早発症	18 ～ 30	早期の二次性徴発現	GnRH アナログ治療*

＊高用量放射線治療後には一過性中枢性思春期早発の後に、永続性の性腺機能低下症となることがあるので、小児内分泌専門医と相談　　　　　　　　　　　　　　（文献 2 より引用改変）

垂体照射線量が10Gy 未満の RR を 1 とした場合、10 ～ 30Gy の RR は 0.85（95% CI 0.72-10.01、$p < 0.067$）、30Gy 以上での RR は 0.61（95% CI 0.44-0.83、$p < 0.002$）であり、30Gy 以上の照射で妊孕性にリスクを与えると考えられた[5]。

　小児期の頭部照射による性腺機能低下に対しては、二次性徴の発現と妊孕性・生殖機能の獲得を目標としてホルモン補充を行う。男児では hCG・r-FSH またはテストステロン（デポー注射薬）を少量より開始し漸増する。女児では女性ホルモン補充療法を行って月経周期を作る。成人期以降は男女ともに、生理的性ホルモン分泌の変化に則し、年齢に応じた治療量の選択が必要である（**表 15-1**）[1]。

引用・参考文献

1) 日本小児内分泌学会編．"小児がん、経験者（CCS）における晩期内分泌合併症"．小児内分泌学　改訂第 2 版．東京，診断と治療社，2016，603-6．
2) 日本小児内分泌学会 CCS 委員会．小児がん経験者（CCS）のための医師向けフォローアップガイド．ver1.2．2016 年 6 月改訂．http://jspe.umin.jp/medical/files/guide161006.pdf
3) Chemaitilly W, et al. Anterior hypopituitarism in adult survivors of childhood cancers treated with cranial radiotherapy: a report from the St Jude Lifetime Cohort study. J Clin Oncol. 33(5), 2015, 492-500.
4) Green DM, et al. Fertility of male survivors of childhood cancer: a report from the Childhood Cancer Survivor Study. J Clin Oncol. 28(2), 2010, 332-9.
5) Green DM, et al. Fertility of female survivors of childhood cancer: a report from the Childhood Cancer Survivor Study. J Clin Oncol. 27(16), 2009, 2677-85.

（銘刈桂子）

Q16 造血幹細胞移植が妊孕性・生殖機能に及ぼす影響は?

KeyPoint

● 造血幹細胞移植の目的は、移植された造血幹細胞のサポートにより大量の抗がん薬の投与や全身への放射線照射を可能にし、血液疾患を根治することである。
● 移植後の性腺機能ひいては妊孕性・生殖機能は、①移植前処置の方法、②造血幹細胞移植を受ける年齢、③移植後の慢性 GVHD の発症の有無によって大きく影響される。
● 移植前処置として最も大きな影響を与えるのは、全身照射（TBI）と大量ブスルファン（BU）の投与であり、シクロホスファミド（CY）の影響は比較的小さく、メルファランを使用するミニ移植では、卵巣機能が回復する確率が高い。
● 造血幹細胞移植後、妊娠は 2％程度の頻度で成立する。
● 妊娠が成立した場合、早産や帝王切開、低出生体重児の頻度は高くなるが、児の先天異常、発育不全、がんの頻度は増加しない。

造血幹細胞移植に関する基本事項

造血幹細胞移植の目的と原理

　造血幹細胞移植は、抗腫瘍効果を高めるために最大耐用量（maximum MTD）を超える大量の抗がん薬や全身照射（TBI）を用いた強力な治療を移植前処置として行い、その後、ドナー由来の、あるいは患者自身の造血幹細胞を輸注、すなわち移植することによって造血能を補う治療法である。前者を同種移植（allogeneic）、後者を自家移植（autologous）という。同種移植では免疫学的な抗腫瘍効果（GVL 効果）も期待される[1]。

　固形臓器移植との大きな違いは、固形臓器移植ではドナーの正常な臓器を移植することによって臓器機能を回復することが目的であるのに対し、造血幹細胞移植の目的は、骨髄に対する毒性（DLT）を上回る大量の抗がん薬や放射線照射による治療を可能にすることと、ドナー免疫に由来する抗腫瘍効果を得ることである。もう

一つの違いは、固形臓器移植では免疫系は患者の免疫が維持されるのに対して、造血幹細胞移植においては免疫系もドナー細胞に置換され、移植されたドナー免疫細胞と患者臓器は免疫学的に寛容状態となることである。多くの場合、長期的には免疫抑制薬を完全に中止することが可能となる。

移植後の免疫抑制薬の投与の目的も、固形臓器移植においては移植片拒絶の予防だが、造血幹細胞移植においては移植片対宿主病（GVHD）の予防が主目的となる。

造血幹細胞移植の分類

造血幹細胞をどの組織から採取するかによって骨髄移植（BMT）、末梢血幹細胞移植（PBSCT）、臍帯血移植（CBT）に分類される。また、造血幹細胞の由来により自家移植と同種移植に分類され、一卵性双生児からの移植は同系移植（syngeneic）と呼ばれる。

自家移植において期待できる抗腫瘍効果は、移植前処置の大量抗がん薬や全身照射による効果のみである。また、採取した移植片に腫瘍細胞が混入する可能性があり、混入している腫瘍細胞が移植後の再発を惹起する可能性がある。一方、同種移植では移植片に腫瘍細胞が混入する可能性はなく、ドナーの免疫担当細胞による抗腫瘍効果（GVL 効果）が期待できる。しかし、同種移植では GVHD が起こる可能性

●寛解と根治

通常の検査では悪性腫瘍細胞が見つけられない状態のことを完全寛解という。例えば急性白血病なら、骨髄検査で白血病細胞が 5％以下となり、血液検査でも白血球、赤血球、血小板が回復していて、さらに、体のほかの部分にも白血病のかたまりなどが見つからない状態のことをいう[2]。しかし、完全寛解の状態でも、体の中には腫瘍細胞が数多く残っており、このまま放置すると再発してしまう。そこで、寛解になった後にも地固め療法、維持強化療法などの化学療法や、場合によっては造血幹細胞移植を行う。最初に寛解導入療法を行って完全寛解になった状態を第一寛解期という。その後、再発した場合に、再度寛解を目指した治療を行い、もう一度完全寛解になったら、この状態を第二寛解期という。

があり、GVHD の発症予防や GVHD の治療として免疫抑制薬を投与することにより重篤な免疫不全となり感染症の頻度が増加し、自家移植よりも同種移植の方が移植に関連した死亡率（transplant-related mortality；TRM）が高くなる。

性腺不全とは〜卵巣不全と精巣不全〜

卵巣不全と臨床的指標

卵胞／卵子の数は女児の胎児期（在胎 20 週）に 600 万個と最大になり、その後、出生前から減少を始め、出生時には 200 万個、思春期には 30 万個、35 歳の時には 2 万 5 千個にまで減少している。卵巣予備能は卵巣内の原始卵胞（primordial follicle）の数と質を意味し、年齢に依存して低下する。細胞毒性のある治療は卵巣予備能を減少させることにより妊孕性（妊娠しやすさ）を低下させる。卵胞内で卵子をサポートする顆粒膜細胞は、卵胞発育の初期から中期には細胞分裂が盛んなため、極めて放射線・化学療法感受性が高いが、卵胞発育後期に細胞分裂しなくなると放射線・化学療法抵抗性となる。直ちには完全な卵巣不全を導かない用量の放射線・化学療法でも卵巣予備能は減少し、通常より 10 年程度早く卵巣不全となる。

卵巣不全の臨床的指標としては、思春期前の女児であれば思春期が発来しないこと、思春期後であれば月経が止まったり閉経期症状が出ることである。検査の指標としては、血清ゴナドトロピン（FSH と LH）、抗ミュラー管ホルモン（AMH）、超

●急性 GVHD と慢性 GVHD

急性 GVHD は移植後 100 日以内に発症する GVHD で、ドナー血球が生着する移植後 2 〜 3 週目に発症することが多い。ただし、骨髄非破壊的前処置での移植ではドナー細胞への置換が緩徐なため、2 カ月以降の発症も多い。標的となる臓器は、皮膚、消化管、肝臓である。

慢性 GVHD はドナー由来の T リンパ球が患者臓器を攻撃することによって自己免疫疾患様の症状を呈する免疫疾患で、移植後 3 〜 15 カ月に発症する。皮膚、口腔、眼、消化管、肝臓、肺など多くの臓器が標的となる。

音波断層検査による胞状卵胞数カウント（AFC）などがある。卵巣不全になると、血清 FSH と黄体形成ホルモン（LH）は上昇してエストラジオール（E2）が低下し、AMH と AFC は低下する。少なくとも 1 カ月以上あけて 2 回以上 FSH が閉経期レベル（> 30mIU/mL）まで上昇し、E2 も低いと卵巣不全が強く疑われる。

　ただし、正常な臨床症状と検査値が、妊孕性があること、すなわち妊娠できることを意味するわけではない。妊娠するために必要なのは、月経があることではなく、「排卵がある」ことと子宮に「胚受容能」あることである。排卵があることを正確に把握することは必ずしも容易ではない。基礎体温の測定、血清プロゲステロンの測定値などを参考にする。胚受容能の臨床的指標はない。妊孕性が残っていることの、最終的で唯一の指標は妊娠が成立することである。

精巣不全と臨床的指標

　精巣内の生殖細胞（germ cell）は、思春期以降、常に精子を作り続ける。ライディッヒ細胞（LH に応答しテストステロンを産生）はターンオーバーが遅く、セルトリ細胞（FSH に応答し精子を産生）や生殖細胞より、化学療法と放射線治療の障害を受けにくい。したがって、血清 LH は年齢相応の値であるのに、FSH は増加していることが多い。放射線治療後のライディッヒ細胞機能不全のリスクは年齢と逆相関し、精巣への照射と直接相関する。12Gy 以下の照射量だと患者にテストステロンの補充は必要ないが、20Gy 以上だと思春期前男児のほとんどではライディッヒ細胞不全となり、30Gy だと思春期以降の男性でもほぼライディッヒ細胞不全となる。細胞毒性のある治療を受けても、治療終了度直ちに精子数が減少するわけではなく、最初の 4 ～ 8 週間は正常域にとどまる。治療後の造精機能の回復する最も重要な予測因子は、治療前の精子濃度である。

造血幹細胞移植が性腺機能に及ぼす影響

造血幹細胞移植と性腺機能

　移植後の性腺機能ひいては妊孕性は、①移植前処置の方法、②造血幹細胞移植を受ける年齢、③移植後の慢性 GVHD の発症の有無によって大きく影響される。

表16-1 ▎造血幹細胞移植後の性腺機能回復率

性別	移植の種類	前処置の方法	症例数	性腺機能回復率
女性	同種	CY	43	74%（26歳未満100%、以上31%）
女性	同種	CY	103	54%
女性	同種	CY-TBI	74	13.5%
女性	同種	CY-TBI	532	10%
女性	同種	BU-CY	73	1%
女性	自家	BEAM	10	60%
男性	同種	CY	109	61%
男性	同種	CY-TBI	463	17.5%
男性	同種	BU-CY	146	17%
男性	自家	BEAM	13	0%
男性	自家	BEAM	10	0%

BEAM：カルムスチン、エトポシド、シタラビン、メルファラン併用　　　（文献3より引用改変）

　移植前処置として最も大きな影響を与えるのは、TBIと大量ブスルファン（BU）の投与であり、シクロホスファミド（CY）の影響は比較的小さい。TBIによる前処置を受けたほとんどの患者は性腺不全を経験し、性腺の回復は女性の場合、10～14%程度である[3]。男性では性腺の回復は20%以下で、TBIの用量が増加するほど低下する（**表16-1**）[3]。白血病などに対して前処置としてCY-TBIあるいはBU-CYを行った場合、女性の場合、性腺機能はほとんどの患者において失われる。男性ではBU-CYで17%の患者は性腺機能が回復するが、これはTBI後の回復と同程度である。メルファラン単独やエトポシド（VP-16）もしくはCY併用の前処置では妊孕性が50%の患者で認められる。また、フルダラビン（FLU)-メルファランを前処置に用いるミニ移植では、卵巣機能が回復する確率は高い。再生不良性貧血に対するCY単独の前処置を用いた移植後では、男女ともに半数以上に性腺機能の回復が期待できる。自家移植後のデータは非常に少ないが、BEAM（カルムスチン、エトポシド、シタラビン、メルファラン）前処理は女性では非常に性腺の回復がよいが、男性ではほとんどが無精子症となる。

　移植前処置の方法のみでなく、移植時の年齢が重要な因子であり、CY-TBIによる前処置後でも若年者では一部の患者で性腺機能の回復が認められている。一方、BU-CYを用いた場合は、若年者でもほとんど卵巣機能の回復は認められず、BUの

表16-2│造血幹細胞移植後の妊娠の頻度

	女性		男性	
	生存者*	妊娠数（%）	生存者*	妊娠数（%）
計	7,615	113　（1.5）	10,467	119 (1.1)
同種移植	3,695	74　　（2）	55,124	93 (1.8)
自家移植	3,920	39　　（1）	5,343	26 (0.5)
急性白血病	2,632	24　（0.9）	3,685	33 (0.9)
慢性白血病	1,081	8　（0.7）	1,467	26 (1.8)
リンパ腫	1,641	29　（1.8）	2,666	17 (0.6)
再生不良性貧血	385	47　(12.2)	605	32 (5.3)
骨髄腫	323	1　（0.3）	485	2 (0.4)
その他	1,553	4　（0.2）	1,559	9 (0.6)

＊造血幹細胞移植後2年以上生存している患者数　　　　　　　　（文献3より引用改変）

卵巣機能低下に対する影響はTBIよりも強い。

　また、慢性GVHDを発症すると性腺機能はさらに影響を受け、慢性GVHDを有する男性患者は精子が検出されないことも多く、女性患者では卵巣や子宮のサイズが小さい。

造血幹細胞移植後の妊孕性

　造血幹細胞移植後にどの程度の患者が妊娠可能か、その頻度を正確に計算することは、造血幹細胞移植後全ての患者が妊娠を希望するわけではないため非常に難しい[3, 4]。1994年以前に造血幹細胞移植を受け、2年間以上生存した患者のデータを**表16-2**に挙げる[3]。これらのデータは年齢で調整していないためお互いを比較することはできないが、再生不良性貧血を除き、妊娠の頻度は2%以下であり、他の報告でもおよそ同程度（0.6〜4.5%）である。最も包括的な研究では、思春期に達している708例中32例（4.5%）が造血幹細胞移植後に妊娠していた[5]。前処置として、BU-CYやTBIを用いた場合の妊娠成立はなく、妊娠が成立しているほとんどはCYのみを使用している場合であった。

　自然であれ生殖補助技術による妊娠であれ、造血幹細胞移植後少なくとも2年間は再発リスクが高いため妊娠を避けるように勧められている。

造血幹細胞移植後に妊娠が成立した後の周産期予後

　造血幹細胞移植後の生存者とそのパートナーが妊娠した場合、ほとんどは生児を得ている。しかし、TBI を受けた女性生存者では早産や帝王切開、低出生体重児の出産が多い。放射線の子宮への影響によると考えられている。すなわち、造血幹細胞移植生存者は周産期リスクが高く、一般より厳重な妊娠管理が必要である。児の先天異常、発育不全、がんの頻度は増加しない。造血幹細胞移植後の自然流産の正確な頻度や、男性患者パートナーの周産期予後はわかっていない。

引用・参考文献

1) 神田善伸 "造血幹細胞移植の原理と分類". チーム医療で行う造血幹細胞移植プラクティカルガイド. 神田善伸編. 東京, 南江堂, 2011, 2-5.
2) 自治医科大学附属さいたま医療センター血液科ホームページ. https://www.jichi.ac.jp/saitama-sct/SaitamaHP.files/diseases.html
3) Socié G, et al; Late Effects Working Party of the European Study Group for Blood and Marrow Transplantation. Nonmalignant late effects after allogeneic stem cell transplantation. Blood. 101(9), 2003, 3373-85.
4) Loren AW, et al. Pregnancy after hematopoietic cell transplantation: a report from the late effects working committee of the Center for International Blood and Marrow Transplant Research (CIBMTR). Biol Blood Marrow Transplant. 17(2), 2011, 157-66.
5) Sanders JE, et al. Pregnancies following high-dose cyclophosphamide with or without high-dose busulfan or total-body irradiation and bone marrow transplantation. Blood. 87(7), 1996, 3045-52.

（原　鐵晃）

Q17 消化器がんや泌尿器科系がん手術が性機能に及ぼす影響は？

KeyPoint

- ●集学的な治療により、がん患者の治療率は飛躍的に向上した。それに伴い、生活の質（QOL）向上のために性機能温存は重要である。
- ●骨盤神経が一部でも温存されている場合はPDE5阻害薬が著効する。
- ●骨盤神経が完全に損傷した場合には生殖補助医療（ART）の適応である。
- ●がん患者は心因性性機能障害に陥りやすいので、カウンセリングなどのサポートも必要である。

性機能障害とわが国の特徴

骨盤内手術時の骨盤内神経叢損傷により性機能障害が起こることはよく知られている。性機能障害の主なものとしては、勃起・射精障害が挙げられる。それゆえに骨盤内手術時の性機能に関わる神経温存が術後の性機能において重要であると考えられる。

ただし、進行がんの場合には神経温存が困難な場合もあり、十分な対策がなされているとは言い難い。具体的には前立腺がん、膀胱がん、大腸がんなどの骨盤内手術では、勃起神経が損傷されると勃起障害を来す。また、がんに罹患した患者は精神的なストレスにより性的興味を失い、性行為を楽しむ余裕もなくなることが多い。さらに膀胱や直腸手術後の人工肛門や尿路変向に伴う体の変化、ストーマの存在は性的接触をためらわせる要因となる。医療従事者はがん患者の術後の性機能障害への対策に積極的に取り組み、サポートしていく必要がある。

しかし、日本では性に対する羞恥心や「がんになったのだから性機能に執着するのはみっともない」という考え方が、いわゆる性の悩みを医療従事者に伝えることの障壁になっていると思われる。このような日本人特有の思考によってがん患者の性機能障害に対する治療が積極的に行われていないのが現状である。

本項では男性がんの中で生殖年齢に好発する直腸がんと精巣がんの術後性機能障

害の原因と治療を述べたい。なお妊孕性温存に関しては Q36 と Q42 を参考にしていただきたい。

直腸がんが性機能に及ぼす影響

性機能障害が発生する機序

消化器がんの中でも性機能障害を来す疾患は、近年、低年齢化傾向のある直腸がんである。早期であれば内視鏡手術が可能であるが、進行がんの場合には外科的切除が必要である。実際に、直腸がんの術式における性機能障害の発症頻度は、1980年台では直腸結腸切除術の 10 〜 20％に勃起・射精障害があるとの報告があるが[1]、最近では自動吻合器と集学的治療法の発達で、神経温存手術が可能となり、その発症率は下がってきていると考えられる。

直腸がんで性機能障害の発症する機序は以下のとおりである。小骨盤内手術操作により勃起神経が障害されると、性的刺激による勃起神経からの一酸化窒素（NO）放出メカニズムが阻害され、cyclic GMP による海綿体平滑筋の弛緩が起こらないために陰茎動脈への血流が遮断され、陰茎海綿体の膨張つまり勃起が起こらなくなる。さらに仙骨前面のリンパ節郭清を行う場合には射精に関与する神経（腰内臓神経、下腹・陰部神経）を障害することになり、射精障害を来す。またがん患者では、精神的ストレスを受け、性的な興味を失い、性行為を楽しむ余裕がなくなることが多く認められる。たとえ勃起機能が正常であっても、このような心的要因による性機能障害は多く認められる。さらに直腸手術後の人工肛門に伴う体の変化、ストーマの存在は性的接触をためらわせる要因にもなる。

これらの性機能障害は QOL 低下を引き起こすだけではなく、挙児希望のある夫婦にとっては生殖機能喪失という深刻な問題でもある。また未婚者は性機能障害があるために将来的な結婚を諦めることも少なくない。

性機能障害の治療

現在では、神経温存術式が選択されることも多いが、それでも性機能障害となる患者には積極的な治療が必要となる。勃起神経が一部でも温存されている場合は、性

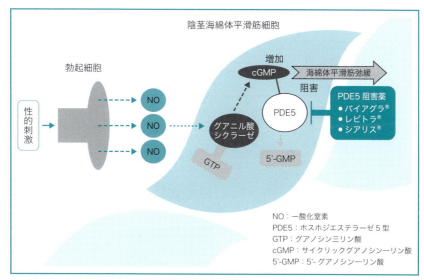

図17-1 ｜ PDE5阻害薬の作用

的刺激によりNOは放出されるため、ホスホジエステラーゼ（PDE）5によるcGMPの分解を阻害し、cGMP濃度を高めるPDE5阻害薬が有効である[2]（**図17-1**）。日本ではシルデナフィルクエン酸塩（バイアグラ®）、バルデナフィル塩酸塩（レビトラ®）、タダラフィル（シアリス®）の3剤が使用可能であり、それらPDE5阻害薬の効果は70～90％であると報告されている[3〜5]。

しかし、勃起神経が完全に障害されNOが放出されない状況ではPDE5阻害薬の効果は見られないため、局所療法を行う必要がある。実際に、がん手術後の勃起障害に対してPDE5阻害薬が無効の場合には、第2選択として血管作動薬であるプロスタグランジンE_1（PGE_1）の陰茎海綿体局所注射（ICI）が推奨されている[6]。また世界80カ国以上でPGE_1のICI自己注射が認められている。しかしわが国では、ICI自体が認可されていないため、現時点ではICIは医師の裁量の範囲で行われている。

また、生殖機能喪失を伴う勃起障害では、上記のPDE5阻害薬による治療が優先的に行われる。しかし、無効例や射精障害に対しては精巣内精子抽出法（TESE）と顕微授精（TESE-ICSI）を選択する必要がある（**図17-2**）。

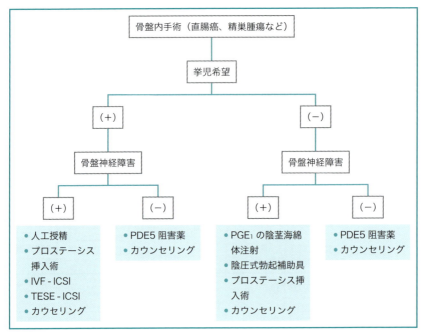

図17-2 ┃ 骨盤内手術（直腸がん、精巣腫瘍）における生殖機能温存治療

ストーマ造設患者への支援

ストーマ造設患者にはカウンセリングも重要である。ストーマを造設する可能性のあるがん手術の場合は、術前からパートナーを含めて十分なカウンセリングが必要である。特に退院後の性生活の指導では、楽しいはずの性行為にストーマの存在が負担にならないようにする。性交時にストーマにカバーをし、またストーマが邪魔にならないような体位を工夫するように指導する。

精巣がんが性機能に及ぼす影響

性機能障害が発生する機序

精巣がんは20〜30代に最も頻度が高いがんで、日本人男性での発症率は1〜2/10万人である。早期の場合は精巣摘除のみで100%根治する。さらに病期が進んでいる

場合でも、外科的治療、抗がん薬治療、放射線治療などの集学的治療によって90%以上は治癒する。

精巣がんでは後腹膜リンパ節に最初に転移することが多いため、転移症例では後腹膜リンパ節郭清が必ず行われる。また再発予防としても後腹膜リンパ節郭清が選択されることがある。しかし後腹膜リンパ節郭清が行われた場合、射精に関わる神経を損傷することで、術後に射精障害が起こる。具体的には射精液が外尿道口側に出るのではなく膀胱内に逆流する逆行性射精（射精した感覚はあるが射精液が出ない）と、精嚢・精管膨大部・前立腺の収縮が起こらないために射精されない loss of emission（射精した感覚がない）となる。また両側精巣を摘出した場合には、テストステロンの絶対量が不足するために勃起障害や射精障害が起こる。

性機能障害の治療

治療法として、逆行性射精の場合は射精した感覚は残るため、性行為による満足感は術前と変わらない。しかし射精液が外尿道口から出ないため、不妊症となる。よって、マスターベーション後に膀胱尿から精子を採取して、人工授精ないし顕微授精が必要となる。loss of emission の場合は直腸側から前立腺をマッサージすることで後部尿道に精子を導いて、これを回収して顕微授精に用いる[7]。この方法では精子の絶対数が少ないため、人工授精に適さないことと手技が特殊であることが問題点である。そのため実際には、TESE-ICSI を選択することが多い（図17-2）。

おわりに

がんを克服した後の人生は長く、性機能・性行為が維持されることは全人的な人生を送ることに寄与する。さらにがんサバイバーが次世代へと自らの経験を伝えることは非常に重要なことであり、また自らも親となり次世代へとつなぐ必要がある。そのため、ART を駆使した治療も必要不可欠である。

まだ日本では知られていない分野であり、がん患者自身が積極的に治療を希望することが少ないため、医療従事者はそれをサポートできるように全力で尽くすべきである。

引用・参考文献

1) 池秀之. 直腸癌に対する自律神経温存手術の治療成績. 日本大腸肛門病学会雑誌. 43(6), 1990, 1134-41.

2) 日本性機能学会ED診療ガイドライン2012年版作成委員会編. "EDのリスクファクター". ED診療ガイドライン 2012年版. 東京, リッチヒルメディカル, 2012, 10.

3) 白井將文ほか. 勃起不全に対する経口治療薬シルデナフィルの無作為化二重盲検プラセボ対照比較試験成績. 西日本泌尿器科. 62(6), 2000, 373-82.

4) Nagao K, et al; Vardenafil (Levitra) Clinical Trial Group. Safety and efficacy of vardenafil in patients with erectile dysfunction: result of a bridging study in Japan. Int J Urol. 11(7), 2004, 515-24.

5) Nagao K, et al. Efficacy and safety of tadalafil 5, 10, and 20 mg in Japanese men with erectile dysfunction: results of a multicenter, randomized, double-blind, placebo-controlled study. Urology. 68(4), 2006, 845-51.

6) Hatzimouratidis K. Guidelines on male sexual dysfunction: erectile dysfunction and premature ejaculation. Eur Urol. 57(5), 2010, 804-14.

7) Okada H, et al. Ampullary, seminal vesicular, and prostatic massage for obtaining spermatozoa from patients with anejaculation. Fertil Steril. 75(6), 2001, 1236-7.

（太田邦明）

Q18 妊孕性温存療法が妊娠・分娩に及ぼす影響は？妊孕性温存療法後の妊娠サポートはどう行う？

KeyPoint
- がん再発のリスクは、がんの種類や術後治療によって異なることを理解する。
- 妊娠中におけるがんの再発の早期発見をいかにして行うかを理解する。
- がん治療自体が早産や胎児の発育など妊娠に与える影響について理解する。

はじめに

がんサバイバーは、常に再発のリスクと隣り合わせにあり、妊娠中・分娩後もそれは例外ではない。加えて、がん自体が妊娠に与える影響、がん治療自体が妊娠に与える影響についても注意しなければならない。

妊娠中におけるがんの再発のリスクは、がんの種類によって異なり、また術後治療によっても異なる。再発リスクについてはおのおのの成書に譲り、ここでは妊娠管理の注意点を述べる。

乳がん

乳がんはホルモン感受性の有無、HER2タンパク出現の有無などにより、術後治療および再発のリスクが異なる。乳がんのフォローでは、定期的にマンモグラフィなどを行っていく。しかし、妊娠中は被曝の問題がありマンモグラフィは使用できないので、超音波での検査となる。また、乳房組織が増大するため、微小な再発がんの診断は困難となる。妊娠中の超音波異常像に関しては、いまだ臨床研究が進んでおらず、妊娠・産褥中の再発の早期発見は難しいといえる。乳がん患者においては、再発のリスクの少ない時期に妊娠許可を出した上で、早期に妊娠・分娩まで至ることができるよう勧めるべきである。

乳がん患者において、ホルモン受容体陽性タイプの乳がんであれば、再発リスクを軽減するため、術後にタモキシフェンを5～10年間投与することが推奨されてい

る。しかし、30代後半で乳がん治療を行った場合、ホルモン治療終了後に40歳を超えており、妊娠自体が難しい年齢になってしまうことがある。現在、術後内分泌療法の期間を2年程度と短縮しても可能かどうかの臨床試験が行われているが、現段階ではまだ結論が出ておらず、ホルモン療法の期間を短縮することのエビデンスはない。そのため、内分泌療法の期間を短縮して妊娠した場合は、通常より厳重なフォローが必要である。

乳がんの化学療法では基本的にシクロホスファミドを使用するため、卵巣への影響が他の抗がん薬に比べて大きく、妊孕性温存の方法として卵子・胚（受精卵）凍結保存もしくは卵巣組織凍結保存が行われることがある。その場合、体外受精での胚移植はホルモン補充周期での凍結融解胚移植となり、高エストロゲン状態に曝露される。妊娠初期の間は十分なエストロゲンを補充しながら妊娠を維持するため、当然ながら乳がんへの影響も考慮しなければならない。そのため、妊娠許可の時期は他疾患よりも慎重に検討し、実施されるべきである。

子宮頸がん

子宮頸がんは若年者で増加傾向にあり、特に妊孕性温存療法が重要な疾患である。子宮は胎児が育つ場所であり、手術方法の選択段階から妊孕性温存療法について考えなければならない。

初期の子宮頸がんには、子宮頸部円錐切除術や広汎性子宮頸部摘出術による妊孕性温存術式が行われている。上皮内がんや子宮頸がんIA1期であれば円錐切除術が、IB1期まででは広汎性子宮頸部摘出術が行われている。しかし、子宮頸部円錐切除術ならびに広汎性子宮頸部摘出術は子宮頸部の短縮を来すため、子宮頸管長の短縮により子宮口の開大や子宮内感染が起こりやすくなるなど、流早産のリスクを増大させる。通常の妊娠の早産率は6.2％に対し、円錐切除後の早産率は17.2％まで上昇すると報告されている（**図18-1**）[1]。施設によっては、円錐切除後は予防的に頸管縫縮術を行う施設もあるが、妊娠初期の頸管長測定で、早産のリスクをきちんと評価した上で厳重な管理を行えば問題ないとする施設もある。

IA2期以上の症例で妊孕性温存療法が希望される場合は、広汎性子宮頸部摘出術が考慮される。子宮頸部を十分に切除するため、通常は残存子宮頸部にシロッカー

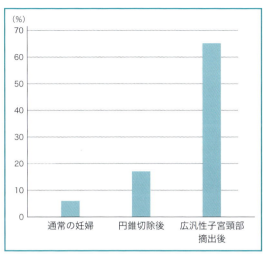

図18-1 ▌子宮頸部手術後の早産率（文献1より引用）

糸をかけて頸管を縫縮する。しかし、やはり早産のリスクは上昇し、65.4％まで至るとの報告もある[1]。

早期の子宮頸がんであれば、再発は局所が多いため、妊娠中も初期のがん検診などで早期発見を行うことができる可能性が高いが、ⅠB1期以上の進行した状態であれば、骨盤内のリンパ節や遠隔転移での再発の可能性も否定できない。妊娠中は時期により、また頻回のCT撮影が難しいため、再発の検査は不十分になりがちである。また、扁平上皮がんの腫瘍マーカーであるSCCは妊娠により上昇することがあり、判断には注意を要する。

子宮体がん

初期の子宮体がんの妊孕性温存療法は、子宮内膜掻爬とメドロキシプロゲステロン酢酸エステル（MPA）による内分泌療法（MPA療法）である。頻回の子宮内膜掻爬やがんにより子宮内膜が影響を受け、妊娠しにくくなることは知られている。妊娠後の管理については経過観察しかない。子宮体がんのMPA療法の再発率は約50％と非常に高く、妊娠・分娩後は早期の子宮全摘術が勧められる。MPA療法の生児獲得率は41％と高く、十分に行う価値のある治療法であるため、その分、再発時

表18-1 | 妊娠による腫瘍マーカーの変化

	腫瘍マーカー	妊娠中の正常上限値とその時期		非妊娠時の上限値
妊娠により増加	AFP	200〜300ng/mL	妊娠9カ月はじめ	20ng/mL
	CA125	200〜350U/mL	妊娠2カ月	35U/mL
	CA72-4	10U/mL	妊娠中期〜後期	4U/mL
	TPA	200U/mL	妊娠末期	110U/mL
	SCC	2.0ng/mL	妊娠3カ月	1.5ng/mL
妊娠によって変化しない	CEA	2.5ng/mL		2.5ng/mL
	CA19-9	37U/mL		37U/mL

（文献3より引用）

には早期発見ができるよう厳重に管理を行うべきである[2]。また、再発率の高い疾患のため、可能な限り治療後は早期妊娠・早期分娩が推奨される。そのため、治療終了後は妊娠率の高い体外受精からの不妊治療を開始することも許容されるべきであろう。

卵巣がん

卵巣がんは、組織型、ステージにより、予後が全く異なる。妊孕性温存手術の適応としては、明細胞がん以外のIA期または術中破綻のIC1期である。早期の卵巣がんであれば再発のリスクは低いが、妊娠中は骨盤内再発の早期発見は困難であり、厳重な管理が必要である。卵巣は局所再発であれば超音波にて発見できる可能性はあるが、骨盤内の再発ではCT撮影ができないので早期発見は難しい。また、腫瘍マーカーに関しても、AFP、CA125、CA72-4、TPA、SCCなどは妊娠によって上昇するため（表18-1）[3]、再発の評価には使用できず、注意が必要である。

造血器腫瘍

造血器腫瘍は、その疾患の特性から、全身的な化学療法や造血幹細胞移植のための全身照射などの治療が行われることが多い。そのため、卵子凍結保存、胚（受精卵）凍結保存、卵巣組織凍結保存による妊孕性温存療法が行われる場合がある。凍結卵子・胚（受精卵）による体外受精では、自身のホルモン分泌が行われていないこと

が多く、妊娠初期は十分なエストロゲン・プロゲステロンの補充が必要である。また、凍結卵巣組織の自家移植でも、体外受精が前提となるが、移植した卵巣からのホルモン分泌が不十分なことが多く、こちらも十分なホルモン補充が必要である。造血器腫瘍においては、急性リンパ性白血病、低悪性度リンパ腫など、疾患により再発率が非常に高いものもあり、慎重な管理を要する。白血病のフォローは血液検査で行うため、定期的な採血で早期発見は可能である。

その他のがん

　中枢神経腫瘍、骨肉腫など、上記以外にも寛解後に妊娠が試みられるがんは数多く存在する。おのおのの腫瘍専門医による定期的なフォローを受けながら、妊娠管理を行っていく必要がある。

慎重な妊娠管理とがん再発の早期発見

　子宮頸がんでは、がん治療の術式それ自体が早産のリスクを上昇させることは明らかではある。また、がん治療自体が妊娠中の合併症を増加させる可能性がある。がんサバイバーの妊娠後に、早産児、低出生体重児の割合が増加したとの報告も見られ[4]、がん治療自体が周産期合併症のリスクを増大させる可能性があることを念頭に置いて、より慎重に妊娠管理を行っていく必要がある。

　がんサバイバーの妊娠管理において最も重要なことは、がんの再発の早期発見である。がんの種類により早期発見のしやすいもの、そうでないものがあるため、おのおののがんの特徴を十分に理解して早期発見に努めるべきである。また、早産などの周産期リスクが上昇する可能性を十分に念頭におき、慎重な管理が求められる。

引用・参考文献

1）Albrechtsen S, et al. Pregnancy outcome in women before and after cervical conisation: population based cohort study. BMJ. 337, 2008, 1343.
2）日本婦人科腫瘍学会編. 子宮体がん治療ガイドライン　2013年版. 東京, 金原出版, 2013, 147-9.
3）北村病院. 卵巣がん. http://www.internethospital.net/ovarial-ca.html
4）Anderson C, et al. Birth Outcomes Among Adolescent and Young Adult Cancer Survivors. JAMA Oncol. 2017 Mar 23. doi: 10.1001/jamaoncol.2017.0029. [Epub ahead of print]

（前沢忠志）

第 3 章

妊孕性・生殖機能温存療法の実際

| Q19 | 体外受精のための採卵法と卵子保存方法は？ |

KeyPoint

● 体外受精のための卵巣刺激法は調節過排卵刺激法と低卵巣刺激法とに大別される。それぞれの特徴を理解して、患者および疾患に応じた最適な選択を行うことが重要である。
● 採卵では患者への侵襲的な行為を伴い合併症も起こりやすいため、特にがん患者の採卵においては、事前の準備、実際の穿刺中および採卵後の観察を含めた細心の注意が必要となる。
● 卵子凍結保存には徐々に温度低下を行う緩慢凍結法と、急速に超低温まで温度低下させるガラス化法があるが、近年、特に卵子凍結保存では生存性と臨床成績の高さからガラス化法が主流である。

排卵誘発方法

　妊孕性温存の目的を含め、生殖補助医療において卵子採取を行う場合には、その前準備のために排卵誘発薬を用いて複数の卵胞発育を促す卵巣刺激を行うことが多い。生殖補助医療における排卵誘発法はその後の治療成績を大きく左右し、また過度の卵巣刺激に伴う副作用の問題もあるため、その選択は慎重に行う必要がある。

　排卵誘発方法は大きく調節過排卵刺激法（刺激法）と低卵巣刺激法（低刺激法）に大別されるが、それぞれの特徴を表 19-1 にまとめる。最も大きな相違点としては、刺激法では GnRH アナログを使用して下垂体機能の抑制を行い早発の LH サージの予防を行うが、低刺激法では下垂体機能の抑制は行わないため、早発 LH サージの発生とそれに伴う早発排卵が起こりうる。

調節過排卵刺激法（刺激法）

　刺激法の分類では GnRH アゴニストを使用して下垂体の脱感作を行うロング法とショート法、GnRH アンタゴニストを使用して黄体形成ホルモン（LH）分泌を抑制

表19-1 ┃ 卵巣刺激法の比較

	調節過排卵刺激法	低刺激法、自然周期
プロトコル	複雑	簡便
下垂体機能	抑制	正常
卵胞発育数（≒卵子数）	多い（＞10）	少ない（1～5）
身体的負荷	強い	弱い、もしくはない
副作用	あり、時に重篤（OHSS）	少ない、もしくはない
ステロイドの分泌過剰の影響	潜在的に負の影響	生理的
反復	数カ月に1回	毎月でも可能
排（採）卵時期	容易に決定	ホルモン測定し、厳密管理
ホルモン	外因性（薬剤費高い）	内因性（薬剤費最少）
刺激時のE_2ピーク値	1,500～2,500pg/mL	300～1,000pg/mL
排卵誘起	hCG筋注（要来院）	GnRHa点鼻薬（来院不要）
治療成績	採卵当たりの妊娠率は高い	高い累積妊娠率

するアンタゴニスト法[1] が代表的なものとして分類される。

1）ロング法

ロング法では前周期の黄体期中期からGnRHアゴニストの投与を開始し、消退出血後に排卵誘発を開始する。通常この時期には下垂体の脱感作は完了しているため、卵巣への刺激は外因性のゴナドトロピンに依存することになる。ゴナドトロピンの連日投与により卵巣刺激を行うが、卵巣の反応性を見ながら投与量は調整することとなる。卵巣刺激後に18mm程度の卵胞が複数個発育した時点で（通常3個以上）、卵胞の成熟誘起のためにhCGの投与を行い、投与後約36時間で採卵を行う。

2）ショート法

ショート法ではGnRHアゴニストの投与は消退出血後に開始し、同時にゴナドトロピンの連日投与による卵巣刺激も開始する。GnRHアゴニストの投与初期には一時的なフレアアップが起こるが、その作用のため下垂体からの内因性ゴナドトロピン分泌が促進される。この一過性のゴナドトロピン分泌も卵巣への刺激として作用することから、ゴナドトロピンの投与量はロング法と比較して少量で済む傾向がある。ロング法と同様に排卵誘発後に卵胞発育が確認できたらhCGを投与し採卵を行う。

3）アンタゴニスト法

　一方、アンタゴニスト法では排卵誘発に先立つ下垂体機能の抑制は行わず、消退出血後にゴナドトロピンの連日投与により卵巣刺激を開始する。中等度の大きさの（14mm 程度）卵胞発育を複数認めた時点で、下垂体からの LH 分泌を抑制する目的で GnRH アンタゴニストの投与を開始する。ゴナドトロピン投与による卵巣刺激も継続し、十分な卵胞発育を確認ののち hCG を投与し採卵を行う。

低卵巣刺激法（低刺激法）

　低刺激周期では抗エストロゲン作用を持つクロミフェンクエン酸塩（クロミフェン）を使用して排卵誘発を行うことが多い[2]。通常月経 5 日目から 5 日間投与を行うが、卵胞の発育状況を確認しながらクロミフェン単独で、またはゴナドトロピンを併用して卵巣刺激を行う。下垂体機能の抑制を行っていないため、十分な卵胞発育が得られる前に内因性の LH サージが起こる可能性があり、この点には留意が必要であるが、クロミフェンの内服期間を延長することで LH サージの発生をある程度抑制することも可能である。十分な卵胞発育を確認ののち、hCG の投与を行う。下垂体機能の抑制を行っていないため、GnRH アゴニストの点鼻薬を使用して内因性の LH サージを起こし、卵胞の成熟誘起を促すことも可能である。

　エストロゲン依存性腫瘍患者において極力エストロゲンの上昇を抑えたい場合には、アロマターゼ阻害薬であるレトロゾールを使用して排卵誘発を行う方法もある。アロマターゼ阻害薬は卵巣からのエストラジオール産生を阻害することで、フィードバック機構を介して内因性の卵胞刺激ホルモン（FSH）分泌を促進して卵巣刺激を行う。クロミフェンと比較しても卵胞発育は緩徐であり、また発育卵胞数も少数に留まるため、結果的にエストロゲンの上昇は最小限で済む。またこの場合も下垂体機能の抑制は行われないため、早発の LH サージが起こる可能性への留意は必要である。また排卵誘発薬を一切使用せず、最終の成熟誘起に GnRH アゴニストの点鼻薬のみを使用する完全自然周期も、発育卵胞数が原則 1 個のため回収率が低いなどの問題はあるが、ホルモン分泌を生理的範囲に抑えることが可能であるため、患者によっては有効な選択肢となりうる。それぞれのプロトコルを**図 19-1** にまとめる。

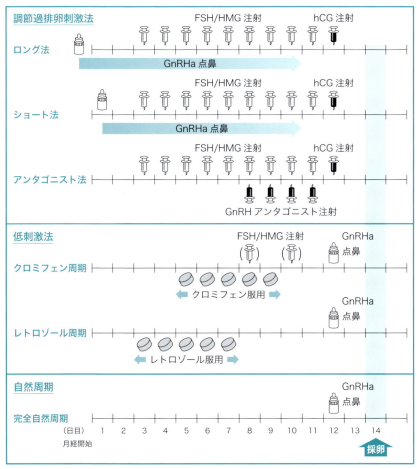

図19-1 ｜ 体外受精における卵巣刺激方法

採卵法

　排卵誘発を行い、十分な卵胞発育を確認したのちに採卵に移る。採卵は生殖補助医療の一連の手技の中でも患者への侵襲が大きいため、特に易感染性・易出血性のがん患者に対して行う場合には細心の注意が必要となる。そのため実際の採卵に際して筆者らの施設では、21Gまたは22Gの一般よりも細径の採卵針を使用することで出血を抑えるよう工夫している[2]。経腟的なアプローチが困難な場合を除いては、

経腟超音波下に採卵を行う。感染予防のために事前に腟入口と腟鏡による腟内の消毒を行うが、これが不十分であると感染のリスクが増加するのみならず、回収した卵子の培養成績にも悪影響を来すため、十分に行う必要がある。

次に超音波プローブを腟内に挿入し、超音波下に卵胞を観察して穿刺を行うが、穿刺距離をなるべく短くするために卵巣を腟壁近くのプローブ直下に誘導する。通常は卵巣の可動性は良好なため容易に誘導しうるが、癒着などがあるとき、また卵巣嚢腫や子宮筋腫を合併している場合にはこの限りではなく、深部穿刺が必要となる場合もある。卵巣周囲に腸管や血管が存在している場合もあるため、これらの誤穿刺には注意が必要であるが、血管の同定にはカラードプラを用いる方法が有効である。卵胞を穿刺し卵胞液を完全に吸引し卵子の回収を行うが、筆者らは主席卵胞と区別するため、また検卵を容易にするため、卵胞ごとにスピッツを交換している。予定された卵胞穿刺の終了後に超音波で穿刺卵巣周囲および腹腔内の観察を行い、出血の有無を確認する。

その後、再度腟鏡を挿入し、腟壁からの出血の有無も確認する。このとき動脈性の出血を認める場合にはペアンなどで2〜3分間圧迫止血を行う必要がある。終了後、腟内にガーゼを充填し圧迫止血を行い、15分間の安静後に自己抜去を行う。この時点で出血や疼痛などの症状がなければ安静解除を行う。採卵後の感染予防のため、全例に抗菌薬を2日間内服投与するが、採卵時に卵巣嚢腫の穿刺などを認めた場合、また穿刺数が多く感染のリスクが高い場合には、さらに点滴投与も追加して行う。

凍結保存

回収された卵胞液はその場で培養士が速やかに観察し、卵子の同定と成熟度の確認を行う。未成熟卵子の場合には追加培養による体外成熟を試みる。成熟が確認された卵子は、通常は次に受精の段階に移るが、未婚患者の場合には未媒精卵子での凍結保存を行う。

凍結の方法には、プログラムフリーザーを用いて徐々に温度を低下させて液体窒素内で保存する緩慢凍結法と、高濃度最小容量の凍結液を用いて瞬間的に液体窒素内の温度に下降させる超急速凍結法（ガラス化法）が挙げられる（**表19-2**）。近年

表19-2 | 胚（受精卵）の凍結保存：緩慢法とガラス化法

	卵子・胚（受精卵）の脱水方法	冷却	利点	考慮すべき点
緩慢凍結法	周りで氷ができることで、凍結液を濃縮させる。これにより凍結液の浸透圧が上昇し、卵子・胚（受精卵）を脱水する	・1〜2時間かけて冷却 ・細胞外に氷を形成	・一度に多量のサンプルを扱える ・冷却・加温操作の失敗が少ない ・胚（受精卵）の操作が簡単	・所要時間が長い ・複数回の操作が困難 ・高価なプログラムフリーザーが必要 ・細胞内の氷晶形成による物理的傷害の可能性（生存率低下）
ガラス化法	高浸透圧の液に卵子・胚（受精卵）を浸漬し脱水する	・液体窒素で冷却（1秒） ・氷を作らない	・所要時間が短い ・高い生存率が期待できる	・高濃度凍結保存剤による化学的障害の可能性 ・ガラス操作の練習が必要

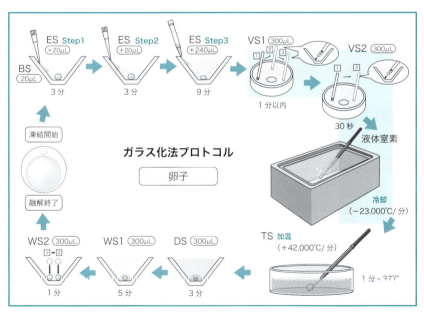

図19-2 | ガラス化法を用いた卵子凍結プロトコル

（北里コーポレーション「Cryotop® 取扱説明書　凍結・融解プロトコール」より転載）

では生存性やその後の治療成績の高さから、特に卵子凍結保存においてはガラス化法が主流であり[3]、さまざまなキットが市販化されている。ガラス化法は凍結および融解ステップで合計30分程度の簡便な手法である（**図 19-2**）。

凍結ステップでは卵子細胞質内の水成分を凍結液に置換して脱水し、液体窒素で凍結する。一方、融解ステップでは、凍結液を融解液に置換することにより細胞骨格を修復し、その後、融解液を除去して水成分と置換することにより、凍結前と同じ状態に戻すことができる。このようなガラス化法を用いて卵子凍結保存を行うことで融解後の生存性、妊娠率向上が認められている[4]。

当院においても現在では凍結融解卵子のほぼ100％で生存が得られているが、その後の胚（受精卵）の発生率および妊娠率はいまだ新鮮卵子を使用した場合と比較して低下傾向があるため、今後の技術向上と臨床研究が必要である。

引用・参考文献

1) Borm G, Mannaerts B. Treatment with the gonadotrophin-releasing hormone antagonist ganirelix in women undergoing ovarian stimulation with recombinant follicle stimulating hormone is effective, safe and convenient: results of a controlled, randomized, multicentre trial. The European Orgalutran Study Group. Hum Reprod. 15(7), 2000, 1490-8.
2) Kato K, et al. Minimal ovarian stimulation combined with elective single embryo transfer policy: age-specific results of a large, single-centre, Japanese cohort. Reprod Biol Endocrinol. 10, 2012, 35.
3) Mori C, et al. Hydroxypropyl cellulose as an option for supplementation of cryoprotectant solutions for embryo vitrification in human assisted reproductive technologies. Reprod Biomed Online. 30(6), 2015, 613-21.
4) Levi-Setti PE, et al. Evolution of human oocyte cryopreservation: slow freezing versus vitrification. Curr Opin Endocrinol Diabetes Obes. 23(6), 445-50.

（加藤恵一）

Q20 がん患者の妊孕性温存に適した採卵方法は？

KeyPoint

● がん・生殖医療では、短期間に複数の卵子を安全に採取することが必要である。
● 一般には GnRH アンタゴニスト併用調節卵巣刺激が推奨されているが、個々の症例ごとに合併症を避けるための工夫が必要である。
● 月経周期に関係なく卵巣刺激を開始する「ランダム・スタート法」によって、従来法とほぼ同数の卵子を 2 週間以内に採取することが可能である。
● 妊孕性温存に適した採卵方法に関しては、妊娠率や長期の安全性を含めた報告は乏しいため、症例を蓄積・追跡し、解析・検証を継続していくことが不可欠である。

がん患者の採卵に適した時期

　採卵は化学療法開始前に施行することが望ましいが、排卵誘発を開始してから採卵までには少なくとも 2 週間程度の期間を要するため、全てのがん患者に容認されるわけではない。最もエビデンスが豊富な乳がんに対する術後化学療法の場合、妊孕性温存に伴う治療開始遅延は、一部の報告を除いて術後 12 週までは容認されると考えられている[1]。ただし、術前化学療法の場合、治療開始遅延は容認されず、開始時期の遵守が勧められている。また、急性白血病では早急の治療開始が必要なため、採卵に必要な時間的猶予はなく、一定の治療後に採卵の適否を検討せざるを得ない。その他のがんの場合は明確なエビデンスは乏しいため、がん治療医と生殖医療医が協議の上で採卵を容認しているのが現状である。

　一方、化学療法後の採卵時期に関しては、シクロホスファミド投与後 6 週のマウスを用いた体外受精では、受精率・胚（受精卵）発育率が有意に低下し、染色体異常胚の割合が有意に増加したと報告されている[2]。一般にがんサバイバーの妊娠において児の先天異常が増えることはないとされているが、流早産や低出生体重児が増加するとの報告も散見される。化学療法終了直後に採卵することが児の予後に影

響を及ぼすという根拠は乏しいが、実施にあたっては十分な説明と慎重な追跡・管理が必要である。

妊孕性温存に適した卵巣刺激法

　一般に、生殖補助医療（ART）で良好な成績を得るには、複数の発育良好な胚（受精卵）が必要である。採卵後の体外培養での受精、胚分割、胚成熟の過程がうまくいかず脱落していく卵子を考慮すると、良好な胚（受精卵）を得るためには複数の卵子を必要とする。凍結卵子と新鮮卵子の ART 成績を比較するランダム化比較試験では、受精率・妊娠率は凍結卵子と新鮮卵子で同等であったが、融解卵子 1 個当たりの妊娠率は 4.5 ～ 12％だった。また、社会的適応やがん以外の医学的適応で自身の卵子をガラス化凍結保存した 1,468 例による多施設共同研究では、35 歳以下で卵子を凍結した場合、融解後の累積生産率は使用した卵子数が多いほど上昇し、15 個で 85.2％に達し（**図 20-1**）[3]、妊孕性温存のためには 10 ～ 15 個程度の卵子が必要であることが確認された。一方、36 歳以上で卵子を凍結した場合、融解後の累積妊娠率は 11 個での 35.6％以降は横ばいとなり、採卵時の年齢が妊孕性温存の成績に影響することが示唆された（**図 20-1**）[3]。

　前述したように、不妊治療に比べてがん・生殖医療では採卵に許される期間が限定されるため、短時間でなるべく多くの卵子を得るには卵巣刺激が必要である。その一方、卵巣刺激に伴う卵巣過剰刺激症候群（OHSS）や採卵に伴う出血や感染などの合併症によって原疾患の治療が遅れることは避けなければならない。GnRH アゴニストを併用した調節卵巣刺激では OHSS が起こりやすいため、一般には GnRH アンタゴニストを併用した調節卵巣刺激が推奨される。ドイツなど 3 カ国にある 100 以上の施設から成るがん・生殖医療ネットワークである FertiPROTEKT のガイドラインでも、GnRH アゴニスト併用に比べて OHSS の少ない GnRH アンタゴニスト併用による卵巣刺激が推奨されている[4]。一方、わが国ではクロミフェンなどを用いた低卵巣刺激法（mild stimulation）が普及し、がん・生殖医療でも実績を上げつつある。低卵巣刺激法と前述した GnRH アンタゴニスト併用調節卵巣刺激を比較した報告は十分とはいえないが、一般的な不妊症例を対象とした報告では妊娠率はほぼ同等であるものの、凍結胚が得られる周期は調節卵巣刺激法で多いとされている[5]。

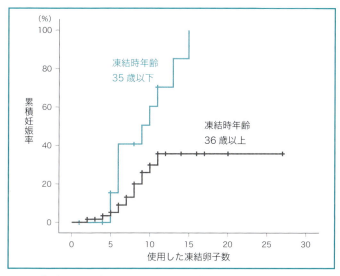

図20-1 | 使用した凍結卵子の個数と累積妊娠率（文献3より引用改変）
融解して使用した凍結卵子の個数が多いほど累積妊娠率は上昇するが、凍結時の年齢が35歳以下の場合は15個で85.2%（95% CI 60.5-100）に達するのに対し、36歳以上の場合は11個での35.6%（同18.4-52.8）以降は累積妊娠率の上昇が見られなかった。

　がん・生殖医療では安全かつ必要最小限の排卵誘発が特に重要であるが、排卵誘発法が妊娠率などの臨床成績に影響するか否かについては今後の検討が待たれる。

　また、調節卵巣刺激に使用する排卵誘発薬は、採卵数10〜15個程度を目標として150〜225IU/日程度を連日投与することが多いが、卵巣刺激中に血清エストラジオール（E_2）の著しい高値や急な上昇を認めた場合、または発育卵胞数が著しく多い場合は、OHSSを発症するリスクが高いと判断する。これらのカットオフ値は定まっておらず、E_2値は2,500〜5,000pg/mLと報告者によってかなり幅があり、卵胞数は片側20個程度とする報告が多い。卵巣刺激中にOHSSのリスクが高いと判断したら、LHサージの代用としてのhCG製剤の投与を血清E_2値が2,500pg/mL未満になるまで延期する（coasting法）か、hCGを5,000IU以下に減量する。あるいは、GnRHアンタゴニスト併用調節卵巣刺激では、hCG製剤の代わりにGnRHアゴニストによる内因性LHサージを利用して卵成熟トリガーとする方法も可能である。採

卵後の OHSS 予防法としては、高プロラクチン血症治療薬として知られるカベルゴリンの効果が立証されているため、採卵直後から 0.5mg/ 日を 1 ～ 2 週間程度内服させるとよい。

採卵にあたっては、卵巣穿刺に伴う卵巣や腟壁からの出血を軽減するために 20G 以下の細径採卵針を用いることが望ましい。最近では先端部のみを細く加工することで吸引圧を下げ、卵子へのダメージの軽減が期待できる先細採卵針が広く用いられている。カラードプラ超音波検査を併用して血管穿刺を避けることも有用である。また、正常な卵巣の反応を示す症例では卵胞内の洗浄吸引によって卵子回収率は増加せず、洗浄吸引のメリットはないことがランダム化比較試験で報告されているため[6]、卵巣予備能が良好と考えられる大部分の妊孕性温存症例では、採卵後の感染を極力避ける観点から卵胞内の洗浄吸引を避けることが望ましい。

ランダム・スタート法

一般的な調節卵巣刺激法では卵巣刺激を月経早期から開始するため、月経周期によっては排卵誘発薬の投与を開始するために 2 ～ 6 週間近く待つ必要がある。しかしながら、ある程度の卵巣予備能が期待され、採卵周期での新鮮胚移植を想定しない症例では、月経周期に関係なく卵巣刺激を開始する「ランダム・スタート法」が試みられるようになり、実施数が増えてきている。なお、黄体期に卵巣から分泌されるプロゲステロンが卵子の質を悪化させることが懸念されてきたが、近年では否定的な報告が多くなっている[7]。

ランダム・スタート法では卵胞期後期（**図 20-2**）や黄体期から卵巣刺激を開始する。卵巣刺激後の早期 LH サージの抑制に使用される薬剤としては、従来の GnRH アンタゴニストのほか、メドロキシプロゲステロン酢酸エステル（MPA）なども報告されている。黄体期からの卵巣刺激を行った計 338 例（うち妊孕性温存目的は 251 例）を対象とした最近のメタ解析[8]では、黄体期から卵巣刺激を開始した群では、卵胞期初期から開始した対照群に比べて、排卵誘発薬の投与期間（加重平均値 11.0 日 vs. 9.7 日）と投与量（同 2,820.2IU vs. 2,522.1IU）が有意に増加したが、採卵数（同 10.6 個 vs. 11.9 個）、凍結胚数（同 4.7 個 vs. 6.2 個）、血中 E_2 のピーク値（同 1,334.9pg/mL vs. 1,620.6pg/mL）に有意差はなかった。妊孕性温存症例のみの解析でも同様の

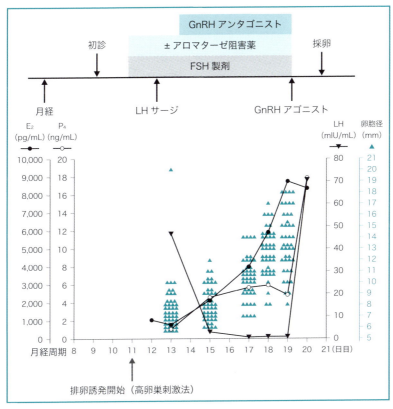

図20-2 ランダム・スタート法の実際（文献13より引用改変）

卵胞期後期から卵巣刺激を開始するランダム・スタート法の実施例。月経周期9日目に初診となった患者に対して、11日目からFSH製剤による排卵誘発を開始した。月経周期13日目に主席卵胞径が20mmに達して生理的LHサージも認められたが、そのまま排卵誘発を継続した。主席卵胞の排卵後からGnRHアンタゴニストを開始し（その他の卵胞の最大径が14〜16mmに達するか、LH≧10mIU/mLに上昇するまで開始を遅らせることも可能）、最大卵胞径が18mmに達したら卵成熟トリガーとしてのGnRHアゴニストを投与して、34〜36時間後に採卵した。エストロゲン依存性腫瘍の場合はアロマターゼ阻害薬を併用する。

結果だった。また、前述したFertiPROTEKTから報告された684例（A群；月経周期1〜5日目から開始472例、B群：6〜14日目から開始109例、C群：15日目以降から開始103例）による解析[9]では、15日目以降開始群の排卵誘発薬投与期間（C：11.5 ± 2.2日）および投与量（C：2,970 ± 1,145IU）が他2群の投与期間（A：10.8 ± 2.4日、B：10.6 ± 2.7日）および投与量（A：2,496 ± 980IU、B：2,529 ± 940IU）に

比べて有意に増加し、ランダム・スタート2群の採卵数（B：13.9 ± 9.1個、C：13.6 ± 7.9個）が対照群（A：11.6 ± 7.7個）に比べて有意に多かった。

以上から、ランダム・スタート法では卵巣刺激期間が1〜2日程度長くなり、これに伴い排卵誘発薬の投与量が増加するが、採卵数は同等と考えられる。不妊症症例を対象とした黄体期からの卵巣刺激では、凍結胚（受精卵）移植による妊娠率は同等だったとの報告もあるが、対照群と妊娠率を比較した報告はまだ少なく、妊孕性温存症例での報告はないのが現状である。

その他の採卵法（IVM など）

前述したように、妊孕性温存症例では卵巣刺激を行うことが望ましいが、極めて短期間の猶予しかない場合、少しでも将来の妊孕性を残すという意味で、卵巣刺激を行わずに自然周期採卵をすることも容認される。さらに、小卵胞からも可及的に穿刺・採卵し、未成熟卵子の体外培養（in vitro maturation；IVM）を併用することによって、卵巣刺激を行わずに複数の成熟卵子を得ることもできるため、IVM も有効な戦略になりえる。最近、術前化学療法が予定されていたがん症例のうち、卵巣予備能が比較的良好な（胞状卵胞数が両側合わせて11個以上）248症例に対して、自然周期（卵胞期127例、黄体期121例）で hCG 製剤投与36時間後に採卵を行い、IVM を48時間施行したところ、月経周期にかかわらず採卵数（9.3 ± 0.7個 vs. 11.1 ± 0.8個）、成熟率（66.7% vs. 64.5%）、凍結卵子数（6.2 ± 0.4個 vs. 6.8 ± 0.5個）は同等と報告された[10]。

一方、卵巣予備能が不良な症例の妊孕性温存に適した採卵法に関しては報告が乏しいが、クロミフェンやレトロゾールを用いた低卵巣刺激法で採卵を行い、直後の黄体期から調節卵巣刺激を開始する2段階卵巣刺激法も考案されている[11]。また、卵巣刺激を2周期施行しても再発率は同等で、得られる卵子数・受精卵数は有意に増加したとの報告もある[12]。しかしながら、がん・生殖医療としての ART を施行した症例のがん治療成績や妊娠率に関する報告はいまだ乏しいため、適応やガイドラインを慎重に議論しながら症例を蓄積・追跡し、がんの予後だけでなく妊娠予後を含めたさらなる解析・検証を継続していくことが不可欠である。

引用・参考文献

1) Yu KD, et al. Association between delayed initiation of adjuvant CMF or anthracycline-based chemotherapy and survival in breast cancer: a systematic review and meta-analysis. BMC Cancer. 13, 2013, 240.

2) Barekati Z, et al. Previous maternal chemotherapy by cyclophosphamide (Cp) causes numerical chromosome abnormalities in preimplantation mouse embryos. Reprod Toxicol. 26(3-4), 2008, 278-81.

3) Cobo A, et al. Oocyte vitrification as an efficient option for elective fertility preservation. Fertil Steril. 105(3), 2016, 755-64.e8

4) von Wolff M, et al. Fertility preservation in women--a practical guide to preservation techniques and therapeutic strategies in breast cancer, Hodgkin's lymphoma and borderline ovarian tumours by the fertility preservation network FertiPROTEKT. Arch Gynecol Obstet. 284(2), 2011, 427-35.

5) Karimzadeh MA, et al. Comparison of mild stimulation and conventional stimulation in ART outcome. Arch Gynecol Obstet. 281(4), 2010, 741-6.

6) Levy G, et al. The use of follicle flushing during oocyte retrieval in assisted reproductive technologies: a systematic review and meta-analysis Hum Reprod. 27(8), 2012, 2373-9.

7) Kofinas JD, et al. Is it the egg or the endometrium? Elevated progesterone on day of trigger is not associated with embryo ploidy nor decreased success rates in subsequent embryo transfer cycles. J Assist Reprod Genet. 33(9), 2016, 1169-74.

8) Boots CE, et al. Ovarian stimulation in the luteal phase: systematic review and meta-analysis. J Assist Reprod Genet. 33(8), 2016, 971-80.

9) von Wolff M, et al; FertiPROTEKT study group. Timing of ovarian stimulation in patients prior to gonadotoxic therapy: an analysis of 684 stimulations. Eur J Obstet Gynecol Reprod Biol. 199, 2016, 146-9.

10) Grynberg M, et al. Similar in vitro maturation rates of oocytes retrieved during the follicular or luteal phase offer flexible options for urgent fertility preservation in breast cancer patients. Hum Reprod. 31(3), 2016, 623-9.

11) Kuang Y, et al. Double stimulations during the follicular and luteal phases of poor responders in IVF/ICSI programmes (Shanghai protocol). Reprod Biomed Online. 29(6), 2014, 684-91.

12) Turan V, et al. Safety and feasibility of performing two consecutive ovarian stimulation cycles with the use of letrozole-gonadotropin protocol for fertility preservation in breast cancer patients. Fertil Steril. 100(6), 2013, 1681-5.e1.

13) Cakmak H, et al. Effective method for emergency fertility preservation: random-start controlled ovarian stimulation. Fertil Steril. 100(6), 2013, 1673-80.

（髙井　泰）

Q21 ホルモン受容体陽性がんにおける採卵での注意点は?

KeyPoint

- ●ホルモン感受性を有するがんでは、卵巣刺激に伴う女性ホルモンの上昇が病勢に影響する可能性を否定できない。
- ●がん・生殖医療における妊孕性温存を目的とした調節卵巣刺激では、過剰刺激を来さないための工夫が必要である。
- ●卵巣刺激中のアロマターゼ阻害薬の併用はエストロゲンの上昇を抑制するが、臨床的有用性については今後の検討が必要である。
- ●がんに対する安全性および効率的な妊孕性温存を両立できるような卵巣刺激プロトコルの開発が望まれる。

はじめに

　がん・生殖医療で取り扱う若年世代で頻度の高いがんの中には、性ステロイドホルモン感受性を持ち、それらのホルモンが増殖に関与し、内分泌療法により進展や再発を制御できるものが存在する。乳がんや子宮内膜がんの中にはホルモン感受性を持つものがあり、いわゆる女性ホルモンであるエストロゲンやプロゲステロンが病態に関与している。不妊治療における排卵誘発では、女性ホルモンが一過性に高値になったり、性ステロイド受容体に直接作用する薬剤を使用するため、発がんやがんの進展に影響を与える可能性が検討されてきた。がん・生殖医療においては、患者ががん治療の前後において、胚（受精卵）や未受精卵子の凍結保存による妊孕性温存を目的に調節卵巣刺激（COS）を受けることがある。調節卵巣刺激による一過性の性ステロイドホルモン過剰状態の、ホルモン感受性を持つがんに及ぼす影響が懸念される。本項では、ホルモン受容体陽性がんを有する女性患者で妊孕性温存目的に採卵を行う場合の注意点について述べる。

がんにおけるホルモン感受性と薬物療法（表21-1）

　一般に、エストロゲンあるいはプロゲステロンは特異的な受容体であるエストロゲン受容体あるいはプロゲステロン受容体を介して、その内分泌作用を発揮する。乳がんや子宮内膜がんにおける性ステロイド受容体の発現動態は、その治療反応性などを含めた悪性度に関与している。一方、性ステロイド受容体は生殖臓器のみならず、中枢神経や骨、血管内皮など種々の組織で発現が認められ、性ステロイドホルモンはいろいろな臓器の恒常性の維持に関与している。乳がんでは、術後の補助療法としてエストロゲンに拮抗作用を示すような内分泌療法が選択される。

　タモキシフェンはいわゆる選択的エストロゲン受容体調節薬（SERM）の一種で、乳腺組織局所でのエストロゲン受容体拮抗作用を示すが、子宮内膜やその他の臓器では異なる作用を示す。不妊治療で排卵誘発に使用されるクロミフェンは同系統の薬剤であり、タモキシフェンは排卵誘発に使用されることもある。

表21-1 ┃ エストロゲン拮抗作用のある薬剤の例

薬剤のカテゴリー	薬剤の名称	効能・効果	生殖医療での使用
アロマターゼ阻害薬	レトロゾール	閉経後乳がん	排卵誘発 調節卵巣刺激での併用
	アナストロゾール		
	エキセメスタン		
選択的エストロゲン受容体調節薬（SERM）	タモキシフェン	乳がん	排卵誘発、調節卵巣刺激での併用
	トレミフェン	閉経後乳がん	
	クロミフェン	排卵誘発	排卵誘発、調節卵巣刺激での併用
	ラロキシフェン	閉経後骨粗鬆症	（乳がん抑制作用）
	バゼドキシフェン		
GnRH アゴニスト	ブセレリン	子宮内膜症 子宮筋腫 閉経前乳がん 前立腺がん 中枢性思春期早発症	調節卵巣刺激での併用 ● 調節卵巣刺激下における早発排卵の防止 ● 採卵直前の LH サージ誘発
	ナファレリン		
	リュープロレリン		
	ゴセレリン		
GnRH アンタゴニスト	セトロレリクス	調節卵巣刺激下における早発排卵の防止	調節卵巣刺激での併用 ● 調節卵巣刺激下における早発排卵の防止
	ガニレリクス		

3

妊孕性・生殖機能温存療法の実際

アロマターゼは、性ステロイド産生カスケードにおいて芳香化（aromatization）を担っている補酵素で、副腎や卵巣といった性ステロイド産生臓器のみでなく、乳腺組織などでも発現し、性ステロイドの産生調節を行っている。レトロゾール、アナストロゾール、エキセメスタンは、アロマターゼ阻害作用を有する薬剤で、閉経後乳がんの内分泌療法に使用されている。レトロゾールおよびアナストロゾールは可逆性拮抗剤で、不妊治療における排卵誘発にも応用されている。

GnRH アゴニストは中枢におけるゴナドトロピン産生を抑制してエストロゲン産生を低下させる。卵巣機能を抑制する必要のある乳がん患者に使用される。また、GnRH アゴニストは生殖補助医療（ART）での調節卵巣刺激でも使用される薬剤である。

乳がんや子宮内膜がん以外のがんにおいても、エストロゲンあるいはプロゲステロン受容体の発現が認められることが報告されている[1]。いわゆるホルモン受容体陽性がん以外のがんにおけるステロイド受容体発現の臨床的意義は必ずしも明らかでない。しかし、いくつかのがんにおいては内分泌療法を応用できる可能性があり、また、不妊治療など性ステロイドレベルに影響を及ぼす治療を行う場合には留意する必要がある。

生殖補助医療とがん発症リスク

排卵誘発がホルモン感受性を有する乳がんの発症リスクに与える影響について、これまでにいくつかの検討がなされているが、今のところ結論が出ていない。クロミフェン単独やゴナドトロピンによる排卵誘発は一般不妊治療においても使用されているが、生殖補助医療の浸透と多胎妊娠の回避から、排卵誘発の多くは体外受精や顕微授精に伴う調節卵巣刺激になっている。生殖補助医療を受けた女性で乳がんリスクが上昇するか否かについて検討したいくつかのコホート研究およびそれらのメタ解析によれば、ART を受けた女性において乳がんリスクの上昇は認められていない[2]。妊娠・分娩は乳がんリスクに関連する因子なので、ART で妊娠・分娩した女性を層別化してリスク評価を行っているものもあるが、それらの女性では乳がんリスクの低下が認められている[3]。一方、ART で多胎妊娠であった例は単胎妊娠であった例に比べ乳がんリスクの上昇が認められている[4]。ART 治療後 1 年以内では、

乳がん発症リスクが一時的に上昇するとの報告もあり[5]、治療前から潜在的に存在
してした乳がんが治療後のホルモン環境の変化により悪化した可能性が否定できな
い。また、ART の開始年齢により乳がん発症リスクが異なるとの報告があり、若年
での ART 治療開始はリスクの上昇が認められている[3, 6]。これらの結果から、ART
による乳がん発症リスクへの直接的な影響は必ずしも明らかでないが、治療直後の
一過性のリスクの上昇や若年女性には注意を要し、ホルモン受容体陽性乳がんにお
いて潜在的な微小転移病変が増大するリスクは念頭に置くべきであろう。

ホルモン感受性を考慮した排卵誘発

　若年の女性がん患者が治療前に妊孕性温存を希望する場合、生殖補助医療技術を
応用して、未受精卵子の凍結ないし胚（受精卵）の凍結保存を行うことがある。通
常の不妊治療における体外受精では、複数の卵胞発育を目的にホルモン剤を用いた
調節卵巣刺激を行うが、将来の妊娠の可能性を可及的に確保するには、複数の卵子
あるいは胚（受精卵）を凍結することが望ましいため、調節卵巣刺激を選択するこ
とが考慮される。成熟卵胞が得られたら、経腟超音波断層法ガイド下に卵胞を穿刺
して卵子を採取する。パートナーがいない場合は未受精卵子として凍結保存し、胚
（受精卵）凍結の場合にはパートナーの精子と媒精して受精卵を得た上、一定の発育
段階まで培養して凍結保存する。卵巣刺激を開始してから採卵まで2〜3週間を必
要とするため、抗がん薬などの治療をしばらく待機できることが条件である。また、
調節卵巣刺激では血中の女性ホルモンが著明に上昇することがあるため、ホルモン
感受性のあるがんの患者における排卵誘発はリスクを伴うことが懸念される。この
ため、術前補助化学療法が必要な担がん患者では、排卵誘発の必要のない卵巣組織
凍結保存を選択することがある。妊孕性温存のために ART を適用する時期として、
乳がんでは術後から補助化学療法を開始するまでの期間に予定する。さまざまな調
節卵巣刺激のプロトコルの中で、血中エストロゲン濃度を過度に上昇させず、また、
卵巣過剰刺激症候群（OHSS）を可能なかぎり回避できるようなものを選択する。

　GnRH アンタゴニスト用いて下垂体機能を抑制するプロトコルでは、GnRH アゴ
ニストを用いた調節卵巣刺激に比して、血中エストロゲン濃度が上昇しない可能性
がある[7]。アンタゴニスト法は下垂体からのゴナドトロピンの分泌を速やかに抑制で

きるため、月経周期にかかわらず卵巣刺激を開始するランダム・スタート法にも使用され、がん・生殖医療では有用だと考えられる[8]。アンタゴニスト法の場合、採卵直前の最終トリガーをhCGではなくGnRHアゴニストで行うことができるが、hCGによるトリガーに比してOHSSが有意に少なく、ARTの成績も良好であったと報告されている[9]。ところで、アロマターゼ阻害薬であるレトロゾールにゴナドトロピンとGnRHアンタゴニストを併用する調節卵巣刺激では、その他の排卵誘発法に比べ血中エストロゲンの上昇が有意に抑制される[10]。レトロゾールを用いて調節卵巣刺激を行った乳がん患者における前方視的なケースコントロール研究では、調節卵巣刺激を行わなかったコントロールとレトロゾールを用いた調節卵巣刺激でARTを施行した患者との2群間で、短期的な再発率に有意差は認められていない[11]。乳がん患者で妊孕性温存のためにレトロゾールとゴナドトロピンを併用した調節卵巣刺激で採卵して胚（受精卵）凍結保存を行い、乳がん治療後に融解胚移植を行った例での治療成績は一般不妊患者におけるARTの成績と遜色なく、乳がん患者において有効な妊孕性温存手技であることが報告されている[12]。これらの結果は、乳がん女性においても、アロマターゼ阻害薬を使用した調節卵巣刺激を選択することにより、安全にARTを施行できる可能性を示している。一方、レトロゾールを使用したプロトコルであっても、血中プロゲステロン濃度は比較的高濃度が維持されるため、ホルモン受容体陽性乳がんの場合に留意する必要がある[13]。調節卵巣刺激に起因するプロゲステロン上昇の乳がん患者における臨床的意義については今後検討の余地があると思われる。また、レトロゾールを併用した調節卵巣刺激では、採卵数がコントロールと比して少なく、未成熟卵子の割合が増加するとの報告もある[14, 15]。がん・生殖医療での排卵誘発におけるレトロゾールの有用性については必ずしも明らかでない点もあり、今後の検討が必要である。タモキシフェンは乳がんの内分泌療法で使用される薬剤であるが、タモキシフェン治療中の若年乳がん患者ではしばしば血中エストロゲン値が著明に上昇することが知られている。乳がん患者における妊孕性温存での調節卵巣刺激でタモキシフェンを併用したプロトコルを検討したものがある。本法はタモキシフェンの乳腺組織に対する増殖抑制効果を期待したプロトコルである。この報告では、レトロゾールを用いたプロトコルと異なり、血中エストラジオール濃度は通常の調節卵巣刺激と同様に高値になるが、治療後の再発率

には影響しなかったと報告されている[16]。

　妊孕性温存を行った例で、治療後に妊娠・挙児希望があり、妊娠を許可できる環境が整った場合に、凍結卵子あるいは凍結胚による融解胚移植を行う。融解凍結胚移植には、自然周期の場合とホルモン補充周期の場合がある。がん・生殖医療で妊孕性温存を受けた例の多くは治療後に早発卵巣不全を来していることが予想され、ホルモン補充周期が試みられることが多いと考えられる。乳がん治療後の女性における胚移植目的での短期間のホルモン補充の安全性は明らかでないが、エストロゲン欠落症状に対するホルモン補充療法（HRT）に関するわが国のガイドラインでは、乳がんの既往を有する症例にはルチーンのHRTは禁忌とされている[17]。このため、乳がん治療後の女性でホルモン補充周期での胚移植を試みる場合は、リスクとベネフィットに関する十分なインフォームド・コンセントが必要である。

おわりに

　生殖補助医療の治療成績は採卵数に関連するため、複数個の卵子獲得を目的とした調節卵巣刺激は有効な方法である。一方、排卵誘発には一定の時間を要し、刺激中に血中の性ホルモン濃度が著明に上昇したり、OHSSが発症するリスクもあり、がん・生殖医療、特にホルモン感受性を持つがん患者では、「適度な」排卵刺激を行うことが重要となる。現在、GnRHアンタゴニストやアロマターゼ阻害薬を用いたプロトコルの工夫が行われているが、その有効性に関してはいまだ不明な点も多い。妊孕性温存の効率や妊娠成績、がんの長期予後について、今後の知見の蓄積が重要であり、安全性の高い新たな調節卵巣刺激プロトコルの開発が望まれる。

引用・参考文献

1) Munoz J, et al. Expression of estrogen and progesterone receptors across human malignancies: now therapeutic opportunities. Cancer Metastasis Rev. 34(4), 2015, 547-61.
2) Gennari A. et al. Breast cancer incidence after hormonal treatments for infertility: systematic review and meta-analysis of population-based studies. Breast Cancer Res Treat. 150(2), 2015, 405-13.
3) Sergentanis TN, et al. IVF and breast cancer: a systematic review and meta-analysis. Hum Reprod Update. 20(1), 2014, 106-23.
4) Krul IM, et al; OMEGA-project group. Increased breast cancer risk in in vitro fertilisation treated women with a multiple pregnancy: a new hypothesis based on historical in vitro fertilisation treatment data. Eur J Cancer. 51(1), 2015, 112-20.

5) Venn A, et al. Risk of cancer after use of fertility drugs with in-vitro fertilisation. Lancet. 354 (9190), 1999, 1586-90.

6) Stewart LM et al. In vitro fertilization and breast cancer: is there cause for concern? Fertil Steril. 98(2), 2012, 334-40.

7) Wei AY, et al. Comparison of GnRH antagonists and flareup GnRH agonists in donor oocyte cycles. J Reprod Med. 53(3), 2008, 147-50.

8) Cakmak H, et al. Effective method for emergency fertility preservation: random-start controlled ovarian stimulation. Fertil Steril. 100(6), 2013, 1673-80.

9) Reddy J, et al. Triggering final oocyte maturation with gonadotropin-releasing hormone agonist (GnRHa) versus human chorionic gonadotropin (hCG) in breast cancer patients undergoing fertility preservation: an extended experience. J Assist Reprod Genet. 31(7), 2014, 927-32.

10) Oktay K, et al. Letrozole reduces estrogen and gonadotropin exposure in women with breast cancer undergoing ovarian stimulation before chemotherapy. J Clin Endocrinol Metab. 91(10), 2006, 3885-90.

11) Kim J, et al. Long-Term Safety of Letrozole and Gonadotropin Stimulation for Fertility Preservation in Women With Breast Cancer. J Clin Endocrinol Metab. 101(4), 2016, 1364-71.

12) Oktay K, et al. Fertility Preservation Success Subsequent to Concurrent Aromatase Inhibitor Treatment and Ovarian Stimulation in Women With Breast Cancer. J Clin Oncol. 33(22), 2015, 2424-9.

13) Goldrat O, et al. Progesterone levels in letrozole associated controlled ovarian stimulation for fertility preservation in breast cancer patients. Hum Reprod. 30(9), 2015, 2184-9.

14) Johnson LN, et al. Response to ovarian stimulation in patients facing gonadotoxic therapy. Reprod Biomed Online. 26(4), 2013, 337-44.

15) Kim JH, et al. Efficacy of random-start controlled ovarian stimulation in cancer patients. J Korean Med Sci. 30(3), 2015, 290-5.

16) Meirow D, et al. Tamoxifen co-administration during controlled ovarian hyperstimulation for in vitro fertilization in breast cancer patients increases the safety of fertility-preservation treatment strategies. Fertil Steril. 102(2), 2014, 488-495.

17) 日本産科婦人科学会・日本女性医学学会編. ホルモン補充療法ガイドライン 2012 年度版. 東京, 日本産科婦人科学会, 2012, 58-65.

（北島道夫、増﨑英明）

| Q22 | 体外受精による胚（受精卵）凍結保存の方法およびメリット・デメリットは？ 卵子（未受精卵子）凍結保存との違いは？ |

KeyPoint

● がん治療前に妊孕性温存のため胚（受精卵）凍結保存・卵子凍結保存を行うことは有効である。
● 胚（受精卵）凍結・卵子凍結に用いられるガラス化法は融解生存率が高い安定した方法であるが、長期的な安全性についてはまだ十分解明されていない。
● 卵子凍結融解法は海外の報告によると近年成功率が向上しているが、体外受精治療と同様に、治療成績は採卵時の女性年齢により影響される。

はじめに

　今日、日本においても諸外国においても生殖補助医療（ART）が広く行われているが、その普及と成績の向上には、配偶子（精子・卵子）や胚（受精卵）の凍結技術の進歩が必須であった。1978年に初の体外受精成功例が報告されて以来、そのわずか5年後には凍結胚移植により生児が得られている。そして1986年には凍結卵子に由来する妊娠・分娩がChenらにより報告された。当初は緩慢凍結法（slow freezing）による報告が多かったが、2005年頃からはガラス化法（vitrification）が急速に広まり、最近ではこの凍結方法がART治療成績の向上に大きく寄与している。

胚（受精卵）凍結技術の進歩

　ヒトの卵子や胚（受精卵）はサイズが大きく、したがって細胞内に含まれる水分量が多いという特徴がある。

　一般に細胞が氷点下の環境におかれると、細胞質内の水に氷晶形成が起こり、体積が増加して細胞膜や細胞質内構造物の破壊が生じる。それを回避するために、細胞膜透過性を持つ凍結保護剤（耐凍剤）のエチレングリコール、ジメチルスルホキシド（DMSO）、グリセオール、プロピレングリコールなどを細胞内に浸透させ、水分子が結晶化しないレベルまで濃縮・脱水を行ってから凍結する必要がある。

緩慢凍結法では、プログラムフリーザーを用いて徐々に温度を下げながら、細胞外に植氷をすることで、細胞内外浸透圧差を生じさせ、細胞の脱水と耐凍剤の濃縮を進めていく。最終的に−30℃付近で液体窒素内に胚を移す。

　一方のガラス化保存法は、最初から高濃度・高浸透圧の耐凍剤を胚に浸透させ、その後の冷却・融解速度を極めて高くして、氷晶形成や細胞破壊を起こしやすい温度帯の通過時間を極限まで短くする方法である。特に超急速法（Cryotop法など）は、2〜4万℃／分という急速な冷却や加温を行うことで、細胞障害作用のある凍結保護剤の濃度を下げ、平衡化過程にさらされる時間を短縮することが可能となった。

　ガラス化法は、細胞内の氷晶形成が起こりにくく胚融解後の生存率が優れている上に、高価なプログラムフリーザーが不要であり、また凍結融解の所要時間が短いという利点で、主流の方法となってきている。

卵子凍結保存の特徴

　発育卵胞内の卵母細胞はLHサージが起こると減数分裂を再開し、第一極体が放出された段階（MⅡ：第二減数分裂中期）で採卵される。第二減数分裂は精子侵入後に完了するため、未受精卵子は減数分裂中の不安定で物理的な影響を受けやすい状態にあると言える。また、採卵時には極体形成が完成していない第一減数分裂中期（MⅠ）や卵核胞期（GV）の段階の未成熟卵子が採取される場合もあり、これらは凍結に対して大変脆弱であるため、未成熟卵子体外成熟培養を経てMⅡに至ってから卵子凍結を実施する。MⅡ卵子は、採卵後2時間の前培養を経たのちに卵丘細胞を除去（裸化）し、その直後にガラス化凍結を開始する。

　未受精卵子は初期胚や胚盤胞に比べて、細胞体積が大きく、また細胞膜が脆弱なため浸透圧変化や氷晶による損傷を受けやすい。そのため、ガラス化平衡を十分に行うことやその際の浸透圧変化を緩慢にすることが推奨されている。さらに凍結により透明帯硬化が起こるため、融解卵子の体外受精時には顕微授精（ICSI）が必要であり、ICSI実施時もマイクロフィラメントや紡錘体へのダメージの可能性を考慮して細心の注意を払うべきである。

　卵子凍結保存の適応として、若年がん患者などの妊孕性温存療法以外に、海外では卵子提供用として、また宗教的理由で受精卵が凍結できない場合などがある。採

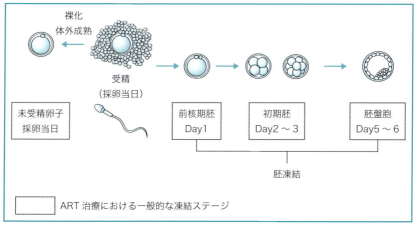

図22-1 | 胚（受精卵）の発育と凍結段階

卵当日に夫の精液が確保できない場合や、高齢患者など採卵数が少ない時に複数回分の卵子を確保してから体外受精を行うなどの場合にもこの技術が用いられる。

ART における胚（受精卵）凍結技術のメリット・デメリット

現在、ART で用いられている凍結胚のステージを**図 22-1** に示す。

採卵時に成熟卵が得られれば、主に精液所見を参考にして、当日に媒精または ICSI を実施する。卵子と精子が受精すると、第 2 極体が放出され、翌日には 2 つの前核が確認できるようになり（前核期胚）、さらに Day2 ～ 3 まで体外培養をすると分割が進み、初期胚となる。Day5 ～ 6 には胚盤胞に至るものも出現し、初期胚と胚盤胞については形態的評価で基準を満たしたもののみが移植可能胚として胚凍結を行うことができる。ART における胚凍結の特徴について**表 22-1** にまとめた。

胚凍結が普及した背景には、多胎妊娠を予防するために胚移植個数を制限する動向があり、このため余剰胚を保存しておく必要があった。凍結胚を次回の胚移植に用いることができれば、患者にとって侵襲のある排卵誘発や採卵を繰り返すことなく、より安全に妊娠を目指すことができ、また 1 回の体外受精周期当たりの累積妊娠率を向上させることにつながる。また、排卵誘発による副作用の卵巣過剰刺激症

表22-1 体外受精における胚（受精卵）凍結のメリットとデメリット

メリット	● 採卵周期当たりの累積妊娠率が増える ● 肉体的・経済的・時間的に負担となる卵巣刺激や採卵の回数が減る ● 卵巣過剰刺激症候群の発症を予防・軽減できる ● 胚のステージに合わせて子宮内膜環境を同期化できる ● 異所性妊娠の発症率を低下させる ● 長期体外培養下の胚の観察情報をもとに胚の選別が可能である ● PGD や PGS で胚の評価を行う時間的猶予ができる
デメリット	● 胚移植までの治療期間が延長することの時間的・経済的・心理的負担が生じる ● 耐凍剤の影響や凍結技術の安全性に関する懸念がある ● 高年妊娠が増加する可能性がある

候群は、胚移植を避けることで発症を予防することが可能である。凍結胚を移植する場合には、自然排卵周期やホルモン補充周期で、着床に適した子宮内膜を凍結胚に同期化して準備することが可能なため、新鮮胚移植よりも胚にとっての着床環境が良いとも言われている。さらに凍結胚盤胞移植では、異所性妊娠の発症が起こりにくくなり、長期培養により得られる胚についての情報が増加し、よりポテンシャルの高い移植胚を選別することが可能になる。着床前遺伝子診断（PGD）や着床前遺伝子スクリーニング（PGS）などの染色体異数性を調べる検査や、胚培養液内の成分を分析する（-omics）検査などの導入にも胚凍結の技術が不可欠である。

胚凍結に伴うデメリットとしては、胚移植までの治療期間が延長することで、患者にとって時間的・経済的・心理的負担が発生する可能性や、耐凍剤の使用が児へ与える影響など凍結技術の安全性に関する懸念があるだろう。また凍結胚は長期保存することが可能であるため、周産期リスクの高い高齢妊娠が増加する危惧がある。

日本の現状

日本産科婦人科学会の ART 統計[1] によると、2014 年の融解胚移植による妊娠数・生産分娩数はそれぞれ 51,437 件・35,580 件であり、胚移植当たりの妊娠率・生産率はそれぞれ 33.4％・23.1％となっている。この成績は、新鮮胚移植による妊娠率・生産率の 21.0％・14.5％を上回っており、凍結胚を使用した ART 治療が有効であることを示している。また、出生児数で見ると、融解胚移植は ART 全出生児の 77％に

寄与していることになる。なお、日本では全胚移植の約8割が単一胚移植である。安定した妊娠率と凍結胚によるART治療によるさまざまなメリットを考慮して、最近では初めから採卵周期には全胚凍結を選択し、次周期以降に凍結胚移植を計画する施設も多い。

一方で凍結融解未受精卵子を用いた治療周期数はわずか187件の報告であり、移植総回数は109件（治療周期の58%）、妊娠・生産数はそれぞれ21件・16件であった。移植当たりの生産率はわずか14.7%に過ぎず、凍結胚移植に比べるとまだ十分に普及している治療とは言い難い。

世界の動向

日本の状況とは異なり、欧米では最近まで緩慢凍結法が広く採用されていた。最近の大規模な比較研究[2]によると、胚についても、卵子に関しても、ガラス化法は緩慢凍結法に比べて、治療周期当たりの臨床妊娠率や生産率が良く、融解生存率には著しい差が示された。今後世界中の胚凍結法がガラス化法へ移行していくことは確実と思われる。さらに、ガラス化法による凍結卵子と新鮮卵子を用いた体外受精成績を比較した結果、患者当たり、治療周期当たり、卵子1個当たり、どれをとっても継続妊娠率の差がなかった。特に米国では若年女性がドナーとなる卵子提供による体外受精や、余剰卵子を別の患者に提供するエッグシェアリング、あるいは加齢による妊孕性低下を防ぐための社会的適応の卵子凍結保存が広く行われており、凍結卵子を用いた治療成績に関するデータが豊富である。卵子提供治療の成績では、卵子1個当たりの臨床妊娠率が約8%と報告され、これは凍結の有無により変わらないとされている。しかし妊娠率は女性の採卵時の年齢に依存し、凍結自己成熟卵子1個当たりの予測生産率は30〜34歳で8.2%、35〜37歳で7.3%、38〜40歳で4.5%、41〜42歳で2.5%と報告されている[3]。また、卵子凍結をしても胚の染色体異数性が増加することはないという報告がある[4]。

がん患者の凍結融解卵子を用いた成績

がん治療前の凍結卵子を用いて妊娠・分娩した例は、緩慢凍結法では2007年のYangらの報告[5]、ガラス化法では2011年のKimらの報告[6]がそれぞれ最初のもの

表22-2 ┃ 妊孕性温存治療における胚（受精卵）凍結保存と卵子凍結保存の比較

	胚（受精卵）凍結保存	卵子凍結保存
メリット	● 手技が確立しており、多数の妊娠実績がある ● 移植胚についての情報が得やすい（融解の優先順位）	● パートナーの有無を問わない
デメリット	● 夫婦間でしか実施できない	● 日本では件数がいまだ多くなく、手技に不慣れな施設も多い ● 融解後に顕微授精や胚培養が必要である

となる。がん治療が終わり妊娠可能となるまでに通常は数年以上かかるため、分娩例の報告はまだ多くない。Martinez らの報告によると、がん治療前に凍結した卵子を融解した ART 治療成績は、卵子生存率、受精率、妊娠率について有意の低下はなく、また周産期予後や児の健康状態にも問題はなかった[7]。

米国臨床腫瘍学会（ASCO）ガイドライン 2013 では、卵子凍結保存は妊孕性温存療法の標準的治療に位置づけられており、がん患者にとって臨床的に有用であると見なされている[8]。

妊孕性温存療法における胚（受精卵）凍結保存と卵子凍結保存

妊孕性温存療法における胚凍結保存と卵子凍結保存の比較を表22-2 に示した。

両者の最大の違いは体外受精の実施が凍結前か融解後かという点である。体外受精は夫婦間で実施することが前提であり、胚凍結を選択した場合は、将来、胚移植を実施する時にも同じパートナーと夫婦関係にある場合にのみ許可される治療であることに留意すべきである。がん治療により卵巣機能が低下した場合、あるいは長期のホルモン治療後に加齢による妊孕力の著しい低下が見られた際にも、もし夫婦関係が消失していれば、がん治療前に凍結しておいた胚が使用できない可能性がある。女性のリプロダクティブヘルス・ライツを保障する立場にある産婦人科医師、生殖医療従事者は、患者の意思を尊重しつつ妊孕性温存療法に関するインフォームド・コンセントを行うべきである。

胚（受精卵）凍結保存・卵子凍結保存の問題点

　高濃度の耐凍剤や液体窒素での保管の安全性に関する懸念があり、今後も出生児の長期フォローが必須である。

　また、現在多くの凍結デバイスは液体窒素と直接接触するオープンシステムの構造になっており、液体窒素を介する感染を危惧する意見がある。これまでのところ疑わしい事例は報告されていないが、今後は液体窒素に直接触れずに、かつ封入するガラス化液を最少量に抑えることができるクローズドシステムの普及が期待される。

　妊娠年齢が高くなることで周産期合併症が上昇するリスクがある。妊娠を先延ばしにせず、適切な時期に移植ができるように患者に助言するべきである。また、保存されている凍結卵子または胚を使用する場合は、改めて原疾患主治医から文書による適切な情報提供を得る必要がある。

おわりに

　最後に、妊孕性温存を目的としている場合でも、胚（受精卵）凍結保存、卵子凍結保存は ART 技術を必要とし、生まれてくる子どもや次世代の健康へも影響する治療である。日本産科婦人科学会が定める倫理に関する見解やガイドラインを順守し、配偶子や受精卵の取り扱いに細心の注意を払うべきである。

引用・参考文献

1) 齊藤英和ほか. 平成 27 年度倫理委員会　登録・調査小委員会報告（2014 年分の体外受精・胚移植等の臨床実施成績および 2016 年 7 月における登録施設名）. 日本産科婦人科学会雑誌. 68(9), 2016, 2077-122.

2) Rienzi L, et al. Oocyte, embryo and blastocyst cryopreservation in ART: systematic review and meta-analysis comparing slow-freezing versus vitrification to produce evidence for the development of global guidance. Hum Reprod Update. 23(2), 2017, 139-155.

3) Doyle JO, et al. Successful elective and medically indicated oocyte vitrification and warming for autologous in vitro fertilization, with predicted birth probabilities for fertility preservation according to number of cryopreserved oocytes and age at retrieval. Fertil Steril. 5(2), 2016, 459-66. e2.

4) Goldman KN, et al. Long-term cryopreservation of human oocytes does not increase embryonic aneuploidy. Fertil Steril. 103(3), 2015, 662-8.

5) Yang D, et al. Live birth after the transfer of human embryos developed from cryopreserved oocytes harvested before cancer treatment. Fertil Steril. 87(6), 2007, 1469.e1-4.

6) Kim MK, et al. Live birth with vitrified-warmed oocytes of a chronic myeloid leukemia patient nine years after allogenic bone marrow transplantation. J Assist Reprod Genet. 28(12), 2011, 1167-70.

7) Martinez M, et al. Obstetric outcome after oocyte vitrification and warming for fertility preservation in women with cancer. Reprod Biomed Online. 29(6), 2014, 722-8.

8) Loren AW, et al; American Society of Clinical Oncology. Fertility preservation for patients with cancer: American Society of Clinical Oncology clinical practice guideline update. J Clin Oncol. 31(19), 2013, 2500-10.

（井上朋子）

Q23 卵巣組織凍結保存・自家移植とは? 適応およびメリット・デメリットは?

KeyPoint

●がん患者の妊孕性温存を目的とした卵巣組織凍結保存および自家移植は、欧州を中心に一定の治療成績が示され、確立した治療となりつつある。
●卵巣組織凍結保存と卵子／胚(受精卵)凍結保存の差異を理解し、卵巣組織凍結保存の特性を理解することは重要である。
●日本国内においても卵巣組織凍結保存受療者を含めたがん・生殖医療受療者の登録システムを構築することは急務であると考えられる。

ヒト卵巣組織凍結保存・自家移植のはじまり

2004年にDonnezらは、卵巣組織凍結保存および自家移植による世界で最初の生児獲得例を詳細に報告している[1]。彼らは、1997年に25歳のホジキンリンパ腫IV期の患者から、化学療法施行前に腹腔鏡下に左卵巣の一部を採取し凍結保存を行った。化学療法と放射線治療により完全寛解となった患者は、挙児を希望して女性ホルモンの補充を終了したが、2年間で一度の排卵が確認されたのみで血液検査上も早発卵巣不全(POI)と診断された。そのため凍結しておいた卵巣組織を自家移植することとし、卵巣組織自家移植1週前に血管新生の促進を目的として、腹腔鏡下に卵巣近傍の卵巣門周辺の腹膜に切開を入れ、電気的に凝固を加えた。その1週間後、再度腹腔鏡を施行し、凍結しておいた35個の細切卵巣組織を融解して同部位に自家移植した。その移植2カ月後には、血清中の卵胞刺激ホルモン(FSH)は低下したが、直後に卵巣不全と診断できる程度にFSHの再上昇が認められたため、最初の融解卵巣組織の移植から4カ月後に、最初に移植した卵巣組織の状態を確認し、さらに凍結しておいた残りの卵巣組織を再度移植するため3回目の腹腔鏡を施行した。その際、前回移植された卵巣組織の生検により原始卵胞が確認された。また、再移植後に黄体形成ホルモン(LH)とFSHの正常化が確認され、2回目の移植からおよそ半年後に自然妊娠が確認された。本妊娠は継続し、患者は、2003年に異常のない

165

表23-1 ▌卵巣組織凍結保存の特徴

	卵子／胚（受精卵）凍結保存	卵巣組織凍結保存		
			メリット	デメリット
凍結の対象	採取された卵子、胚	卵巣組織内の小卵胞	• 多量の卵母細胞の凍結が可能	• 微小残存病変の可能性
患者の受ける処置治療期間	卵巣刺激、採卵 2 〜 8 週	卵巣組織採取 1 〜 2 週	• 卵巣刺激を受ける必要がないため、ホルモン受容体陽性がんを悪化させる懸念がない • 受診後速やかに対応できる	• 腹腔鏡などの外科的処置の必要性がある
対象年齢	思春期以降〜40（45）歳	0 〜 40 歳	• 思春期前の女児も対応が可能である	—
融解後の卵母細胞の生存率	90％（95 〜99％）	不明	—	• 卵母細胞の生存率が不明
分娩例	多数	84 例以上	—	• 治療実績が少ない

健康な女児を分娩した。

　Donnez らの成功は、卵巣組織凍結保存という新しい手法により、がん治療患者に妊孕性温存を行うことが可能であることを証明し、新たな医療の幕開けをもたらした点で非常に大きな意義があると考えられる。

卵巣組織凍結保存とそのメリット・デメリット

　採卵により採取した卵子（卵母細胞）を用いる胚（受精卵）凍結や未受精卵子凍結と、卵巣組織凍結の考え方は大きく異なる。卵巣組織凍結は、卵巣組織内に存在する原始卵胞や一次卵胞など卵巣組織内で貯蔵されている、あるいは発育を開始して間もない卵胞内の卵子を卵胞の状態のまま凍結保存する技術であると言える。そのため、胚（受精卵）凍結や未受精卵子凍結と施行方法が根本的に異なり、卵巣組織凍結保存の特徴、すなわちメリットとデメリットが生じることとなる。

　卵子／胚（受精卵）凍結保存と比較した卵巣組織凍結保存の特徴を**表 23-1** にまとめた。卵巣組織凍結保存のメリットとして、①卵胞発育のための卵巣刺激が不要で

あり、受診後すぐに行うことが可能であること、②卵巣刺激が不要であり、ホルモン受容体陽性乳がんを悪化させる懸念のないこと、③原始卵胞や一次卵胞を対象とするため思春期前の小児も対応できること、④多量の卵子を凍結することが理論的には可能であることである。一方、卵巣組織を凍結することから、①腹腔鏡などの外科手術により卵巣を切除する必要があること、②卵巣組織凍結保存は、自家移植が前提であることから、卵巣組織に転移が認められていた場合、がん細胞を同時に移植する可能性があること、③組織凍結であることから、卵子凍結のように卵子一つひとつの凍結の状態を確認することができず、卵子が生存した状態で凍結・融解できているか保証が得られないこと、④卵巣組織が生着する保証がないことなどが挙げられる。これら技術面から考えられる卵巣組織凍結の特徴を十分に理解し、卵巣組織凍結保存の適応を考えるべきである。

卵巣組織凍結保存の治療成績

Donnez らの世界で初めての卵巣組織凍結保存および自家移植による妊娠・分娩例の報告以降、2016 年 10 月までに 84 名の生児獲得と 8 名の継続妊娠が報告されている[2]。

卵巣組織凍結保存においては、自家移植された患者の臨床成績が報告されてきている。Donnez らは、凍結融解された卵巣組織を移植された 4 施設 80 人の患者当たり 20 人が妊娠を経験し、14 人が児を得ていることを報告している[3]。また、ドイツ・スイス・オーストリアに形成されているがん・生殖医療ネットワークである FertiPROTEKT も自家移植の臨床成績を報告している[4]。移植後 1 年以上経過を観察できた患者は 49 名で、19 名が複数回の卵巣組織移植を行っている。49 名に 16 回の妊娠と 12 児の生児獲得が確認されている。また、1 年以上卵巣が活動していた患者は、49 名中 33 名であったと報告している[4]。Pacheco と Oktay らは、1999 年から 2016 年 10 月までの卵巣組織凍結保存および自家移植に関する報告のメタ解析を行い、凍結卵巣組織の自家移植を受けた 255 人の患者において、84 児の生児獲得と 8 名の継続妊娠がなされたことを報告している[2]。

本治療においては、統計が算出され報告されている時点でも多くの患者が治療を継続しているため、最終的な治療成績は、さらに高くなると考えられる。総合する

と卵巣組織凍結保存の生児獲得率は 20% 以上を期待できると考えられる。

しかしながらその一方で、FertiPROTEKT は、卵巣移植を行っても 1 年以内に卵巣機能が消失する割合が 30% 以上であることも報告している[4]。卵巣予備能別の移植後の卵巣機能の回復率の検討などを行い、適応について今後も検討していく必要があると考えられる。

卵巣組織凍結の適応

がん患者の妊孕性温存施行に際しては、予測されるがん治療による卵巣機能へ影響、患者年齢、患者の生命予後の情報をもとに、まず妊孕性温存施行の可否を決定する必要がある。その後、妊孕性温存方法の選択、すなわち卵巣組織凍結保存あるいは他の選択をするかを考える。その際には、患者年齢、原疾患別の卵巣転移の可能性を考慮する。

患者年齢

一般に卵巣内に存在する原始卵胞数は年齢に相関し、年齢とともに減少する。そのため世界的には卵巣組織凍結保存に対して一定の上限を 35 歳としている指針が多いが、その年齢を超える患者の卵巣組織凍結保存の施行を否定しているものではない。

日本国内においては 40 ～ 43 歳までとしている施設が多いようである。卵巣組織凍結保存は、思春期前の女児に行える唯一の妊孕性温存方法である。その有効性については明らかとなっていないが、FSH 非依存性に原始卵胞は発育を開始し、思春期前の卵巣に小卵胞は存在していること、また、Kalich-Philosoph らは、抗がん薬曝露により多数の原始卵胞の発育を開始させ、その後それらを閉鎖卵胞に追い込むことにより卵子数を減少させることを明らかとしていることから（burn out theory）、小児期の卵巣組織凍結保存には妥当性があると考えられる[5]。これらのことからイスラエルの Michaeli らが作成した小児がん患者の卵巣組織凍結に関する指針では、下限年齢を 1 歳以上とし、場合によってはそれ以下でも可能としている[6]。

原疾患の卵巣転移の可能性の評価

　病理学的な手法を用い切除卵巣組織への転移の有無が調べられる。また、悪性腫瘍特異遺伝子を PCR で検出する方法や免疫不全マウスに卵巣の一部を移植し悪性腫瘍を証明する方法も考案されているが、同一患者の卵巣であっても部位ごとに PCR の結果が異なるとの報告があったり、移植予定の卵巣組織を評価することができないため、移植予定の卵巣組織内の悪性腫瘍細胞の存在に関しては評価が困難であると言わざるを得ない。

　Bastings らは、システマティック・レビューの中で疾患ごとの卵巣内の悪性腫瘍細胞の混入につき検討している[7]。この中で白血病では、悪性腫瘍細胞が卵巣組織内に高率に認められることから、自家移植の施行は十分検討されるべきだと述べている。白血病に限らず現段階では、卵巣組織への転移を明らかに疑う患者には卵巣組織凍結保存および自家移植は慎重であるべきであるが、その一方で、未来の医学の発展に期待し、自家移植を前提としない卵巣組織凍結保存を実施するとの考えに基づき、卵巣組織採取および凍結を実施している施設もある。

　以上のような点を留意して卵巣組織凍結施行の適応を考慮する必要があるが、思春期前を含む小児に対しては事実上卵巣組織凍結保存のみが、生殖細胞温存の方法となる。Wallace らは、およそ 16 年間にわたる調査の結果、1996 年に策定した Edinburgh selection criteria の妥当性を 2014 年に報告している[8]。18 歳以下のがん患者 410 名中、**表 23-2** に示す適応を満たした 34 名を卵巣組織凍結の適応症例とした。21

表23-2 ▎Edinburgh selection criteria

- 35 歳未満である
- 15 歳以上の場合は、化学療法や放射線治療歴がない。
  15 歳未満である場合は、軽度あるいは卵巣毒性を認めない。
  化学療法の治療歴はあっても認められる。
- 5 年以上の生存率が現実的に認められる。
- 早発卵巣不全のリスクが高い（＞50％）。
- インフォームド・コンセントが得られる（患者より、可能なら親より）。
- HIV、梅毒、B 型肝炎の血清検査が陰性である。
- 妊婦でなく子どもがいない。

（文献 8 より引用）

名が同意し、20 名の卵巣組織凍結が実施された。そのうち術後卵巣機能を評価でき
た 14 名中 6 名が POI に陥っているのに対し、適応としなかった 376 名では 1 名のみ
であり、非常に大きな統計的有意差が生じることを示した［15 年経過時の POI 発症
の確率：35%（95% CI 10-53）vs. 1%（95% CI 0-2）、p＜0.0001、10 年後のハザー
ド比 56.8（95% CI 6.2-521.6）］。Edinburgh selection criteria は、妥当性の根拠が示
された指針であると言える。

海外と日本の動向

　2007 年に米国で Woodruff を中心として、若年がん患者に対するがん・生殖医療
の問題解決を目的として Oncofertility Consortium が設立され、臨床・基礎研究の推
進と医療者および患者への啓発、情報配信を行っている。Oncofertility Consortium
では北アメリカ内の施設間のネットワークが構築されており、医療関係者・患者を
含めた誰もがホームページでがん・生殖医療や関連したネットワークについての情
報を閲覧できる（http://oncofertility.northwestern.edu/）。ネットワーク内にがん・
生殖医療実施施設が示されており、卵巣組織凍結保存も多くの施設で実施されてい
るが、その一方で、米国全体の患者を登録するシステムはなく、米国内のがん・生
殖医療に関わる患者の動向を正確には把握できていない。

　このような意味で患者登録制を実現し、がん・生殖医療の治療効果も検討できるシ
ステムは FertiPROTEKT であると考えられる。FertiPROTEKT は、2006 年にドイツ
語圏で、von Wolff らを中心として妊孕性温存のためのネットワークとして設立され
た。現在、ドイツ語圏の 70 以上の大学を中心とした施設によるネットワークを構築し
ており、妊孕性温存のための治療指針を策定するとともに相談を受けた患者を登録
している。2016 年 2 月に行われた Arbeitstreffen des Netzwerkes FertiPROTEKT in
Heidelberg（http://fertiprotekt.com/fertiprotekt-the-register の Download the complete
register data from 2007 to 2015）で発表された統計によると、FertiPROTEKT 内で
2012 年以降年間 300 ～ 400 件程度の卵巣組織凍結保存が施行されている。

　このような中、日本国内でもがん・生殖医療の発展、啓発を目的として日本がん・
生殖医療学会が 2012 年 11 月に発足している（発足当時は、日本がん・生殖医療研
究会）。この成果として、がん患者の妊孕性温存に関し、医療者、患者への啓発はな

されつつあると考えられる。ここ数年、卵巣組織凍結保存実施施設数は顕著に増加し、日本国内では 2017 年 7 月現在 33 施設が卵巣組織凍結保存の実施施設とし日本産科婦人科学会に登録している。卵巣組織凍結保存の実施数も顕著に伸びていると考えられるが、わが国において患者の登録などによる日本国内でのがん・生殖医療を受療した患者の動向を正確に把握するシステムは現在なく、今後の課題となっている。

おわりに

Donnez の卵巣組織凍結保存および自家移植による妊娠、生児分娩例の報告以降、がん患者の妊孕性温存を目的とした卵巣組織凍結保存および自家移植は、欧州を中心に一定の治療成績が示され、確立した治療となりつつある。卵巣組織凍結保存実施の際には、卵子／胚（受精卵）凍結保存との差異を理解し、卵巣組織凍結保存の特性を理解することが重要である。日本国内においても卵巣組織凍結保存実施施設が増加しているが、FertiPROTEKT の取り組みのようにわが国においても卵巣組織凍結保存受療者を含めたがん・生殖医療受療者の登録システムを構築することは急務であると考えられる。

引用・参考文献

1) Donnez J, et al. Livebirth after orthotopic transplantation of cryopreserved ovarian tissue. Lancet. 364(9443), 2004, 1405-10.
2) Pacheco F, Oktay K. Current Success and Efficiency of Autologous Ovarian Transplantation: A Meta-Analysis. Reprod Sci. 24(8), 2017, 1111-20.
3) Donnez J. et al. Fertility preservation for age-related fertility decline. Lancet. (9967), 2015, 385: 506-7.
4) Van der Ven H, et al; FertiPROTEKT network. Ninety-five orthotopic transplantations in 74 women of ovarian tissue after cytotoxic treatment in a fertility preservation network: tissue activity, pregnancy and delivery rates. Hum Reprod. 31(9), 2016, 2031-41.
5) Kalich-Philosoph L, et al. Cyclophosphamide triggers follicle activation and "burnout"; AS101 prevents follicle loss and preserves fertility. Sci Transl Med. 5(185), 2013, 185ra62.
6) Michaeli J, et al. Fertility preservation in girls. Obstet Gynecol Int. 2012, 139193.
7) Bastings L, et al. Autotransplantation of cryopreserved ovarian tissue in cancer survivors and the risk of reintroducing malignancy: a systematic review. Hum Reprod Update. 19(5), 2013, 483-506.
8) Wallace WH, et al. Fertility preservation for girls and young women with cancer: population-based validation of criteria for ovarian tissue cryopreservation. Lancet Oncol. 15(10), 2014, 1129-36.

（木村文則）

| Q24 | 卵巣組織凍結保存で用いられる技術は？ |

KeyPoint

- 卵巣組織凍結によって数万個もの原始卵胞を凍結保存できる可能性がある。
- 卵巣組織凍結保存・融解後の卵巣組織移植による生児獲得率は 25％との報告があり、現在世界中で 86 名の生児が獲得されている。
- 現在、世界の標準的な卵巣組織凍結法は緩慢凍結法（slow freezing 法）である。
- 簡便かつ新しい卵巣組織凍結法である超急速冷凍法（vitrification 法）が開発され、生児獲得の報告がなされている。
- 卵巣組織凍結保存はいまだ研究段階の技術であり、さらなる技術開発の必要性がある。

卵巣組織凍結保存における生児獲得

　卵巣組織凍結保存・融解後の卵巣組織移植による生児獲得率は 25％であると Donnez らは報告しているが、同一の女性が複数の児を出産していることから、実際の移植当たりの生児獲得率は不明である[1]。一方、Van der Ven らは 49 名に対して卵巣組織凍結保存を実施したところ、融解後の卵巣組織移植によって 1 年後の卵巣機能が維持されている症例は 67％であり、妊娠率は 33％で、生児獲得率は 25％であると報告している[2]。現在、卵巣組織凍結保存・融解後の卵巣組織移植によって 86 名が出生しており[3]、米国や日本では卵巣組織凍結保存は研究段階の技術であるとされているが[4, 5]、欧州ではすでに一般的な臨床の技術であると認識されている[1]。

卵巣組織凍結保存による妊孕性温存

　卵巣組織凍結保存は、月経周期に依存することなく原則的には 1 日で実施することができる。化学療法や放射線治療の開始前に腹腔鏡手術にて片側の卵巣を切除し（基本的に片側のみ）、卵巣は適切な処理の後、凍結保存される。卵巣内の卵子数は、精子とは異なり出生後に新たに増えない。胎生 6 カ月には卵巣内に約 700 万個の卵

子（原始卵胞）を保有し、女性は一生分の卵子を有する状態で出生すると考えられており[6~8]、その数は出生時には200万個へと減少し、さらに初経時には20万個へと減少する[5~7]。通常、排卵の約6カ月前に500 ～ 1,000個の原始卵胞が選別され、10個の卵子が発育を開始し、最終的に厳選された1個が排卵する。加齢とともに出生時に保有していた200万個の卵子は徐々に減少し、閉経時の残存卵子数は1,000個を下回ると考えられている。さらに卵子の老化も徐々に進み、その結果、加齢とともに受精能も低下する。実際には、35歳を超えると残りの卵子数が少なくなることから、35歳を境に妊孕性は一段と低下すると考えられている[6]。卵巣組織凍結保存は、患者の年齢に依存するものの片側卵巣を凍結保存することで、理論的には数万個の原始卵胞をたった1日で保存することが可能となる技術である。

卵巣組織凍結保存の技術

卵巣組織凍結保存技術は、緩慢凍結法（slow freezing法）と超急速冷凍法（super rapid cooling法、通称vitrification法）の2種類に大別される。一般不妊治療では、未受精卵子や胚（受精卵）の凍結保存技術がslow freezing法からvitrification法に移行してきた歴史がある。現在、少なくとも未受精卵子や胚（受精卵）においては、明らかにvitrification法の方が生存率、妊娠率ともに良いとされている[9]。

しかし現在、世界の標準的な卵巣組織凍結法はslow freezing法であり、どちらの方法がより良いかの結論は出ていない。そんな中、近年、vitrification法を用いた卵巣組織凍結保存に関する報告が散見される。2005年Yeomanらは、サルの卵巣を用いて、slow freezing法とvitrification法の卵巣内卵胞の生存率に関する検討を行った。この報告によれば、slow freezing法とvitrification法に大きな違いはなく、今後、vitrification法も妊孕性温存療法における卵巣組織凍結保存の一つの選択肢になりうる可能性があると示唆している[7]。なおGandolfiらは、vitrification法を検証するための動物モデルとしては、雌牛の卵巣が最も良いと報告している[8]。2011年にTingらは、電子顕微鏡像や免疫組織化学染色の結果、vitrification法はコントロール群（非凍結群）と比較して卵子生存率が遜色のない結果となったと報告し[10]、彼らはvitrification法を用いた卵巣組織凍結キットを2017年に開発している[11]。

2010年、われわれは卵巣組織凍結におけるvitrification法の凍結液を比較検討し

た[12]。カニクイザルを使用し、卵巣は髄質を切除して 1cm × 1cm × 0.1 〜 0.2cm とした。Ishimori らが報告した VSED [H199 supplemented with 20% SSS、3.22mol/L EG、2.56mol/L DMSO、0.5mol/L sucrose] [13] と VSEGP [H199 supplemented with 20% SSS、5.64mol/L EG、5% PVP and 0.5mol/L sucrose] [8] とでは、組織学的検査、電子顕微鏡的検査を経て、VSEGP による 5 分の浸漬時間が有効だと判断した[12]。またわれわれは、凍結融解後の卵巣の移植位置を検討した。大網、卵管間膜、腸骨窩、子宮漿膜に移植した卵巣の月経周期の回復を確認し、卵子を獲得したが、実際にヒトに応用するにあたり、卵巣移植後に発育した卵胞を獲得する際は、同所性移植でない場合には卵管間膜が最も有用だと考えている[14]。実際の臨床にて vitrification 法にて生児が得られたという報告はほとんどないが、われわれは生児を獲得した[15, 16]（**図 24-1**）。

また Kikuchi、Kagawa らは、vitrification 法による卵巣組織凍結保存は安全に問題なく実施できると報告している[17, 18]。一方 Amorim らは、近年 2 つの方法を比較した数多くの研究成果が報告されているが、どちらが良い卵巣組織凍結保存法とは一概に言えないと指摘している。つまり、各研究において対象としている動物種の違い、凍結液つまり凍結保護剤の濃度や組成の違い、浸漬時間、デバイスの違い、融解液の違い、その後の培養時間の違い、さらに凍結卵巣組織の評価方法が異なることがその理由として挙げられ、そのために簡単に結論は出せないと述べている[19]。われわれも slow freezing 法と vitrification 法を比較検討した報告を確認したが、いずれの凍結方法が有意に優れているという結論を見出すことはできなかった[20]。Nakamura らは、slow freezing 法と vitrification 法における卵巣組織凍結保存および融解後の卵巣内凍結保護剤の残留量に関して、ガスクロマトグラフィを用いて比較検討を実施した成果を報告している[21]。その結果、凍結保護剤の卵巣組織内残留は slow freezing 法の方がより少ないとしている。検体数が少ないため、今後さらなる検討が必要であり、追加報告がなされることが期待される。

卵巣組織切片の作成

卵巣組織凍結保存を実施する場合は、卵巣に凍結保護剤が浸漬する必要がある。凍結保存する卵巣に凍結保護剤がしっかりと浸漬できない場合、水分（H_2O）が卵巣

内の細胞に残留し、液体窒素で卵巣組織を保存する際、卵巣組織内温度が急激に低下するとともに水分が結晶化し、体積が膨張するため組織を破壊する。そのため、卵巣が凍結保護剤に十分と浸漬、浸透することが重要なポイントとなる。しかし凍結保護剤は組織毒性があるとの報告があり[22〜25]、適切な凍結保護剤の種類、濃度、浸漬時間などが検討されるべきであり、すでに検討がなされている[12, 26]。卵巣組織に凍結保護剤を短時間で浸漬、浸透させるには、卵巣組織を小さくする必要がある。卵子は卵巣内の卵巣皮質に存在するため、多くの卵巣組織凍結保存では、卵巣皮質のみにするためハサミやメスにて髄質を取り除き、組織片のサイズを調整して凍結することが多い[20, 27]。

卵巣皮質凍結と完全卵巣凍結（whole ovary）

Courbiere らは、羊の完全卵巣（卵巣丸ごと）の vitrification 法を 2005 年に試み、卵胞などに組織学的な問題はないと発表したが、その後の追加検討の結果、vitrification 法による完全卵巣の凍結保存は困難であると報告している[28〜30]。理由として、氷晶が形成する場所によって結果（凍結が成功しているか否か）が異なるからであり、完全卵巣を凍結融解移植するのであれば、血管を残した状態での凍結保存および融解移植が必要となるが、血管が変性する確率が高く、それによりその後の組織の状況が大きく変化する可能性があると指摘している[29, 30]。2009 年に Courbiere らは、羊の完全卵巣の vitrification 法によって仔羊獲得に成功したが、卵巣には卵胞がほとんど残っておらず、本技術の改善が必要であると報告している[31]。その後、完全卵巣凍結における数多くの実験が行われ報告がなされているが、児を得たという報告はほかに 1 報しかない[32]。近い将来における、完全卵巣凍結保存の技術のさらなる開発が望まれる。

卵巣組織凍結保存技術の検討項目

未受精卵子や胚（受精卵）の凍結保存による妊孕性温存療法の技術はすでに確立されている一方、卵巣組織凍結保存を実施している世界中の施設でも多くの場合は自作デバイスや他に用いている物品を卵巣組織凍結用デバイスとして流用することが一般的である。専用のデバイスを販売しているのはごくわずかな会社であり、販

売されていたとしても、現状では米国食品医薬品局（FDA）などの安全基準を満たした卵巣組織凍結用デバイスは存在しない。

安全な卵巣組織凍結用デバイスでは、熱伝導効率、デバイスの素材、細胞毒性などの検討が必要となる。Hashimoto らは、4 fine needles（Cryosupport）、銅板、カーボングラファイトシートにて凍結速度、融解速度を検討した結果、カーボングラファイトシートが最も良い結果であったと報告した[33]。一方、Bielanski は、長期保存が見込まれる動物組織ならびにヒトの胚（受精卵）や組織は、液体窒素内での感染伝播を考慮すると、液体窒素内に直接保存すべきではなく、混合感染を避けるために、液体窒素に直接触れないよう検体を封じ込めることができるデバイスが必要であり、状況によっては2重にサンプルが入るデバイスが望ましいと報告している[34]。ヒト卵子やヒト胚（受精卵）ではすでに FDA の承認が得られた凍結保存のための閉鎖型デバイスが販売されているが、卵巣組織凍結用デバイスでは開放型デバイスがほとんどである。多くの場合、クライオチューブといった口をネジ式に締めるチューブで組織やサンプルを凍結保存しているが、そのチューブ自体が−196℃の液体窒素内で安全だと保証されている商品は数少ない。ネジ式の閉鎖型デバイスでは FDA 基準の閉鎖条件を満たさない。現在、閉鎖型のデバイスが報告されており、FDA の承認取得が期待されている[35]（図 24-1）。

卵巣組織凍結保存の今後

米国生殖医学会（ASRM）では、卵巣組織凍結保存のガイドラインに準ずる「Ovarian tissue cryopreservation：a committee opinion」を 2014 年に発表している[34]。その committee opinion では以下の内容が示されている。①現在、卵巣組織凍結保存および移植は研究段階の技術である、②卵巣組織凍結保存は、性腺毒性を有する急な治療が必要となる患者の妊孕性温存療法として第一の選択肢となり、かつ思春期前後の女児にとっても唯一の妊孕性温存療法となる、③卵巣組織凍結保存は、卵巣皮質の生検によって、あるいは片側または両側が凍結保存される、④妊娠および生児獲得は、卵巣組織片の同所性移植のみで成功しており、⑤異所性移植および完全卵巣移植では妊娠の報告はない、⑥卵巣組織移植はがん細胞の再移入のリスクにつながる[34]。なお、異所性移植による分娩の報告は少ないが、われわれは 2015 年に前

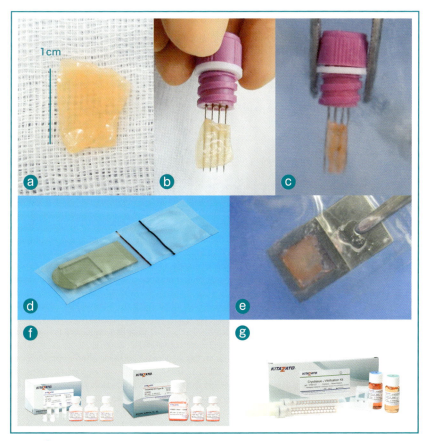

図24-1 ┃ 卵巣組織凍結保存
ⓐ 卵巣組織片
ⓑ 凍結保護剤浸漬後の卵巣。ガラス化されており、透き通って見える。
ⓒ 液体窒素に投入後の卵巣
ⓓ 閉鎖型の卵巣組織凍結用デバイス Cryo Sheet®(北里コーポレーション)
ⓔ 閉鎖型デバイスにて液体窒素投入後
ⓕ 卵巣組織凍結および融解試薬 Ova Cryo Kit Type M(北里コーポレーション)
ⓖ 卵巣組織凍結および融解試薬 Cryotissue® KIT(北里コーポレーション)

述のように vitrification 法による卵巣組織凍結保存後、融解異所性移植によって生児を獲得している[16]。年齢の下限に関しては、Michaeli らによれば、卵巣組織凍結保存の適応年齢は1歳以上で、場合によっては1歳以下も適応になりうるとしている[37]。

卵巣組織凍結保存はいまだ発展途上の研究段階の技術である。本技術は、経腟的に卵子を獲得することができない女性（小児から若年）や妊孕性温存療法を受ける時間的余裕のない女性における妊孕性温存療法としては唯一の方法となる。今後、さらなる技術の発展（卵巣組織凍結用デバイスや凍結融解液の安全性）とともに、日本において本技術が施行できる拠点施設の整備が期待されている。

引用・参考文献

1) Donnez J, et al. Fertility preservation for age-related fertility decline. Lancet. 385(9967), 2015, 506-7.
2) Van der Ven H, et al; FertiPROTEKT network. Ninety-five orthotopic transplantations in 74 women of ovarian tissue after cytotoxic treatment in a fertility preservation network: tissue activity, pregnancy and delivery rates. Hum Reprod. 31(9), 2016, 2031-41.
3) Jensen AK, et al. 86 successful births and 9 ongoing pregnancies worldwide in women transplanted with frozen-thawed ovarian tissue: focus on birth and perinatal outcome in 40 of these children. J Assist Reprod Genet. 4(3), 2017, 325-36.
4) Loren AW, et al; American Society of Clinical Oncology. Fertility preservation for patients with cancer: American Society of Clinical Oncology clinical practice guideline update. J Clin Oncol. 31(19), 2013, 2500-10.
5) 日本癌治療学会. 小児, 思春期・若年がん患者の妊孕性温存に関する診療ガイドライン 2017 年版. 東京, 金原出版, 2017, 228p.
6) Tilly JL, et al. The current status of evidence for and against postnatal oogenesis in mammals: a case of ovarian optimism versus pessimism? Biol Reprod. 80(1), 2009, 2-12.
7) Yeoman RR, et al. Coculture of monkey ovarian tissue increases survival after vitrification and slow-rate freezing. Fertil Steril. 83 Suppl 1, 2005, 1248-54.
8) Gandolfi F, et al. Efficiency of equilibrium cooling and vitrification procedures for the cryopreservation of ovarian tissue: comparative analysis between human and animal models. Fertil Steril. 85 Suppl 1, 2006, 1150-6.
9) Martínez-Burgos M, et al. Vitrification versus slow freezing of oocytes: effects on morphologic appearance, meiotic spindle configuration, and DNA damage. Fertil Steril. 95(1), 2011, 374-7.
10) Ting AY, et al. In vitro development of secondary follicles from cryopreserved rhesus macaque ovarian tissue after slow-rate freeze or vitrification. Hum Reprod. 26(9), 2011, 2461-72.
11) Laronda MM, et al. Good manufacturing practice requirements for the production of tissue vitrification and warming and recovery kits for clinical research. J Assist Reprod Genet. 34(2), 2017, 291-300.
12) Hashimoto S, et al. Effects of vitrification solutions and equilibration times on the morphology of cynomolgus ovarian tissues. Reprod Biomed Online. 21(4), 2010, 501-9.
13) Ishimori H, et al. Factors affecting survival of mouse blastocysts vitrified by a mixture of ethylene glycol and dimethyl sulfoxide. Theriogenology. 38(6), 1992, 1175-85.
14) Suzuki N, et al. Assessment of long-term function of heterotopic transplants of vitrified ovarian tissue in cynomolgus monkeys. Hum Reprod. 27(8), 2012, 2420-9.
15) Kawamura K, et al. Hippo signaling disruption and Akt stimulation of ovarian follicles for infertility treatment. Proc Natl Acad Sci U S A. 110(43), 2013, 17474-9.
16) Suzuki N, et al. Successful fertility preservation following ovarian tissue vitrification in patients with primary ovarian insufficiency. Hum Reprod. 30(3), 2015, 608-15.
17) Kikuchi I, et al. Oophorectomy for fertility preservation via reduced-port laparoscopic surgery.

Surg Innov. 20(3), 2013, 219-24.

18）Kagawa N, Kuwayama M. "Ovarian tissue vitrification for fertility preservation". Vitrification in Assisted Reproduction; A User's Manual. Allahbadia GN, et al., eds. New Delhi, Springer India, 2015, 43-9.

19）Amorim CA, et al. Vitrification as an alternative means of cryopreserving ovarian tissue. Reprod Biomed Online. 23(2), 2011, 160-86.

20）Sugishita Y, et al. "Ovarian Tissue Cryopreservation: Ovarian Cortical Tissue Vitrification". Gonadal Tissue Cryopreservation in Fertility Preservation. Suzuki N, et al., eds. Tokyo, Springer Japan, 2016, 79-94.

21）Nakamura Y, et al. Residual ethylene glycol and dimethyl sulphoxide concentration in human ovarian tissue during warming/thawing steps following cryopreservation. Reprod Biomed Online. 35(3), 2017, 311-313.

22）Navarro-Costa P, et al. Effects of mouse ovarian tissue cryopreservation on granulosa cell-oocyte interaction. Hum Reprod. 20(6), 2005, 1607-14.

23）von Schönfeldt V, et al. Assessment of follicular development in cryopreserved primate ovarian tissue by xenografting: prepubertal tissues are less sensitive to the choice of cryoprotectant. Reproduction. 41(4), 2011, 481-90.

24）Tsuribe PM, et al. Viability of primordial follicles derived from cryopreserved ovine ovarian cortex tissue. Fertil Steril. 91(5 Suppl), 2009, 1976-83.

25）Fathi R, et al. Effects of different cryoprotectant combinations on primordial follicle survivability and apoptosis incidence after vitrification of whole rat ovary. Cryo Letters. 34(3), 2013, 228-38.

26）Keros V, et al. Vitrification versus controlled-rate freezing in cryopreservation of human ovarian tissue. Hum Reprod. 24(7), 2009, 1670-83.

27）杉下陽堂ほか．"卵巣組織のガラス化保存法"．卵巣組織凍結・移植：新しい妊孕性温存療法の実際．東京，医歯薬出版，2013，46-59.

28）Revel A, et al. Whole sheep ovary cryopreservation and transplantation. Fertil Steril. 82(6), 2004, 1714-5.

29）Courbiere B, et al. Follicular viability and histological assessment after cryopreservation of whole sheep ovaries with vascular pedicle by vitrification. Fertil Steril. 84 Suppl 2, 2005, 1065-71.

30）Courbiere B, et al. Cryopreservation of the ovary by vitrification as an alternative to slow-cooling protocols. Fertil Steril. 86(4 Suppl), 2006, 1243-51.

31）Courbiere B, et al. Difficulties improving ovarian functional recovery by microvascular transplantation and whole ovary vitrification. Fertil Steril. 91(6), 2009, 2697-706.

32）Campbell BK, et al. Restoration of ovarian function and natural fertility following the cryopreservation and autotransplantation of whole adult sheep ovaries. Hum Reprod. 29(8), 2014, 1749-63.

33）Hashimoto S, et al. Good thermally conducting material supports follicle morphologies of porcine ovaries cryopreserved with ultrarapid vitrification. J Reprod Dev.59(5), 2013, 496-9.

34）Bielanski A, et al. Biosafety in embryos and semen cryopreservation, storage, management and transport. Adv Exp Med Biol. 753, 2014, 429-65.

35）Sugishita Y, Oktay K. Recent advances in vitrification of human ovarian tissue and tandem IVM oocytes. Cryobiology. 73(3), 2016, 416.

36）Practice Committee of American Society for Reproductive Medicine. Ovarian tissue cryopreservation: a committee opinion. Fertil Steril. 101(5), 2014, 1237-43.

37）Michaeli J, et al. Fertility preservation in girls. Obstet Gynecol Int. 2012, 139193.

（杉下陽堂、鈴木　直）

Q25 卵巣組織自家移植とは? その方法は?

KeyPoint

- 妊孕性回復を目指すためには、凍結保存された卵巣組織を移植する必要がある。
- 凍結保存を行った患者自身の体内に移植することが自家移植である。
- 移植により月経の再開を目指す場合もあるが、妊孕性温存を目的とするのであれば、原疾患が治癒、または寛解し、がん治療医の許可を得、妊娠を考えた際に行う。
- 移植する場所により、元来卵巣が存在している場所に移植する正所性移植と、その他の異所性移植が考えられ、移植方法も凍結法（凍結形状）によって異なる。
- 移植・生着が成功すれば、月経も再開し、妊孕性回復が期待できる方法ではあるが、世界的にもまだ症例が少なく、いまだ発展途上の治療法である。

はじめに

　卵巣組織凍結保存は治療前に卵巣を摘出、凍結保存するものであり、原疾患治療終了後に解凍して使用することとなるが、その方法の一つが自家移植である。マウスなどに移植し、そこから卵子を採取する方法も報告されているが[1]、基本的には患者本人の体内に移植することとなる。これが自家移植である。2004 年にベルギーのDonnez らは、妊孕性温存目的に、ホジキンリンパ腫の患者の卵巣を化学療法前に摘出・凍結し、治療終了後に再移植、自然妊娠を成立させた[2]。この報告は、同様に化学療法などを予定される若年女性患者にとっては朗報であったが、いまだ妊娠報告例は多くはなく、さらにわが国では、現時点で悪性腫瘍に対する移植後の妊娠報告例もない。

　また、卵子の凍結保存は体外受精の延長線上の技術であるため、すでに技術がある程度確立されていると言えるが[3, 4]、卵巣組織の凍結保存・移植は、凍結保存法、保存形態、解凍後の移植手術全てがいまだ発展途上である。移植の際の腫瘍細胞の再移植などのリスクも考えられ、対象疾患、対象年齢などについても、さらに倫理

的な側面からも治療の施行を慎重に対応しなければならない。日本産科婦人科学会、日本生殖医学会、日本癌治療学会においても、ガイドラインや見解が発表されている[5～7]。

本項では、妊孕能温存目的に凍結保存された卵巣組織の移植についてより具体的な方法を述べる。

卵巣組織の凍結法

卵巣組織移植の際には、凍結保存された組織を解凍して移植するため、凍結保存時の形態が移植法と大きく関連する。また凍結法には、緩慢凍結法とガラス化凍結法の2種類があるが、どちらにしても、組織の量をある程度小さくした方が凍結効率も良くなる。さらに、卵巣を細切することで、再移植のチャンスを増し、一部解凍することにより、病理学的な検査を行い、腫瘍細胞の混入のリスクを最小限にすることも可能だと思われる。

腫瘍細胞が含まれる可能性が高い実質を省き、検査に有用で、原始卵胞（未発育な卵胞）が多く存在する皮膜を凍結し、それらを移植する方法を選択する場合が多い。原始卵胞が卵巣の表面のごく浅い部分に存在するため、その部分を薄く剥ぎ取り、シート状に細切して凍結保存するものである。現在、専用の器具が開発され、簡便で再現性の高い方法となっており、移植の際の卵巣組織の取り回しも容易となる[8～11]。

移植時期

そもそも、妊孕性温存目的に行われる卵巣組織凍結保存を利用するものが解凍移植である以上、基本的には妊娠を予定する場合に移植を行うことが妥当である。女児の卵巣組織移植後の思春期初来の報告もあるものの[12]、移植後の卵巣機能の継続には不明な点が多いため、原疾患の治療後、妊娠が可能となった時期に行うべきと考える。よって、がん治療医を含め、本人およびパートナーとの十分なインフォームド・コンセントが必要であろう。

倫理的な側面からも慎重な対応が必要であり、学会のガイドラインなどを遵守すべきである[5, 6]。

卵巣組織の再移植部位

解凍された卵巣組織を使用するためには、生体に移植し、生着させることが必要となる。

移植部位としてさまざまな場所が考慮される。腫瘍の残存による再発時に摘出しやすい部位として前腹壁[13]や腹直筋直下[14]など異所性移植も行われており、分娩までには至っていないものの、受精卵の獲得など、ある程度の卵巣機能回復の成績を収めているようである。さらに、免疫不全マウスへのヒト卵巣組織の異種移植を行い、卵胞単位で体内培養させてヒト成熟卵子ならびに受精卵を得ることも試みられており[1]、卵巣組織移植による腫瘍の再発の可能性が高い疾患においての alternative な方法と考えられている。

しかしながら基本的には、原疾患治療後に健康を回復した患者へ卵巣組織を移植する場合、卵巣のあるべき環境から考えても、自然妊娠を可能とするためにも、残存卵巣がある場合はその部、または、卵巣が存在した近傍の同所性に移植するか[9, 14, 15]、または、子宮近傍の腹膜や卵管間膜[2]などに移植するのが一般的であると思われる。

移植法

解凍後の移植については前述のように、組織の凍結法と深く関わることになる。どのような凍結法においても、卵巣を細切、またはシート状に処理して凍結保存しているため、移植部位にポケットを作成して組織片を挿入、縫合するか[13]、または、シート状に処理された卵巣組織を、その大きさに切除された土台を作成し、その部位に縫合して移植する方法[9]となる。

Donnez らの最初の報告は、卵管背側の腹膜を切開、peritoneal window を作成し、細かい組織片を移植する方法であった[2]。その他、機能が廃絶した萎縮卵巣の皮膜を切除し、その部位に短冊状の卵巣組織を縫合して移植する方法も行っている[15]。同様に、Silber らの報告も、卵巣皮膜を切除し、シート状の解凍卵巣組織を皮膚移植の要領で移植する方法である[8]。彼らは卵巣皮膜を切除後、顕微鏡下に 1cm × 2cm × 1mm ほどの解凍された卵巣組織シートを正所移植している。われわれも、この方法を踏襲し、腹腔鏡下に移植を試みている。

順天堂大学における再移植法

　われわれは、上述の Silber らの方法を踏襲し、それを腹腔鏡下に応用している。妊孕性温存目的の片側卵巣摘出時に対側卵巣と摘出卵巣から採卵を行い、卵子と卵巣組織を同時保存しているが、それを従来の腹腔鏡下手術よりもさらに低侵襲な単孔式手術など、reduced port surgery（RPS）で行っている[16]。同様に、移植の際も腹腔鏡下に行っており、1cm × 1cm × 1mm の切片 2 ～ 3 枚を残存卵巣に皮膚移植の要領で貼り付ける方法としている。実際の術式につき、画像を用いながら示す。

　残存させた右卵巣を腹壁に 2 カ所固定する。その後、卵巣のサイズを測定し、腹腔鏡用の鞘付き cold knife により、移植用土台を作成する（図 25-1-ⓐ）。血流を保つことが重要ではあるが、大きな出血の場合は、micro hematoma となり、かえって生着を妨げるため、マイクロバイポーラなどを用いて、ある程度の止血を行う（図 25-1-ⓑ）。その後、移植用の土台からの woozing を維持するために、腹壁から直接穿刺したカテラン針よりヘパリン生食を滴下しながら、その土台に 1cm × 1cm の皮膜を 3 枚貼付する（図 25-1-ⓒ）。縫合には 5-0 吸収糸を使用し、切片の四隅とその間を縫合するようにし、出血がある場合は、さらに縫合を追加する。虚血を防ぐため、タイトに縫合しない方がよいと考えている。術後半年後、卵胞発育を認め、卵巣機能回復を確認している[16]。

おわりに

　卵巣組織移植は、まだまだ妊娠例の報告も多くはなく、今後の発展は期待できるものの、発展途上の治療法であることは否めない。しかしながら、これまで挙児を諦めてきた悪性疾患の女性にとっては、非常に朗報であることは間違いなく、より一般的な技術となることを祈念したい。

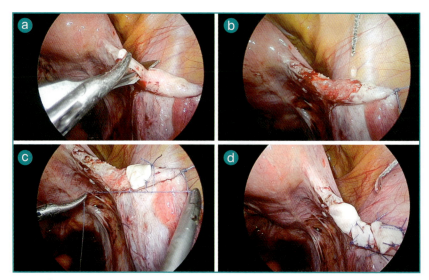

図25-1 ｜卵巣移植法（正所性）
ⓐ 腹腔鏡用の cold knife を使用して、萎縮卵巣の皮膜を切除する。
ⓑ 過剰な出血をマイクロバイポーラなどで止血後、ヘパリン生殖を滴下しながら、移植を行う。
ⓒ 皮膚移植の要領で、5-0 吸収糸などで縫合していく。
ⓓ 移植された3枚の卵巣シート。

引用・参考文献

1) Soleimani R, et al. Xenotransplantation of cryopreserved human ovarian tissue into murine back muscle. Hum Reprod. 25(6), 2010, 1458-70.
2) Donnez J, et al. Livebirth after orthotopic transplantation of cryopreserved ovarian tissue. Lancet. 364(9443), 2004, 16-22.
3) Practice Committees of American Society for Reproductive Medicine; Society for Assisted Reproductive Technology. Mature oocyte cryopreservation: a guideline. Fertil Steril. 99(1), 2013, 37-43.
4) ESHRE Task Force on Ethics and Law, Dondorp W, et al. Oocyte cryopreservation for age-related fertility loss. Hum Reprod. 27(5), 2012, 1231-7.
5) 日本生殖医学会・倫理委員会．未受精卵子および卵巣組織の凍結・保存に関するガイドライン．2013年11月．
6) 日本産科婦人科学会．会告「医学的適応による未受精卵子および卵巣組織の採取・凍結・保存に関する見解」について．日本産科婦人科学会雑誌．2014，66(5)，1291-3.
7) Kagawa N, et al. Successful vitrification of bovine and human ovarian tissue. Reprod Biomed Online. 18(4), 2009, 568-77.
8) Silber S, et al. Duration of fertility after fresh and frozen ovary transplantation. Fertil Steril. 94(6), 2010, 2191-6.
9) Keros V, et al. Vitrification versus controlled-rate freezing in cryopreservation of human ovarian tissue. Hum Reprod. 24(7), 2009, 1670-83.

10) Hashimoto S, et al. Effects of vitrification solutions and equilibration times on the morphology of cynomolgus ovarian tissues. Reprod Biomed Online. 21(4), 2010, 501-9.

11) Ernst E, et al. Case report: stimulation of puberty in a girl with chemo- and radiation therapy induced ovarian failure by transplantation of a small part of her frozen/thawed ovarian tissue. Eur J Cancer. 49(4), 2013, 911-4.

12) Andersen CY, et al. Two successful pregnancies following autotransplantation of frozen/thawed ovarian tissue. Hum Reprod. 23(10), 2008, 2266-72.

13) Kim SS, et al. Long-term ovarian function and fertility after heterotopic autotransplantation of cryobanked human ovarian tissue: 8-year experience in cancer patients. Fertil Steril. 91(6), 2009, 2349-54.

14) Dolmans MM, et al. IVF outcome in patients with orthotopically transplanted ovarian tissue. Hum Reprod. 24(11), 2009, 2778-87.

15) Kikuchi I, et al. Oophorectomy for fertility preservation via reduced-port laparoscopic surgery. Surg Innov. 20(3), 2013, 219-24.

16) Kikuchi I, et al. Successful ovarian vitrification and back-transplantation to preserve fertility in a patient requiring chemotherapy for malignant lymphoma. J Blood Lymph. 4, 2014, 116.

（菊地　盤）

Q26 全身照射における卵巣遮蔽とは？ その方法は？

KeyPoint

● 造血器腫瘍に対する通常の化学療法後は性腺機能回復が見られることも多いが、造血幹細胞移植の前処置は性腺機能に不可逆的な障害を及ぼす。

● 移植前の全身照射時に卵巣を金属片で遮蔽すると移植後早期に卵巣機能が高頻度に回復し、移植後に自然妊娠、自然分娩が可能になる。

● ただし、造血器腫瘍の再発率が増加しないかについては多数例の長期観察が必要であり、卵巣遮蔽の適用は寛解期造血器腫瘍症例に限定すべきである。

造血幹細胞移植時の卵巣遮蔽の意義

　白血病、リンパ腫などの造血器腫瘍は再生産年齢の若年者にもしばしば発症が見られる悪性腫瘍である。全悪性腫瘍の中では決して頻度は高くないが、再生産年齢に限定すると、かなりの割合を占めており、造血器腫瘍に対する化学療法や放射線治療による性腺障害、妊孕性低下に対する対策は重要である。特に造血幹細胞移植の前処置は大量抗がん薬や全身照射（TBI）を用いて実施されるため、高頻度に不可逆的な性腺機能障害を生じる。その詳細については Q16 に委ねる。

　移植後の妊孕性、性腺機能に大きな影響を与えるのは、移植前処置として用いられる全身照射と大量ブスルファン（BU）の投与であり、シクロホスファミド（CY）の影響は比較的弱いと考えられている。再生不良性貧血に対するシクロホスファミド単独の前処置を用いた移植後には男女ともに半数以上に性腺機能の回復が期待できるが、白血病などに対して CY-TBI あるいは BU-CY の前処置を行った場合は性腺機能はほとんどの患者において失われる[1]。したがって、TBI 時に卵巣を遮蔽すれば、高頻度に卵巣機能が回復することが期待できる。急性白血病患者では化学療法前、あるいは化学療法の合間に良好な卵子を採取することは困難であるため、TBI 実施時の卵巣遮蔽は現実的な妊孕性温存方法として期待されている。

卵巣遮蔽の実際

　TBI を実施する方法が施設によって異なるため、卵巣遮蔽の方法にもそれぞれの施設での工夫が必要になる（図 26-1）。最初に卵巣遮蔽について報告した東京大学医学部附属病院は、可動式のベッドを用いて、そのベッドに固定されたアクリル板の上にタングステンブロックを設置することで遮蔽を行っている。8 例中 6 例に卵巣機能の回復が認められ、このうち 2 例が結婚し、いずれも自然妊娠、自然分娩によって健児の分娩に至っている[2, 3]。ただし、この TBI の方法は特殊な設備を必要とするため、通常の施設では同じ方法で卵巣遮蔽を行うことができない。

　一方、自治医科大学附属さいたま医療センターは通常の Long SAD 法での TBI において、スリットの入ったウレタンマットで患者を側臥位に固定し、金属片を貼り付けたアクリル板を用いることで卵巣遮蔽を行っている[4]。具体的には、まず側臥位で造影 CT 検査を行うことによって卵巣の位置を同定し、その CT 画像を放射線治療計画装置に転送し、卵巣を直径 5cm の円で囲むことによって卵巣の位置を決定する[5]。そして、TBI 用ベッドに患者を側臥位で寝かせ、卵巣遮蔽ブロック（直径 5cm、高さ 8cm の低融点鉛の円柱ブロック）を設置し、患者体表につけたガラス線量計でライナックグラフィを撮影し、卵巣の位置の確認を行っている（図 26-2）。実

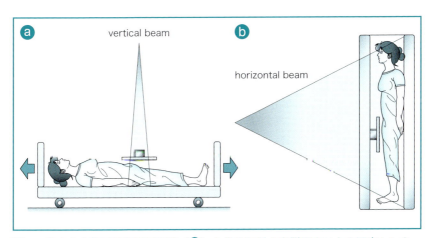

図26-1 ｜ 東京大学医学部附属病院（ⓐ）と自治医科大学附属さいたま医療センター（ⓑ）の卵巣遮蔽の方法（文献 4 より引用改変）

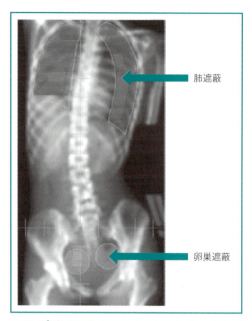

図26-2 自治医大さいたま医療センターの卵巣遮蔽（文献4より引用）

表26-1 卵巣遮蔽を行った16症例（2施設合計）の転帰

	卵巣機能回復	卵巣機能未回復
無病生存	10	1
再発	0	4
非再発死亡	1	0

16症例中10症例が無病生存かつ卵巣機能回復という理想的な状態にある。　　　　　　（文献4より引用）

際に卵巣に照射される線量は2Gy程度となる。この方法においても8名中の5名に卵巣機能の回復が観察されている（再発2名、無再発で卵巣機能未回復1名）。

　両施設の合計16症例を合わせると、原疾患が再発した4症例を除く12症例のうち11症例に卵巣機能の回復が認められており、卵巣遮蔽によってほとんどの患者に卵巣機能の回復が期待できることが明らかとなった（**表26-1**）[4]。

卵巣遮蔽の注意点

しかし、卵巣およびその周囲の組織への照射線量の低下（通常12Gyのところが遮蔽によって2～4Gyに低下する）が、造血器腫瘍の再発の増加につながらないかどうかについて注意が必要である。シアトルで行われている2GyのTBIを用いたミニ移植では、寛解期の急性骨髄性白血病や骨髄異形成症候群に対する移植では、ブスルファンとシクロホスファミドを用いた一般的な骨髄破壊的移植と比較して再発率の増加は認められていないため、寛解期患者に限定して実施すれば再発の危険性が大きく高まるということは考えにくく、また、実際の実施例においても現時点では原疾患の再発は16症例中4例（乳房単独再発の1例を含む）と、明らかな増加は認められていないが、多数例での長期の観察が必要である。急性白血病患者において卵巣遮蔽を適用する場合は寛解状態の患者に限定すべきであろう。

わが国の卵巣遮蔽の現状

若年女性移植患者にとって非常に魅力的な妊孕性温存方法であるが、実際にTBI時に卵巣遮蔽を実施している施設は決して多くはない。その一つの理由として考えられるのは前述した再発増加に対する危惧であろう。これは、当然、抱かれるべき危惧であり、卵巣遮蔽の過剰な適用は慎むべきである。一方で、既に紹介したように、寛解期の白血病であれば再発率が著しく増加するということは考えにくく、患者の人生観などを踏まえた上で、慎重に適用していくことが望ましい[6]。

もう一つの理由として考えられるのが、卵巣遮蔽に必要とされる労力と時間であろう。TBIは日常の放射線照射業務の中で実施されているため、TBIそのものによっても他の患者の放射線照射の実施との時間調整が難しくなることがある。さらに、卵巣遮蔽を行うことによってブロックの位置の調整などの時間が追加されることになる。また、放射線科医師、放射線科技師の業務量の増加にもつながることが卵巣遮蔽の普及の妨げの一つになっているのかもしれない。

引用・参考文献

1) Socié G, et al; Late Effects Working Party of the European Study Group for Blood and Marrow Transplantation. Nonmalignant late effects after allogeneic stem cell transplantation. Blood. 101(9), 2003, 3373-85.

2) Nakagawa K, et al. Preservation of ovarian function by ovarian shielding when undergoing total body irradiation for hematopoietic stem cell transplantation: a report of two successful cases. Bone Marrow Transplant. 37(6), 2006, 583-7.

3) Nakagawa K, et al. Ovarian shielding allows ovarian recovery and normal birth in female hematopoietic SCT recipients undergoing TBI. Bone Marrow Transplant. 42(10), 2008, 697-9.

4) Kanda Y, et al. Protection of ovarian function by two distinct methods of ovarian shielding for young female patients who receive total body irradiation. Ann Hematol. 93(2), 2014, 287-92.

5) 永井良明ほか. 側臥位卵巣遮蔽による全身照射（TBI）の改良点：タングステンシートによる肺ブロック. 臨床放射線. 57(8), 2012, 1109-15.

6) Kanda Y, et al. Risks and benefits of ovarian shielding in female patients undergoing TBI: a decision analysis. Bone Marrow Transplant. 46(8), 2011, 1145-7.

（神田善伸）

Q27　卵巣位置移動術とは？ その方法は？

KeyPoint

● 卵巣機能温存を考慮しうる子宮頸がんは、扁平上皮がんⅠB期、ⅡA期、非扁平上皮がんⅠB1期である。

● 骨盤部へ放射線療法を施行する前に、卵巣位置移動術は妊孕性温存の有用な選択肢となりうる。技術的には、腹腔鏡下手術に卵巣位置移動術を施行することは可能であるが、現時点で当該術式は保険収載されていない。

● 骨盤部へ放射線治療を行った場合、卵巣位置移動術を行っても約 10% の症例では卵巣機能は保持されない。

● 骨盤部への放射線治療を要する症例における妊孕性温存の治療選択では、多職種による専門家会議において、卵子凍結保存、卵巣組織凍結保存などを含めた幅広い選択肢を検討することが望まれる。

婦人科がんに対する放射線治療における卵巣機能温存

　婦人科がんにおける放射線治療は、主として子宮頸がんに対する根治的放射線治療あるいは広汎子宮全摘出術後の術後療法である。子宮体がんに対する根治的治療の第一選択は手術療法であり、子宮体がんに対して放射線治療が選択されるのは、高齢者、合併症などの理由で手術療法を行えない場合、術後療法として化学療法を選択できない場合および、進行・再発症例における症状緩和を目的とする場合に限定される。上皮性卵巣がんにおいては手術療法と化学療法との集学的治療が原則であり、放射線治療は進行・再発症例における症状緩和を目的とした治療に限られる。未分化胚細胞腫は放射線感受性を有するものの、化学療法の感受性が高く、化学療法を選択しえない症例にのみ放射線治療を選択するものの、実際に放射線治療が行われることは少ない。

　子宮頸がん治療において放射線治療による卵巣機能廃絶を回避するために行う卵巣位置移動術は、卵巣欠落症状、骨塩量の低下、心血管系への悪影響など治療後の QOL 維持・向上（ヘルスケア）を主たる目的とする。現在、再発低リスク子宮頸が

表27-1┃子宮頸がんⅠB～ⅡB期における組織型別卵巣転移率

FIGO 進行期	扁平上皮がん	腺がん
ⅠB 期	4/1,784 (0.22%)	14/376 (3.72%)
ⅡA 期	3/402 (0.75%)	2/38 (5.26%)
ⅡB 期	16/739 (2.17%)	13/132 (9.85%)

(文献 1 より引用)

んを対象とし、試験的治療として行われている広汎子宮頸部摘出術は、術後放射線治療を要さない症例であることから、原則として卵巣位置移動術は行わない。

　卵巣位置移動術による卵巣機能温存に際しては、卵巣転移の可能性、手術を要する良性卵巣腫瘍などの発生リスク、温存卵巣における悪性腫瘍発生リスクおよび手術操作による卵巣機能廃絶の可能性について、患者ならびに患者家族に対して十分に説明を行い、卵巣位置移動術に対する同意を得ておくことが必要である。

　広汎子宮全摘出術を行った子宮頸がんⅠB～ⅡB期 3,471 例を対象とした多施設共同研究の結果、全ての進行期において扁平上皮がんに比して腺がんの卵巣転移率は有意に高く、卵巣温存可能な症例は扁平上皮がんⅠB期とⅡA期と判断できる（**表27-1**）[1]。婦人科悪性腫瘍研究機構（JGOG）のネットワークを用いて行った多施設共同研究の結果、子宮頸部非扁平上皮がんⅠB1期の卵巣転移率は 1.0% 未満であり、非扁平上皮がんⅠB1期における卵巣温存の可能性が示された。組織型以外の卵巣転移の危険因子として、腫瘍径、傍結合織浸潤、子宮体部浸潤および脈管侵襲などが挙げられており、卵巣温存の適否はこれらの病理組織学的因子を総合的に考慮して判断する。

小児がんに対する放射線治療における卵巣機能温存

　小児がんの多くは放射線感受性が高く、放射線治療は化学療法とともに小児がん治療の基軸を成すことが多い（**表 27-2**）[2]。近年の集学的治療の進歩により、小児がんの治療成績は向上している反面、化学療法や放射線治療の合併症、特に、放射線治療による晩期合併症に留意し、治療寛解後の QOL 維持・向上への関心が高まっている。米国において、The Childhood Cancer Survivor Study に参加した 14 ～ 44 歳

表27-2 ┃ 小児がんに対する放射線治療

局所放射線治療	急性リンパ性白血病（中枢神経浸潤腫瘍：頭蓋）、ホジキンリンパ腫、その他の悪性リンパ腫、低悪性／高悪性膠腫、上衣腫、頭蓋咽頭腫（残存腫瘍、再発例）、髄芽腫、神経芽細胞腫（局所領域リンパ節）、網膜芽腫（眼球温存例、再発例）、ウィルムス腫瘍（局所領域リンパ節、転移性腫瘍：肺、肝）、肝がん（術後照射、緩和照射）、骨肉腫（術後照射）、横紋筋肉腫（局所領域リンパ節）、その他の軟部腫瘍、胚腫
全身放射線治療 （骨髄移植前）	急性リンパ性白血病（再発高リスク）、急性骨髄性白血病、ホジキンリンパ腫（再発時）、その他の悪性リンパ腫、神経芽細胞腫
予防的放射線治療	急性リンパ性白血病（頭蓋）

（文献2より引用改変）

の女性5,149名とその同胞1,444人を対象とし、妊孕性に関する大規模疫学的調査が行われた。妊娠に関する相対リスクは同胞の0.81倍であり、有意に低く、視床下部・下垂体への照射線量が30Gyを超えたがんサバイバーあるいは卵巣・子宮への照射線量が5Gyを超えたがんサバイバーの妊娠の相対リスクはおのおの、0.61倍、0.18～0.56倍であり、妊孕性の著しい低下を示した[3]。

　卵巣機能喪失を来しうる放射線線量（4～20Gy）を超える放射線治療（42.0～58.4Gy）を骨盤部に照射する小児がん患者に対して、卵巣位置移動術は卵巣機能温存の第一選択となる。移動した卵巣への被曝照射量が3Gy以下であれば卵巣機能は保たれることから、がん種による放射線治療（線量、照射部位）を勘案して、卵巣を移動する位置を決定する。しかしながら、卵巣位置移動術を行っても、約10%の症例では卵巣機能を温存することはできない。近年の生殖医療技術の進歩に伴い、卵子凍結保存、卵巣組織凍結保存など妊孕性温存の治療選択は多岐にわたる。したがって、小児がんに対する放射線治療施行に際しては、多職種による専門家会議により、最も適切な妊孕性温存の選択肢を立案し、本人、家族と十分に相談して決定することが望ましい。

卵巣位置移動術の実際

　子宮頸がんに対する広汎子宮全摘出術で卵巣を温存する場合、術後放射線治療による卵巣機能廃絶を避けるために骨盤照射野外への移動固定を考慮する。現時点では、腹腔鏡下広汎子宮全摘出術が保険収載を得ていないため、多くの施設では開腹

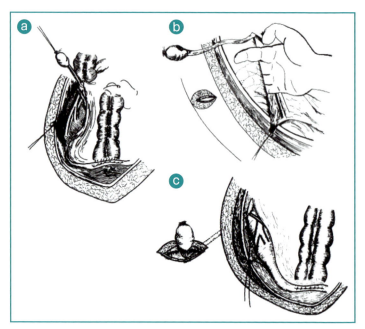

図27-1 卵巣位置移動術（腹部皮下組織）（文献4より引用）

ⓐ 卵巣固有靱帯を切離し、尿管や卵巣動静脈を損傷しないように卵巣堤索（骨盤漏斗靱帯）を後腹膜からできるだけ遊離する。
ⓑ 後腹膜腔を広く展開する。
ⓒ 卵巣を移動する部位の皮膚および筋膜を切開し、皮下組織に卵巣を愛護的に移動し、卵巣堤索の血流障害を最小化し、筋膜に固定してから皮膚を縫合閉鎖する。

手術により広汎子宮全摘出術を行い、同時に卵巣位置移動術も施行している。術後骨盤部放射線治療を予定している骨盤内腫瘍に対する可及的腫瘍減量術を行う症例では、広汎子宮全摘出術同様に、開腹手術中に卵巣位置移動術を行う。一般に、卵巣は腸骨稜より頭側で照射野から4cm以上離れた部位への移動固定が望ましく、傍結腸溝（上行結腸や下行結腸の外側）や腹部皮下組織への卵巣位置移動が報告されている（図27-1）[4]。卵巣位置移動術に際しては、卵巣固有靱帯を切離し、尿管や卵巣動静脈を損傷しないように卵巣堤索（骨盤漏斗靱帯）を後腹膜からできるだけ遊離し、移動した部位で卵巣への血流障害を最小化することに努める。温存した卵巣は比較的高頻度に非腫瘍性囊胞を形成し、圧痛などを自覚することがある。温存した卵巣の機能評価に関しては、第2章のQ10を参照されたい。

ホジキンリンパ腫など手術が予定されない症例に対しては、腹腔鏡下手術による卵巣位置移動術がより低侵襲であり、技術的にも完遂可能である。しかしながら、卵巣位置移動術は現時点で保険収載を得ていない。したがって、骨盤部への放射線治療が計画され、妊孕能温存を要する症例に対しては、自費診療として卵巣位置移動術を行わざるを得ない。卵子凍結保存、卵巣組織凍結保存などを選択できない症例に対して、抗がん治療を遅延させずに、可及的速やかに卵巣位置移動術を行うために、全国規模で診療科横断的な臨床研究を立案し、先進医療として推進することに努めなければならない。

引用・参考文献

1) Shimada M, et al. Ovarian metastasis in carcinoma of the uterine cervix. Gynecol Oncol. 101(2), 2006, 234-7.
2) 副島敏典. "小児腫瘍　総論". がん・放射線療法 2010. 大西洋編. 東京, 篠原出版新社, 2010, 1118-20.
3) Green DM, et al. Fertility of female survivors of childhood cancer: a report from the childhood cancer survivor study. J Clin Oncol. 27(16), 2009, 2677-85.
4) Fujiwara K, et al. Subcutaneous transposition of the ovary following hysterectomy. Int J Gynaecol Obstet. 58(2), 1997, 223-8.
5) Irtan S, et al. Ovarian transposition in prepubescent and adolescent girls with cancer. Lancet Oncol. 14(13), 2013, e601-8.

（島田宗昭、永井智之、豊島将文、徳永英樹、新倉　仁、八重樫伸生）

Q28 卵巣保護を目的としたGnRHアゴニストとは?

KeyPoint

- GnRH アゴニストは化学療法誘導性無月経を抑制する可能性がある。
- GnRH アゴニストは妊孕性維持についてエビデンスに乏しく、胚（受精卵）凍結保存、卵子凍結保存、卵巣組織凍結保存につぐオプションであり、単独では推奨されない。
- GnRH アゴニストは月経発来前の女性には適応はなく、現時点では小児がんの妊孕性温存療法としては推奨されない。

性腺機能の低下がもたらす問題と GnRH アゴニストの考え方

　治療の進歩による悪性腫瘍患者の長期生存率を考えると、性腺毒性治療の長期的な卵巣への影響を考えなくてはならない。がん治療（アルキル化薬を含む化学療法や放射線治療）は、卵巣機能に負の影響を与えることが知られている。治療の影響は、患者の年齢、治療前の卵巣予備能、化学療法の種類、投与量、期間に依存し、定期的な月経周期を回復し妊孕性を維持する患者もいれば、不妊症や早発卵巣不全（POI）に直面する患者もおり、予測が難しい。

　がんと診断された生殖年齢の女性にとって、性線機能の低下は深刻な問題である。妊孕性の低下はとても重要な問題ではあるが、性腺機能低下はそのほかにも多くの身体の健康状態や QOL に影響する。化学療法によって起こる POI は、ほてり、不眠症、腟乾燥、性交困難、不安、気分障害などの更年期症状を引き起こす。また、長期的エストロゲン欠乏によって、骨減少症／骨粗鬆症、心臓血管疾患、認知低下、内分泌障害など全身的な影響も及ぼす。

　妊孕性温存のためには、抗がん薬・放射線治療前の胚（受精卵）凍結保存・未受精卵子凍結保存が有用な方法である。卵巣組織凍結保存は腫瘍細胞の組織内混入・卵巣転移などの問題から、安全性の面でさらなる検討が必要であり実験的な段階と

されているが、有効性を示す報告が増加している。Ataya らはラットやサルを用い
て GnRH アゴニストがシクロホスファミドによる卵巣機能障害に予防効果があるこ
とを示している[1]。1996 年、Blumenfeld らが GnRH アゴニスト併用療法で POI 発
症率を減少させることを悪性リンパ腫の若年女性の化学療法において初めて報告し
て以来[2]、化学療法中に GnRH アゴニストを併用して POI 発症を軽減する治療が行
われている。

　GnRH アゴニストを持続投与することにより、性腺刺激ホルモンは一過性にフレ
アアップし、投与 1 〜 2 週頃から下垂体の GnRH 受容体の脱感作が起こる。それに
より黄体形成ホルモン（LH）や卵胞刺激ホルモン（FSH）の分泌が低下、卵巣顆粒
膜細胞の増殖・卵胞発育が抑制され、また卵胞に向かう血液還流も低下する。この
状態を維持して化学療法などの卵巣毒性から保護することがこの治療の考え方であ
る。

　化学療法中に GnRH アゴニストを併用する卵巣保護は比較的リスクが少なく、時
間や費用も比較的かからない。副作用は、低エストロゲン状態に起因するもので、
重篤なものは少ない。化学療法中の GnRH アゴニスト同時治療の有用性を調査した
多数のランダム化比較試験（RCT）、非ランダム化比較試験、メタ解析が行われ、卵
巣保護作用に対してさまざまな議論がなされている。

化学療法による卵巣障害のメカニズムと GnRH アゴニストの作用

卵巣や卵胞への化学療法の作用機序（図 28-1）

　化学療法が卵巣機能の低下を引き起こすことは明確だが、メカニズムはよくわかっ
ていない。1985 年，Nicosia は原始卵胞に比べ、一次・二次卵胞数が有意に減少し
ていることを報告した[3]。初経前の女児の方が化学療法関連無月経（CRA）発症率
が低いという知見からも、成熟卵胞に比べ未成熟卵胞の方が障害を受けにくいと推
測される。

　卵巣や卵胞への化学療法の作用機序について、直接的経路と間接的経路を含む複
数のメカニズムが考えられている。直接経路として化学療法薬は分裂した顆粒膜細

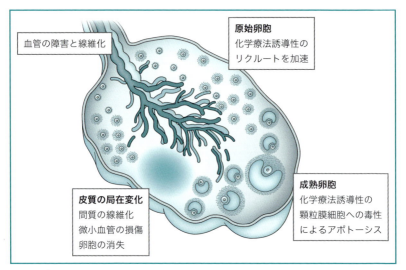

図28-1 | 卵巣毒性のメカニズム

胞に特に障害を与えやすく、卵胞のアポトーシスを引き起こす。発育卵胞の直接的損失は原始卵胞からのリクルートを加速し、結果として卵巣予備能の低下をもたらす。

間接的経路は化学療法薬の卵巣皮質間質組織への障害である。Meirowらは化学療法を施行した群に皮質の血管の損傷とその付近の異常血管の新生が見られたこと、また局所の皮質の線維化と一致した卵胞の消失を認めたことを報告した[4]。同様の報告が複数見られ、化学療法後に卵巣皮質間質の線維化および血管の損傷が起こり、引き起こされる局所虚血が卵胞の消失を促すことを示唆している。

GnRHアゴニストの卵巣保護作用

GnRHアゴニストの卵巣保護作用に対する分子機構での証明はほとんど報告がない。2015年、Bildikらは、ヒト卵巣皮質と顆粒膜細胞のin vitro、ex vivoモデルを用いたtranslational researchを行っている[5]。

良性の卵巣嚢胞を摘出時の卵巣皮質（15名：平均年齢27.8歳）、GnRH受容体が発現しているヒトの分裂非黄体化細胞株（COV434、HGrC1）、体外受精の採卵時に得られた20名の非分裂黄体化顆粒膜細胞（HLGC）を実験に使用した。シクロホス

ファミド、シスプラチン、パクリタキセル、フルオロウラシル (5-FU)、または TAC
併用（ドセタキセル、ドキソルビシン、シクロホスファミド）で処理し、DNA 損傷、
アポトーシス、予備卵胞、卵巣機能と予備能マーカー（エストラジオール、プロゲ
ステロン、抗ミュラー管ホルモン〔AMH〕）、抗アポトーシス遺伝子の発現を対照群、
化学療法群、化学療法 + GnRH アゴニスト群間で比較した。

　シクロホスファミド、シスプラチン、TAC は、DNA 損傷、アポトーシスおよび
卵胞の喪失をもたらした。この化学療法剤に GnRH アゴニストを併用すると、細胞
内 cAMP 値を上昇したが、抗アポトーシス経路の活性化や卵胞の損失を予防せず、
DNA 損傷とアポトーシスが誘導した。この報告では化学療法薬剤と GnRH アゴニ
ストの併用処理は、in vitro で卵巣損傷と卵胞喪失を予防することも改善も見られな
かったが、in vivo での GnRH アゴニストの卵巣保護作用を示すものではなく、卵巣
ダメージの直接損傷にフォーカスを当てた研究であった。

現在までの臨床試験の結果

　RCT を評価した 14 報のメタ解析を**表 28-1** に示す[6]。GnRH アゴニストが POI に
及ぼす影響については、14 報のうち 12 報が GnRH アゴニスト治療を支持し、2 報で
GnRH アゴニストの併用治療が POI のアウトカムに影響を及ぼさないと結論してい
る。性腺毒性化学療法の GnRH アゴニスト併用後の予後のアウトカムに関して、14
報のうち 9 報がこの妊娠について調査し、3 報のみが GnRH アゴニスト療法の妊娠
成果への積極的な影響を支持した。しかし 2016 年、Oktay ら[7] は、プライマリーエ
ンドポイントを月経再開の基準を「定期的な月経が複数回」と厳しく設定した報告
(Gerber 2011, Munster 2012, Elgindy 2013)[8~10] では差がつかなかったとしている。

　近年出た大規模長期的な RCT も異なった見解であった。2015 年、Moore らがホ
ルモン受容体陰性乳がんに対する Prevention of Early Menopause Study（POEMS）
について報告した[11]。対象は 257 名（評価可能 218 名）で、2 年後の POI 率（6 カ
月無月経かつ FSH 閉経レベル）を調査した。GnRH アゴニスト併用群が 8%、化学
療法単独群が 22%（オッズ比 0.30、95%CI 0.09-0.97、$p = 0.04$）、さらに妊娠率は併
用群が 21%、単独群が 11%（オッズ比 2.45、95%CI 1.09-5.51、$p = 0.03$）と、POI
リスク、妊孕性低下を減少させ、卵巣保護を示す結果であった。

表28-1 ▎性腺毒性化学療法と GnRH アゴニスト併用療法の効果を評価したメタ解析

報告	研究数	試験の種類（n）	主要アウトカム	含まれる疾患	結論（POI）	結論（妊娠）
Clowse ら 2009	9	RCT（2）non-RCT（7）	POI 妊娠	ホジキンリンパ腫	支持	支持
Ben-Aharon ら 2010	19	RCT（5）non-RCT（14）	POI 妊娠	乳がん、ホジキンリンパ腫	支持	支持
Kim ら 2010	11	RCT（3）non-RCT（8）	POI	乳がん、ホジキンリンパ腫	支持	N/A
Bedaiwy ら 2011	6	RCT	POI 妊娠	乳がん、ホジキンリンパ腫	支持	影響なし
Chen ら 2011	4	RCT	POI 妊娠	乳がん、ホジキンリンパ腫、卵巣がん	支持	影響なし
Wang ら 2013	7	RCT	POI 妊娠	乳がん	支持	影響なし
Zhang ら 2013	7	RCT（3）non-RCT（4）	POI	ホジキンリンパ腫	支持	N/A
Yang ら 2013	5	RCT	POI 妊娠	乳がん	支持	影響なし
Del Mastro ら 2014	9	RCT	POI	乳がん、ホジキンリンパ腫、非ホジキンリンパ腫、卵巣がん	支持	N/A
Sun ら 2014	8	RCT	POI 妊娠	乳がん、ホジキンリンパ腫、卵巣がん	支持	影響なし
Vitek ら 2014	8	RCT	POI	乳がん	影響なし	N/A
Ellgindy ら 2015	10	RCT	POI	乳がん、ホジキンリンパ腫、卵巣がん	影響なし	影響なし
Lambertini ら 2015	13	RCT	POI 妊娠	乳がん	支持	支持
Munhoz ら 2016	7	RCT	POI	乳がん	支持	N/A

N/A；not applicable

（文献 6 より引用）

　また 2016 年、Demeestere らがリンパ腫患者 129 例（評価可能 67 名）に GnRH アゴニストの POI（2、3、4、5 ～ 7 年に FSH ＞ 40IU/L）の検討を示した[12]。GnRH アゴニスト併用群と化学療法単独群ではロジスティック回帰分析では有意差がつかなかった（オッズ比 0.70、95％CI 0.15-3.24、p = 0.651）、さらに妊娠率も GnRH ア

ゴニスト併用群（32名中17名：53.1％）、化学療法単独群（35名中15名：42.8％）と有意差を認めず（$p = 0.467$）、POIの予防には有益ではなく、将来の妊娠率には影響を与えないと報告した。

ともに患者の脱落群が多く、質の高いRCTとは言い難い。またDemeestereらの群は、リンパ腫の治療の特殊性から化学療法の開始の2日前にGnRHアゴニストが施行されただけであり、卵巣保護効果が十分であったかどうか不明であること、また両群ともに過多月経予防のためにノルエチステロンアセテート（NE）を内服しており、NEにより卵巣抑制が働いてGnRHアゴニスト併用群と化学療法単独群との差がはっきりしなかった可能性も考えられる。

国内ではJUMOG POF（Clinical Trials. Gov Identifier：NCT00429403）が中止となり、今日まで実績はない。The National Comprehensive Cancer Networkやthe St. Gallen International Expert Consensus Panel Guidelinesは2016年に*BMC Med*誌にて性腺毒性化学療法に続発する卵巣不全予防でのGnRHアゴニストの使用を支持した。しかし米国生殖医学会（ASRM）[13]、欧州臨床腫瘍学会（ESMO）[14]、米国臨床腫瘍学会（ASCO）[15]が2013年にガイドラインにてGnRHアゴニストの卵巣保護に対する効果は懐疑的で臨床試験以外での使用は慎重にすべきとしている。

GnRHアゴニスト併用療法の卵巣保護への有用性に対する結論を導き出すためには、年齢、がん種、治療レジメン、長期フォローなどを明確にしたRCTの結果を期待する。

引用・参考文献

1) Ataya K, et al. Luteinizing hormone-releasing hormone agonist inhibits cyclophosphamide-induced ovarian follicular depletion in rhesus monkeys. Biol Reprod. 52(2), 1995, 365-72.

2) Blumenfeld Z, et al. Prevention of irreversible chemotherapy-induced ovarian damage in young women with lymphoma by a gonadotrophin-releasing hormone agonist in parallel to chemotherapy. Hum Reprod. 11(8), 1996, 1620-6.

3) Nicosia SV, et al. Gonadal effects of cancer therapy in girls. Cancer. 55(10), 1985, 2364-72.

4) Meirow D, et al. Cortical fibrosis and blood-vessels damage in human ovaries exposed to chemotherapy. Potential mechanisms of ovarian injury. Hum Reprod. 22(6), 2007, 1626-33.

5) Bildik G, et al. GnRH agonist leuprolide acetate does not confer any protection against ovarian damage induced by chemotherapy and radiation in vitro. Hum Reprod. 30(12), 2015, 2912-25.

6) Hickman LC, et al. Preservation of gonadal function in women undergoing chemotherapy: a review of the potential role for gonadotropin-releasing hormone agonists. Am J Obstet Gynecol. 215(4), 2016, 415-22.

7) Oktay K, Bedoschi G. Appraising the Biological Evidence for and Against the Utility of GnRHa

for Preservation of Fertility in Patients With Cancer. J Clin Oncol. 34(22), 2016, 2563-5.
8) Gerber B, et al; German Breast Group Investigators.J Clin Oncol. Effect of luteinizing hormone-releasing hormone agonist on ovarian function after modern adjuvant breast cancer chemotherapy: the GBG 37 ZORO study. 29(17), 2011, 2334-41.
9) Munster PN, et al. Randomized trial using gonadotropin-releasing hormone agonist triptorelin for the preservation of ovarian function during (neo) adjuvant chemotherapy for breast cancer. J Clin Oncol. 30(5), 2012, 533-8.
10) Elgindy EA, et al. Gonadatrophin suppression to prevent chemotherapy-induced ovarian damage: a randomized controlled trial. Obstet Gynecol. 121(1), 2013, 78-86.
11) Moore HC, et al; POEMS/S0230 Investigators. Goserelin for ovarian protection during breast-cancer adjuvant chemotherapy. N Engl J Med. 372(10), 2015, 923-32.
12) Demeestere I, et al. No Evidence for the Benefit of Gonadotropin-Releasing Hormone Agonist in Preserving Ovarian Function and Fertility in Lymphoma Survivors Treated With Chemotherapy: Final Long-Term Report of a Prospective Randomized Trial. J Clin Oncol. 34(22), 2016, 2568-74.
13) Practice Committee of American Society for Reproductive Medicine. Fertility preservation in patients undergoing gonadotoxic therapy or gonadectomy: a committee opinion. Fertil Steril. 100(5), 2013, 1214-23.
14) Pentheroudakis G, etr al; ESMO Guidelines Working Group. Cancer, fertility and pregnancy: ESMO clinical recommendations for diagnosis, treatment and follow-up. Ann Oncol. 20(Suppl 4), 2009, 178-81.
15) Lambertini M, et al. Cancer and fertility preservation: international recommendations from an expert meeting. BMC Med. 14, 2016, 1.
16) 日本がん・生殖医療学会．"CQ10 化学療法による卵巣機能低下を予防するために GnRH アゴニストの使用は勧められるか？"．乳がん患者の妊娠出産および生殖医療に関する診療の手引き．2014 年 9 月 1 日．
17) Hickman LC, et al. Preservation of gonadal function in women undergoing chemotherapy: a review of the potential role for gonadotropin-releasing hormone agonists. Am J Obstet Gynecol. 215(4), 2016, 415-22.

(川井清考)

Q29 治療開始前の精子凍結保存の積極的な適応となるのは? その方法は?

KeyPoint

- 造精機能障害、勃起射精障害を引き起こす治療、精巣や前立腺を含む男性生殖器の摘出を要する治療の前に精子凍結保存を行う。
- 男性が40歳以上でも女性配偶者の年齢に応じて説明が必要である。
- がん治療医と生殖医療医で、がん治療開始前の限られた期間で円滑に凍結保存が実施できる体制を構築しておく。
- 射出精子、膀胱内精子やOnco-TESEによる精子回収方法がある。
- 精子凍結保存は保存期間を明確にして有償・更新制度にて行う。

精子凍結保存における積極的な適応

精子凍結保存の手順

　生殖機能に影響を及ぼすがん治療を行う場合には、がん治療開始前に精子凍結保存について患者へ情報提供を行うことが原則である。がん治療医は治療内容と疾患予後を患者へ十分に説明し、引き続き治療に関連した生殖機能への影響と精子凍結保存の選択肢について説明を行う。ただし、再発リスクや死亡率が高い疾患に罹患したがん患者に対する生殖機能喪失に関する情報提供の仕方については、倫理的側面に配慮する必要がある。患者から凍結保存の希望があれば、生殖医療医から凍結保存や凍結精子を用いた将来の生殖医療に関する具体的な情報提供を行い、凍結保存を試みる。

年　齢

　年齢に応じた配慮が必要になる点に注意を要する。男性が40歳以上であっても、女性配偶者の生殖年齢を考慮して精子凍結保存に関する説明の必要性を判断しなければならない。一方、男性が未成年者の場合、精子の凍結保存には本人および親権

者の同意が必要である。この場合、本人が成人に達した時点で凍結保存継続への本人の意思を確認する。なお、思春期以前の男児の生殖機能温存療法の適応は明確になってない。これは未熟精巣組織から精子を分化誘導する方法が臨床的に確立されていないためである[1]。

疾患とがん治療

AYA 世代の年齢に好発する代表疾患に白血病、精巣がん、脳腫瘍、骨肉腫などがある。また好発年齢ではないがん種でも少ない頻度ながら発生することがあるので、がん治療医はがん種によらず普段から凍結保存の説明機会を逸しないように準備しておくことが求められる。

がん治療の内容により生殖機能への影響度は異なる。精子形成は精巣内にある精細管で営まれる。化学療法や放射線治療は精細管に障害を来すため、治療前の精液保存が原則である。ただ、一時的に無精子症となった場合でも、将来的に自然に造精機能が回復し挙児に至る症例や精巣内精子抽出法（TESE）・体外受精によって挙児に至る症例も報告されている。他方、精細管を障害しない機序の場合は、TESEなどの侵襲を伴うものの、がん治療後でも精子回収のすべはある。このため、がん治療開始の緊急度や治療による造精機能への影響度を量り、がん治療前精子凍結保存の適応を吟味する必要がある。

以下、生殖機能に影響する機序（**表 29-1**）について述べる。

1）性腺毒性（**表 29-2**）[2]

化学療法による精巣毒性のリスクは薬剤の種類や使用総量より異なる。シクロホスファミド、イホスファミド、ブスルファン、プロカルバジン、クロラムブシル、ナイトロジェンマスタードなどのアルキル化薬および白金製剤は精原細胞を減少させることで造精機能障害を引き起こす代表的な製剤である。

精原細胞は放射線感受性が高く、精子形成障害を発症しやすい。一時的な造精機能障害は 0.2 〜 0.7Gy の照射で発症し、永続的な障害は 2 〜 4Gy 以上の照射で発症する。血液疾患治療で行われる骨髄移植の前処置に用いられる全身照射はもとより、精巣腫瘍セミノーマによる腹部骨盤リンパ節領域への照射、そして骨盤や大腿骨に発症する骨肉腫への照射による散乱線でも精巣は被曝する。

表29-1 | がん治療による生殖機能への影響

機序	代表的な原因	造精機能
性腺毒性	化学療法、放射線治療	喪失〜 一過性喪失・残存
両側精巣摘除	高位精巣摘除（両側性精巣がん）、除睾術（前立腺がん去勢治療）	喪失
精路通過障害	膀胱全摘術、骨盤内臓全摘術	残存
射精機能障害	後腹膜リンパ節郭清術、骨盤内手術による腹部交感神経、下腹神経叢、骨盤神経叢の障害	残存
視床下部・下垂体機能障害	脳脊髄腫瘍への放射線治療・外科治療	喪失（可逆的）

2）両側の精巣摘除

　両側の精巣を切除すると精子形成機能は完全に喪失する。AYA世代に多い精巣がんは同時性・異時性に両側性に発生することがある。前立腺がんの男性ホルモン除去療法としての両側除睾術が行われることもある。

3）精路通過障害

　精巣から精嚢まで精子を運ぶ精管を両側性に損傷すると、精巣とその造精機能が残存していても精子が射出されなくなる。例として膀胱全摘術、前立腺全摘術や骨盤内臓全摘術などでは手術に伴う精路の離断が生じる。

4）射精障害

　後腹膜リンパ節郭清術で腹部交感神経から下腹神経叢へ続く神経を損傷すると逆行性射精が生じる。直腸切除術などで腹膜反転部以下の骨盤操作を行うと骨盤神経叢の損傷により性機能障害（勃起・射精障害）が生じる。神経を温存した手術を行うことも疾患との兼ね合いで可能な場合がある。

5）視床下部・下垂体機能

　脳脊髄腫瘍に対する局所の放射線治療や外科的治療に伴い視床下部・下垂体機能低下が生じ、二次的に造精機能の低下が生じる。この場合、造精機能の回復を目的とした内分泌補充療法を実施することで精子形成を回復することは可能である。

表29-2 ▎化学療法および放射線治療による性腺毒性のリスク分類（男性）
（ASCO 2013）

リスク	治療プロトコル	患者および投与量などの因子	使用対象疾患
高リスク（治療後、一般的に無精子症が遷延、永続する）	アルキル化薬*＋全身照射		白血病への造血幹細胞移植の前処置、リンパ腫、骨髄腫、ユーイング肉腫、神経芽細胞腫
	アルキル化薬*＋骨盤または精巣照射		肉腫、精巣腫瘍
	シクロホスファミド総量	7.5g/m²	多発がんと造血幹細胞移植の前処置など
	プロカルバジンを含むレジメン	MOPP**：>3サイクル／BEACOPP：>6サイクル	ホジキンリンパ腫
	テモゾロミドあるいはカルムスチン（BCNU）を含むレジメン＋頭蓋照射		脳腫瘍
	精巣照射	>2.5Gy（成人男性）>15Gy（小児）	精巣腫瘍、急性リンパ性白血病、非ホジキンリンパ腫、肉腫、胚細胞腫瘍
	全身照射		造血幹細胞移植
	頭蓋照射	>40Gy	脳腫瘍
中間リスク（治療後、無精子症が遷延、永続することがある）	重金属を含むレジメンBEP療法シスプラチン総量カルボプラチン総量	2〜4サイクル>400mg/m²>2g/m²	精巣腫瘍
	散乱による精巣への照射	1〜6Gy	ウィルムス腫瘍、神経芽細胞腫
低リスク（一時的な造精機能低下）	アルキル化薬*以外の薬剤を含むレジメン	ABVD、CHOP、COP、白血病に対する多剤療法	ホジキンリンパ腫、非ホジキンリンパ腫、白血病
	精巣に対する放射線照射	0.2〜0.7Gy	精巣腫瘍
	アントラサイクリン系＋シタラビン		急性骨髄性白血病
超低リスク、またはリスクなし（影響なし）	ビンクリスチンを用いた多剤療法		白血病、リンパ腫、肺がん
	放射性ヨウ素		甲状腺がん
	散乱による精巣への放射線照射	<0.2Gy	多発がん
不明	モノクローナル抗体（ベバシズマブ、セツキシマブ）		大腸がん、非小細胞肺がん、頭頸部がん
	チロシンキナーゼ阻害薬（エルロチニブ、イマチニブ）		非小細胞肺がん、膵臓がん、慢性骨髄性白血病、消化管間質腫瘍

＊ブスルファン、カルムスチン、シクロホスファミド、イホスファミド、ロムスチン（日本未承認）、メルファラン、プロカルバジン
＊＊メクロレタミン（日本未承認）、ビンクリスチン、プロカルバジン、プレドニゾロン
BEACOPP：ブレオマイシン、エトポシド、ドキソルビシン、シクロホスファミド、ビンクリスチン、プロカルバジン、プレドニゾロン、BEP：ブレオマイシン、エトポシド、シスプラチン、ABVD：ドキソルビシン、ブレオマイシン、ビンブラスチン、ダカルバジン、CHOP：シクロホスファミド、ドキソルビシン、ビンクリスチン、プレドニゾロン、COP：シクロホスファミド、ビンクリスチン、プレドニゾロン
http://www.asco.org/sites/www.asco.org/files/fp_data_supplements_012914.pdf
（日本癌治療学会「小児、思春期・若年がん患者の妊孕性温存に関する診療ガイドライン 2017年版」〔金原出版刊〕より引用）

精子採取および凍結保存の具体的な方法

がん治療医と生殖医療医の役割（図29-1）

　がんと診断された患者はがん治療に加え、治療に伴う生殖機能喪失にも同時に直面しなければならず、極めて不安定な精神状況にある。精子凍結保存を用いた将来的な生殖医療についてまでを、具体的かつ慎重に説明することが求められる。

　全国アンケート調査[3]によると、日本泌尿器科学会に登録されている日本全国の大学およびがんセンターの約7割は、近隣の生殖医療施設へ患者を紹介してがん治療前の精子凍結保存を行っている。このことからも、がん治療前の精子凍結保存を円滑に行うためには、がん治療医と生殖医療医が綿密に連携しておくことが必要である。

適切な精子凍結保存の継続

　2006年に日本生殖医学会が、精子の凍結保存における同意書、凍結保存の期間、保存責任、費用負担に関して提言している。がん治療前精子凍結保存後に、本人の

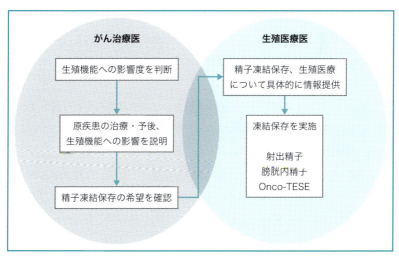

図29-1 ｜ がん治療医と生殖医療医の連携

所在が不明、使用予定が不明確なままの精子保存継続、そして凍結精子の使用率が10%程度と低率といった問題が生じうる。これらの問題を回避するためには、保存期間を明確化した上で、有償・更新制度で運用することにより、定期的な本人の意思確認のもと必要に応じて保存継続することが重要である。

凍結の時期

悪性腫瘍治療前の精子凍結保存の適応に対する立場として、化学療法でも精子または染色体変異が生じる可能性があるため、治療前の精子を保存することが原則である。ただし、急性白血病など原疾患の治療緊急度や患者の全身状態によっては、治療開始前に精子凍結保存が行えない場合もあるのが現状である。この場合、患者に精子に影響が生じる可能性について十分に説明した上で、できる限り化学療法による影響が少ない1コース終了後に精子保存を試みる。

精子の採取方法

1) マスターベーション

最も簡便な方法は、マスターベーションによる射出精液による精子採取である。良好な運動率の観点から、一般的には2〜5日の禁欲期間による精子採取が望ましい。しかし、がん治療前の精子凍結保存においては時間的猶予がなく、試みることができる保存回数も限られる。このため、むしろ保存の機会を逸しないように、がん治療前の検査スケジュールや全身状態の実状に即して保存を行うことの方が重要になる。

マスターベーションによる射出精液の全量を容器に直接採取する。射出精液の始めの部分には高濃度の精子が含まれていることから、取りこぼしが生じないように口径が広く精子毒性がない素材の容器を用いる。

なお、逆行性射精が疑われる場合は、膀胱を空虚にした後に生理食塩水50mLを膀胱内に注入した状態でマスターベーションを行う。射精感が生じた後に排尿により回収した膀胱内容液を洗浄、遠心分離して精子の分離回収と保存を行う。

2) 精巣内精子の採取

精巣腫瘍の患者をはじめ担がん患者では、しばしば造精機能低下を合併している

ことがある。射出精液中に精子が存在しない、または著しく少ない場合には、精巣内から採取した精細管組織より精子の回収を試みる顕微鏡下精巣内精子抽出法（MD-TESE）がある。精巣腫瘍の高位精巣摘除術、あるいは両側性精巣腫瘍などで行われうる精巣部分切除術の際に、同時にがんに冒されていない精巣組織から正常な精細管組織を採取し、精子回収を試みることを oncological testicular sperm extraction（Onco-TESE）という。

精子の凍結保存方法

高度生殖医療を行う施設ではすでに、精子凍結保存は日常的に行われている。一般的な保存方法について述べる。

1）精子凍結保存液

凍結保存は、グリセリンを主成分とする細胞保護剤と混合して行われる。グリセリンは精子細胞内に浸透して脱水を促進し、細胞内の氷晶形成を抑制することで凍結による細胞障害を回避する。精子凍結保存液は市販されており、代表的なものとして TEST-yolk Buffer（Irvine Scientific 社）や SpermFreeze™（Medi-Con International 社）がある。

2）凍結方法の実際

液体窒素蒸気凍結法の例を示す。精液を液状化し、培養液で洗浄して精漿を除去する。回収された精子数に応じて洗浄精液を数本のクライオチューブに分注し、おのおのを培養液で 1mL の容積にする。凍結保存液の種類によって、精液と保存液を 1：0.7 〜 1：1 の割合で混合する。室温で 10 〜 30 分間静置する。液体窒素蒸気中に 5 〜 30 分間静置する。続いて液体窒素液中に移して保存する。

引用・参考文献

1) Picton HM, Wyns C, et al. A European perspective on testicular tissue cryopreservation for fertility preservation in prepubertal and adolescent boys. Hum Reprod. 30(11), 2015, 2463-75.
2) Loren AW, Mangu PB, et al; American Society of Clinical Oncology. Fertility preservation for patients with cancer: American Society of Clinical Oncology clinical practice guideline update. J Clin Oncol. 31(19), 2013, 2500-10. Data supplement.
3) Nishiyama H, Soda T, et al. Questionnaire survey in Japan for sperm cryopreservation before chemotherapy. Hinyokika Kiyo. 54(9), 2008, 593-8.

（常樂　晃、西山博之）

| Q30 | MD-TESEとは？ その方法は？ |

KeyPoint

● 精巣内精子抽出法（TESE）は精子を精巣内から直接回収する手術である。このうち、MD-TESE は精子の存在が明らかではない場合に行われることが多い。

● 本手術では精巣を大きく切開し、精細管を探索する。multiple TESE と比較し、無駄な血管損傷・精巣容量の低下を予防できるため、合併症発生率が低下した。

● 精子の存在する可能性が高い精細管は太く白濁・屈曲しているものが多く、そのような精細管を見つけて採取を行う。

● 諸家の報告における精子回収率は 40 ～ 60％程度である。わが国における 2014 年度の成績集計では約 35％であった。

● 若年性がん患者では、化学療法前の精子凍結保存ができなかった場合（Onco-TESE）、がん治療終了後に無精子症が遷延した場合に MD-TESE を行うことが多い。

MD-TESE とは？ その適応疾患

　精巣内精子抽出法（TESE）は主に、無精子症患者を対象とした、精子を精巣内から直接回収する手術である。conventional TESE（C-TESE）と microdissection TESE（MD-TESE、micro TESE）の2種があるが、いずれも精細管を採取後、精子の有無を主に培養士が顕微鏡で探索する。回収された精子は多くの場合凍結され、後日、顕微授精（ICSI）に用いられる。

　conventional TESE は主に精巣内に精子が存在する可能性の高い疾患に行われることが多い。適応としては閉塞性の無精子症や射精障害の患者である。

　一方、microdissection TESE（MD-TESE）は精子の存在が明らかではない場合に行われることが多い。精巣内の精子形成は均一でないため、非閉塞性の無精子症（NOA）においても精子形成が行われている場合がある[1～3]。そのため本手術では、精巣を大きく切開して精細管を探索する。精細管をランダムに取り出す multiple TESE と比較し、太い精細管を術者が探してその部分のみを取り出すことで無駄な

血管損傷・精巣容量の低下を予防できるため、合併症発生率の低下が可能になった[4]。NOAの患者が主な適応であるが、そのほかに射出精液中に運動精子が見られない精子死滅症や精液中に精子がほとんど見られない高度乏精子症において、精子回収手段として用いられることがある[5]。

がん患者においても、治療前精子凍結保存のために射出した精液中に精子が認められない場合にOnco-TESEとして、また抗がん薬治療後の無精子症患者に対しても行われる。

MD-TESEの方法

陰嚢内の手術であるため局所麻酔でも可能であるが、脊椎麻酔・全身麻酔で施行する施設も多い。

①両側精巣に対し行う場合には陰嚢正中縫線上、片側の場合には切開する精巣の直上皮膚に3〜4cmの切開をおく。

②総鞘膜、漿膜を切開し、精巣を露出・脱転する。

③白膜上の血管に注意しながら精巣赤道面付近で白膜を大きく横切開し、精細管を露出する。

④手術用顕微鏡（20倍程度）で精細管を観察する。一般的に精子の存在する可能性

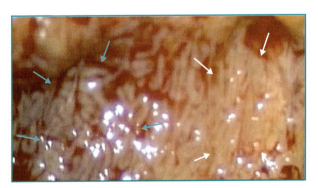

図30-1 ▎MD TESE（micro-TESE）の術中写真
水色の矢印の部分は太く白い精細管であり、この部分を採取し精子が得られた。一方、白矢印の部分の精細管は細く、精子や精細胞は存在しなかった。

が高い精細管には精子を含めて精細胞が多数存在しているため太く白濁・屈曲しているものが多い（図30-1）。そのような精細管を見つけ、採取を行う。この際、術後の血流障害の可能性を考え血管の損傷を極力避けることが重要である。
⑤採取された精細管を速やかに処理し、精巣内精子の有無を確認する。両側精巣に行う場合、精子が確認できなければ対側の精巣での精子探索を試みる。ICSIを行うに十分な精子を回収できれば手術は終了である[6]。

MD-TESE の合併症

陰嚢内の手術であるため、重篤な合併症の可能性は極めて低いといえる。しかし術後に男性ホルモンが低下する場合があり、特に両側手術症例や術前から男性ホルモンが低下している症例（クラインフェルター症候群など）では注意を要する[6]。

MD-TESE の精子採取率

表30-1にMD-TESEによる精子採取率を挙げた。症例数や疾患群が報告者によって異なるため安易に優劣をつけることはできないが、おおむね40〜60%とされる。一方で2015年度に行われた厚生労働省の男性不妊全国調査では、わが国で2014年度の1年間に695件のMD-TESEが施行され、精子回収例は236件（34.0%）であった。またMD-TESE後のICSIで妊娠が確認された症例は82例であった。手術後に他院でICSIを行うためにその後の追跡ができない場合もあり、実際の妊娠数はこの

表30-1 | MD-TESE の精子回収率

報告年	報告者	症例数	精子回収率（%）
1999	Schlegel ら	27	63
2002	Amer ら	100	47
2002	Okada ら	74	44.6
2002	Tsujimura ら	56	42.9
2004	Tsujimura ら	180	44.4
2005	Ramasamy ら	460	57
2005	Mulhall ら	48	45
2009	Ramasamy ら	792	60
2010	Ishikawa ら	150	42

件数より多いと推定される[7]。

　術前に精子回収可能かを見極める因子に関しては多くの研究がある。血清 FSH を
はじめとするホルモン値や精巣容積、年齢などが検討されたが、いずれも有用な因
子とはなりえていない[8, 9]。本手術は非常に高度な技術を要する術式であり、石川
はラーニングカーブがプラトーに達するには 50 ～ 100 件程度の経験が必要であると
述べている[10]。また術者の技術のみならず、精細管から精子を探索する培養士の能
力に負うところも大きい[11]。

若年がん患者における MD-TESE の役割

　若年がん患者が MD-TESE を施行される場面は大きく 2 つ考えられる。一つは精
子凍結のため射出した精液中に精子が見つからず精巣内精子を回収し凍結する場合
（Onco-TESE）、もう一つはがん治療終了後に無精子症が遷延し、そのために MD-
TESE を受ける場合である。

　Onco-TESE とは一般的に、挙児希望・生殖機能温存希望を持つ無精子症・高度の
乏精子症を有する担がん患者に対して行われる精巣内精子抽出法を指す。射精障害、
射精未経験の患者も適応となる。通常の TESE と術式に大きな差はないが、まだ施
行例も少なく、医療者・患者の認知度も低く、一般的に普及しているとは言いがた
い。Onco-TESE の成績自体は文献上、約半数程度は精子回収可能であるとされてい
る[12, 13]。昨年度行われた厚生労働省の配偶子凍結に関する全国調査では、わが国で
Onco-TESE を施行している施設は 23 件、昨年 1 年間で 51 件が施行されていた[14]。

　多くの患者は凍結後に化学療法が間近に控えていることが多く、日程的に余裕が
ないため準緊急で行う可能性があること、手術枠・培養士などのスケジュール調整
が多少困難であることなどから、MD-TESE 施行可能な施設全てで Onco-TESE が行
えるわけではない。また、これからがん治療を控えた患者やその家族は生殖機能温
存よりもがん治療の方を優先して考えており、治療と関係のない臓器にメスを入れ
られることへの抵抗感などから、手術を拒否される場合もある。Onco-TESE を普及
させるには今後、生殖機能温存の重要性や本手術の認知度を高めてゆくことが重要
であろう。

　がん治療後の無精子症患者数は今のところそれほど多くはない。2015 年度の厚生

表30-2 ▎抗がん薬治療後の無精子症患者に対する MD-TESE の成績

報告年	報告者	患者数	精子回収例	妊娠数	出生数
2001	Chan ら	17	9	3	2
2002	Damani ら	23	15	9	8
2003	Meseguer ら	12	5	1	1
2011	Hsiao ら	73	27	18	15
2016	Shin ら	66	31	23	18

労働省男性不妊全国調査では、7,268 件の男性不妊患者のうち、抗がん薬が影響したと考えられる造精機能障害は 94 例（1.3%）であった[8]。しかし若年がん患者の治療成績は年々向上しており、今後この数は増加してゆくと思われる。抗がん薬治療後の無精子症患者に対する MD-TESE の治療成績を**表 30-2** にまとめた。いずれの報告も 40%以上の回収率であり、抗がん薬治療を行っていない NOA 患者の MD-TESE の成績と遜色ないものと思われる。ただ逆に言えば、抗がん薬治療前に精子凍結を施行していれば、MD-TESE で回収できなかった患者の多くは精子を回収できたということにもなる。この場合の MD-TESE は「精子凍結が行われていれば回避できた手術」という見方もでき、これも今後の課題であろう。

おわりに

　MD-TESE は非閉塞性無精子症患者に対する現時点では最良の治療法である。若年性がん患者に対しても合併症頻度も少なく安全であると思われるが、術後のテストステロンの低下などには注意が必要である。

引用・参考文献

1) Levin HS. Testicular biopsy in the study of male infertility: its current usefulness, histologic techniques, and prospects for the future. Hum Pathol. 10(5), 1979, 569-84.
2) Devroey P, et al. Pregnancies after testicular sperm extraction and intracytoplasmic sperm injection in non-obstructive azoospermia. Hum Reprod. 10(6), 1995, 1457-60.
3) Gil-Salom M, et al. Efficacy of intracytoplasmic sperm injection using testicular spermatozoa. 10(12), Hum Reprod. 1995, 3166-70.
4) Schlegel PN. Testicular sperm extraction: microdissection improves sperm yield with minimal tissue excision. Hum Reprod. 14(1), 1999, 131-5.
5) Ben-Ami I, et al. Intracytoplasmic sperm injection outcome of ejaculated versus extracted testicular spermatozoa in cryptozoospermic men. Fertil Steril. 99(7), 2013, 1867-71.

6) 日本生殖医学会編，"非閉塞性無精子症に対する治療（MHH 含む）"，生殖医療の必修知識，東京，日本生殖医学会，2014，230-3．

7) 湯村寧．厚生労働省子ども・子育て支援推進調査研究事業「我が国における男性不妊に対する検査・治療に関する調査研究」，平成 27 年度総括・分担報告書．

8) Herwig R, et al. Tissue perfusion-controlled guided biopsies are essential for the outcome of testicular sperm extraction. Fertil Steril. 87(5), 2007, 1071-6.

9) Tournaye H, et al. Are there any predictive factors for successful testicular sperm recovery in azoospermic patients? Hum Reprod. 12(1), 1997, 80-6.

10) Ishikawa T, et al. Learning curves of microdissection testicular sperm extraction for nonobstructive azoospermia. Fertil Steril. 94(3), 2010, 1008-11.

11) 石川智基．非閉塞性無精子症．臨床泌尿器科．70(3)，2016，225-30．

12) Schrader M, et al. "Onco-tese": testicular sperm extraction in azoospermic cancer patients before chemotherapy-new guidelines? Urology. 61(2), 2003, 421-5.

13) Furuhashi K, et al. Onco-testicular sperm extraction: testicular sperm extraction in azoospermic and very severely oligozoospermic cancer patients. Andrologia. 45(2), 2013, 107-10.

14) 鈴木直．厚生労働省子ども・子育て支援推進調査研究事業「若年がん患者に対するがん・生殖医療（妊孕性温存治療）の有効性に関する調査研究」平成 28 年度総括・分担報告書．

（湯村　寧）

Q31 精巣組織凍結保存の現状は?

KeyPoint

- 小児がん患者での生殖機能温存を目的とした精巣組織凍結は、臨床応用が開始されたばかりである。
- 凍結−融解精巣組織から、体外で精子を作出する方法の確立が必要である。
- 患児とその保護者に対する、生殖機能温存に関する情報の供給が重要である。

はじめに

　小児期の悪性腫瘍が治癒した患児での、生殖機能温存への対策を講じていない場合の生殖機能を調査した報告は少ない。St. Jude Children's Research Hospital からの報告によれば、診断時年齢が若年であるほど、将来に児を持てる可能性は低くなり、治療法別では手術、化学療法、放射線治療それぞれの単独療法よりも、化学療法と放射線治療の併用で、生殖機能が低下することが示されている（表31-1）[1]。

表31-1 | 男性小児がん患者の将来の生殖機能

		全症例数	パートナーの妊娠数	妊娠率（％）
診断時年齢（歳）	<1	944	35	3.7
	1～4	4,070	255	6.3
	5～9	3,099	383	12.4
	10～14	2,742	677	24.7
	15～20	2,173	842	38.7
治療	手術のみ	1,028	200	19.5
	化学療法・放射線治療なし	3,870	723	18.7
	放射線治療・化学療法なし	1,046	253	24.2
	化学療法と放射線治療	5,764	756	13.1
	不明	1,320	260	19.7

（文献1より引用改変）

表31-2 | 男性の生殖機能温存

	性成熟開始前	性成熟完成前		性成熟後	
射精	不可能	不可能	可能	不可能	可能
生殖機能温存手段	精巣組織凍結保存	精巣内精子凍結保存	射出精子凍結保存	精巣内精子凍結保存	射出精子凍結保存
凍結保存対象	精粗細胞・精源幹細胞	成熟精巣内精子	成熟精子	成熟精巣内精子	成熟精子
挙児手段	精子作出（in vitro または in vivo）して ICSI	ICSI	ICSI	ICSI	ICSI

　男性がん患者の治療（主に化学療法・放射線治療）に際して、将来の生殖を考慮する場合には、性成熟が完成しており射精が可能であれば、射精液中の精子の凍結保存が最も確実な手段であることは、これまでに公表された全ての妊孕性・生殖機能温存ガイドラインに共通した認識である[2,3]。

　思春期が発来してからの期間が短く、精通現象を経験していないため、マスターベーションによる精液採取が不可能な場合は、手術的に精巣組織を採取して精細管内の精子を採取し（TESE）、これを凍結保存することになる（表31-2）。その由来にかかわらず、これらの凍結保存された精子から挙児を得るためには顕微授精（ICSI）を行う必要がある。これに対して、精子形成開始前の患児の場合には、成熟精子を凍結保存することは不可であるため、精子形成細胞（精粗細胞、精源幹細胞）を含む精巣組織を凍結保存し、将来この凍結保存精巣組織から精子を作出して、顕微授精による挙児に用いることが想定されている（表31-2）。現在までに公表されている米国臨床腫瘍学会（ASCO）ガイドラインでは、確立した方法ではないため "experimental" と但し書きが付記されている[2]。

精巣組織凍結の実際

対象疾患

　下記の疾患が、精巣組織凍結保存の対象になると考えられている。
① 小児期の悪性腫瘍で、アルキル化薬を含むレジメンの化学療法を繰り返し行う場合
　例：小児血液腫瘍疾患（悪性リンパ腫、白血病）、肉腫（横紋筋肉腫、骨肉腫）、

胚細胞腫瘍（精巣がん、性腺外胚細胞腫）
②放射線治療のための照射域に精巣が入ってしまう場合
　例：骨盤部や大腿骨頭部の骨肉腫
③小児期の悪性腫瘍患児で、化学療法による骨髄抑制に対する支援骨髄移植の前処置としての全身照射（TBI）を行う場合

方　法

　精巣組織の凍結保存法では、その組織を融解後に、いかに成熟精子を作出するかが大きな問題となっている。成熟精子を含まない未熟精巣組織を凍結保存後に融解し、この組織から成熟精子を得るための方法には以下の3種類が想定される（図31-1）。
①**自家移植法**（autotransplantation）：凍結保存 – 融解した精巣組織を、自家精巣内（精細管内）に再移植する方法
②**異種間移植法**（xenotransplantation）：凍結保存 – 融解した精巣組織を免疫寛容になった（拒絶反応の起こらない）異種動物（多くはマウスないしはラット）の精巣内（精細管内）に移植する方法
③**器官培養法**（organ culture）：凍結保存 – 融解した精巣組織から器官培養による完全体外培養で精子を作出する方法

　①は対象疾患が造血器腫瘍である場合には、精巣組織中に存在するがん細胞が精巣組織と共に凍結保存されているため、自家移植により造血器腫瘍が再発することになるため、臨床応用はできない。②は異種動物の精細管内で成熟精子が産生され

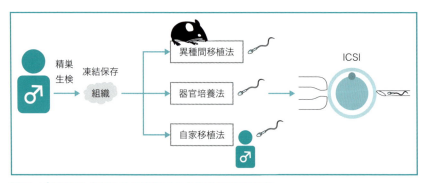

図31-1 ｜ 精子形成開始前の男児での生殖機能温存手段

ても、これを採取する過程で、ホスト動物のミトコンドリア DNA や可溶性 DNA などを精子と一緒に採取することになり、本来存在しない異種動物の遺伝情報が受精卵に組み込まれる可能性があり、臨床応用はできない。

以上から、③の方法が現時点では、最も実現可能な方法だと考えられている。現状では、マウスをモデルとした実験で、5 日齢の仔マウス精巣組織を凍結保存－融解後、器官培養による完全体外培養法で成熟精子を作出し、ICSI によって次世代（F1 世代）の産仔を誕生させるまでは成功している[4]。しかし、継続的に長期間にわたり精子形成能が維持される方法はいまだ完成していない。

現在、ヒトにおいても同様に完全体外培養で精子を作出可能か否かを検討するため、倫理委員会での許可を得て、われわれの施設を中心とした臨床応用のための実験が緒に就いたばかりで、今後の発展が期待される。

今後の課題

今後取り組むべき課題に、未熟精巣組織凍結保存法の確立がある。凍結－融解組織から精子を作出する効率を左右すると考えられる因子として以下が挙げられる。
①精巣組織の処理方法（精巣白膜ごとに凍結保存 vs. 白膜を除去して凍結保存）
②凍結保護薬の種類（グリセリン含有凍結保護薬 vs. DMSO 含有凍結保護薬）
③凍結のための組織の冷却速度（緩慢凍結法 vs. ガラス化法）

精子形成前の幼弱マウス精巣を用い、器官培養法による体外精子作出法の精子作出効率を指標としたわれわれの施設の検討では、①白膜除去精巣組織を用いて、②DMSO 含有の凍結保護薬を用いて、③ガラス化法による急速凍結保存が最も効率が良い結果であった（未発表データ）。これまで、動物実験でも同様の検討はなされておらず、ヒト組織を用いた検討については、倫理面の配慮が必要なことから、今後の検討課題である。

患児の親の考えと小児腫瘍医の状況

悪性腫瘍の治療を開始する当事者である患児とその両親（保護者）にとっては、救命が最も大きな目標で最優先の課題であることは当然である。しかし、現在これらの患児の 80％以上が治癒し、小児がん経験者となることから、治療を開始する前

に生殖機能温存に関するオプションの提示が重要であることは、小児腫瘍医の多くが認識している。しかしながら、保護者たちの関心は治療の効果のみに向けられているため、患児の保護者にこれらを説明することは困難であると50％の小児腫瘍医が回答している[5]。

横浜市立大学医学部附属病院の調査によれば、凍結保存精子の存在は、その後の患児の精神状態をポジティブに保ち、治療を完遂することに有用であったと報告されている[6]。精巣組織凍結保存も、同様の効果を患児ならびに保護者に与えるものと考えられる。

今後の期待

現在研究が行われている精巣組織凍結保存方法と凍結−融解精巣組織による体外培養での精子形成方法が確立すれば、成人がん患者に対して提示されているように、治療開始前の精巣組織凍結保存が広く行われることになると期待される。この際に、各地で整備が進んでいる妊孕性・生殖機能温存ネットワークの果たす役割はますます大きいものになると考えられる。

引用・参考文献

1) St. Jude Children's Research Hospital. The Childfood Cancer Survivor Study. https://ccss.stjude. org/public-access-data/public-access-data-tables.html
2) Loren AW, et al; American Society of Clinical Oncology. Fertility preservation for patients with cancer: American Society of Clinical Oncology clinical practice guideline update. J Clin Oncol. 31(19), 2013, 2500-10.
3) 日本癌治療学会編. 小児, 思春期・若年がん患者の妊孕性温存に関する診療ガイドライン2017年版. 東京, 金原出版, 2017, 228p.
4) Yokonishi T, Ogawa T. Cryopreservation of testis tissues and in vitro spermatogenesis. Reprod Med Biol. 15, 2016, 21-28.
5) Vadaparampil S, et al. Barriers to fertility preservation among pediatric oncologists. 72(3), 2008, 402-10.
6) Saito K, et al. Sperm cryopreservation before cancer chemotherapy helps in the emotional battle against cancer. Cancer. 104(3), 2005, 521-4.
7) 日本がん・生殖医療学会ホームページ. http://www.j-sfp.org/
8) 厚生労働科学研究費補助金がん対策推進総合研究事業「小児・若年がん長期生存者に対する妊孕性のエビデンスと生殖医療ネットワーク構築に関する研究. http://www.j-sfp.org/ped/preserve.html

（岡田　弘、小野塚さえ、新井　学、小堀善友、久保田麻衣、栗原　恵、近藤礼子、篠内美香、岩端威之、大野田　晋、山本　篤、寺井一隆、宮田あかね、杉本公平）

第 4 章

疾患別
妊孕性・生殖機能温存療法

Q32 乳がんで妊孕性温存療法の適応となるのは? 勧められる方法は?

KeyPoint

- 内分泌療法、化学療法が予定されており、術前後の再発が確認されていない閉経前乳がん患者が妊娠を希望する場合、妊孕性温存療法の対象となる。
- 患者の安全性や QOL 維持が優先される切除不能の stage ⅢC や遠隔転移を有する stage Ⅳ 以外で妊娠希望がある場合は全て適応となる。
- 45 歳未満が適応とされるが、40 ～ 44 歳では生産性・利益は少なく、実質 40 歳未満が対象となる。
- 配偶者・事実婚パートナーがいる場合は予想成功率が高い胚(受精卵)凍結保存法が、いない場合は卵子・卵巣凍結保存法が選択される。
- 治療前 AMH が妊孕性温存療法前の患者の評価に有用である。
- 術後化学療法開始遅延で許容される時間は 12 週以内である。
- 乳がん術後の自然妊娠と同様、ART 後の妊娠は乳がん再発リスクを上昇させない。
- 化学療法からは 6 カ月程度、トラスツズマブでは 7 カ月、避妊を要する。

はじめに

　成人女性で最も多く発症し、さらに欧米に比較し 40 ～ 50 代に発症が多い日本人の乳がんは女性のライフスタイル、社会性に大きく影響を与える。特に乳がんの生物学的特徴と妊孕性を併せて考慮した場合、3 つの因子の影響が大きい。

　1 つめはおよそ 50 歳で閉経する女性のライフスタイルと性周期の自然史で、近年の晩婚化、高年齢出産の傾向から、妊娠を期待する重要な時期の後半に乳がんを多く発症しがちである。未婚・未分娩という乳がん発症のリスクファクターを有する患者が直面する問題である。2 つめは乳がんの約 65% がホルモン感受性(ルミナルタイプ)であり、その多くが術後内分泌療法を受けることで、最低 5 年間、催奇形性などで一定期間の避妊を余儀なくされる。3 つめが治療自体は半年程度で終了するが、その後も薬剤性閉経・卵巣機能障害が一定期間続き、最悪の場合はそのまま早発卵巣不全(POI)となり、妊娠のチャンスを逸する化学療法という介入が日常的に

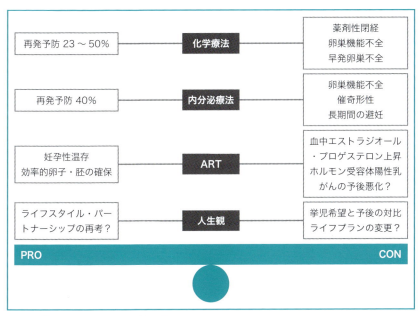

図32-1 ┃ 乳がん患者の妊孕性に関わる PRO・CON

行われている事実である。院内に妊孕性に対応する部署がない、あるいは一部の臨床試験では化学療法後の月経の再開がホルモン受容体陽性乳がんの予後を悪化させるという報告もあり[1]、今まではその過酷な事実を容認してきたとも言える。

　生存率が向上し、妊孕性を含め患者のより良い QOL を求める時代になった現在、乳がんの診断が付いた時点で可及的早期に妊孕性温存に関して医療者－患者が情報交換し、生殖医療医・エキスパートチームへ紹介することが重要である。また患者が妊孕性温存を希望した場合でも、乳がんの予後を考慮した母体の安全性と、実際に妊娠から分娩に至る生産性のバランスを考慮することが重要であり、乳がん治療医も、①再発リスク、②薬物療法の選択肢とスケジュール、③卵巣機能の評価法と治療の影響、④妊孕性温存の方法、⑤パートナーの有無などの家庭環境を検討しておく必要がある（図 32-1）。

乳がんにおける妊孕性温存療法の対象

概　論

　Quinn らによると、この分野で先進的と考えられる米国でさえ、がん治療医から生殖医療医への紹介が 50％以下しかないという点が問題になっている[2]。日本では、乳腺外科、放射線科による乳がんの診断、乳腺外科による手術、薬物療法が一般的な診療の流れであると思われるが、術式や薬物療法を話し合う前段階で妊孕性に関して患者の希望を捉えることが重要である。単に進行度で乳がん治療医が患者を選別するのではなく、患者の要望をできるだけ早期に聞き出し、多職種から成る生殖医療エクスパートチームへ紹介し、妊孕性温存への介入の PRO・CON を患者の背景を踏まえ情報提供し、納得いく意思決定を支援することが大切である。

進行度

　乳がんそのものが体表臓器である故、手術が授乳以外に妊娠・分娩に及ぼす影響は乏しい。つまり、乳がん患者の妊孕性は周術期内分泌療法、化学療法による影響が大きい。特に一般的に乳がんでは、他がん種に比較し、主に腫瘍量で規定されるstage のみで周術期薬物療法を決定することは少なく、原発巣の標的治療のターゲット（ER、PgR、HER2）の発現と腫瘍のバイオロジー（Grade、Ki67、脈管侵襲）で決定される薬剤感受性を考慮して決定することが多い。日本乳癌学会の患者登録調査の 2014 年次最新版からは stage Ⅰ～Ⅲのホルモン受容体陽性乳がんの実に 75.4％がいずれかの周術期内分泌療法を、30.0％が周術期化学療法を受けていることがわかる[3]。よって、個々の治療の影響とスケジュールの把握が必要である。

　さらに、一般的に stage が進行している患者は予後不良であるという大前提はあるものの、分子標的療法を含んだ近年の周術期薬物療法の再発予防効果により予後の改善は顕著であり、進行がんだから妊孕性温存を諦めるというのは当てはまらない時代となっている。妊孕性より患者の安全性や QOL 維持が優先される切除不能のstage ⅢC や遠隔転移を有する stage Ⅳ以外の妊娠希望がある患者は全て妊孕性温存療法の適応となる。

年　齢

　日本乳癌学会の患者登録調査の 2014 年次の発症年齢の中央値は 60 歳であり、徐々に欧米型の発症に近づいているように見えるが、50 歳以下の割合が 27.6% を占めることは他がん種との大きな違いである[3]。乳がん治療における妊孕性温存の適正年齢に関しては、前述のように患者の希望と生殖医療エクスパートチームによる総合的な判断のすり合わせが鍵である。一方、妊娠・分娩の可能性は加齢によって低下し、妊孕性に大差があることは事実である。現実として、Doyle らは凍結未受精卵子 1 個当たりの生児獲得率を 30 ～ 34、35 ～ 37、38 ～ 40、41 ～ 42、43 ～ 44 歳でそれぞれ 8.67、8.20、7.33、4.47、2.49、1.06% としており、Zhang らは 40 歳以上では融解受精卵当たり 5.7%、融解卵子当たり 0.5% と報告しており、40 歳以降の妊孕性温存が現実的ではないことを示している[4, 5]。

配偶者の有無

　妊孕性温存において着床成功率の高い胚（受精卵）凍結保存は配偶者、あるいは事実婚パートナーがいる場合に限定されている（日本産科婦人科学会、2014 年改定）。胚（受精卵）凍結保存とその使用は夫婦関係の継続が前提である。独身の場合は「医学的適応による未受精卵子および卵巣組織の採取・凍結・保存に関する見解」を遵守した上での未受精卵子凍結保存が推奨される。卵巣組織凍結保存に関しては、臨床研究として倫理委員会の承認を受けた施設のみで実施可能である。さらに独身の場合、社会的には乳がん発症、薬物療法を契機に結婚・分娩を前向きに検討することになるが、前述のように好発年齢からも妊娠可能な状況に至るまでの時間が限られる現実に直面する。このような場合でも妊孕性温存をはじめから諦めるべきではなく、生殖医療のエクスパートチームのカウンセリングから卵子凍結保存、卵巣組織凍結保存などの適正な治療選択肢の提示を受けるリプロダクティブ・ライツ（生殖の権利）が尊重されるべきである。

妊孕性温存療法の前の患者の評価

　化学療法後の卵巣機能低下を予測する方法として、治療前の抗ミュラー管ホルモ

ン（AMH）濃度が>2.84ng/mLでは化学療法後も月経は持続し、0.53ng/mL以下では無月経に、その中間では年齢に相関し、閾値は38.6歳であると報告されており[6]、AMH値が最も有用な卵巣機能評価項目である。一方、非がん患者でのART後の妊娠12週以上の妊娠継続を予測するAMH値は1.4ng/mLと考えられるが、がん治療後のAMH値が生児獲得に相関するという十分なエビデンスは存在しない。

術後化学療法開始遅延で許容される時間

手術後の微小転移を早期に根絶する意味では、最短期間で化学療法に移行するべきである。それ故に治療開始までの期間に関する無作為前向き試験は立案しがたく行われていない。後ろ向き研究と前向きコホート研究では、①妊孕性に関連する閉経前患者だけの研究は存在しない、②現行のタキサンを含むレジメンでの結果は乏しい、③患者側の治療開始に関連する背景因子の交絡が完全には補正できない点に配慮が必要であるが、2つのシステマティック・レビューで4週後を基準に再発リスクが1.15～1.16倍、1.04～1.05倍に増加することを示しており[7]、Yuらはこの結果から12週の遅延で死亡率が32.55%上昇することを想定し、化学療法の死亡抑制効果と比較して術後12週以内の開始を推奨している[8]。

基本である5年間の内分泌療法の効果と妊孕性のための中断

閉経前内分泌療法はEarly Breast Cancer Trialists' Collaborative Group（EBCTCG）のメタ解析の結果でも、タモキシフェン（TAM）単独投与は術後10年で40%の相対的再発予防効果、10.6%の絶対的再発率の低下をもたらす[9]。SOFT試験では、GnRHa+TAMで化学療法を併用しない場合、TAMへのGnRHa追加による予後改善は見られなかったため推奨されない[10]。一方、術後5年以降の晩期再発を考慮した5年終了後10年までのTAM延長療法の有無をランダム化したATLAS試験で、15年で15%の相対的再発予防効果、3.7%の絶対的再発率の低下を認め[11]、当初からTAM投与を5年、10年でランダム化したaTTom試験でも同様の結果が示されることから、主にリンパ節転移陽性、高stageの患者に内分泌療法の延長が適応される傾向にある[12]。一方、妊娠中のTAM服用は催奇形性が強く示唆され避

妊が推奨されることから、術後5～10年は妊娠の機会はないため、その間に自然妊娠の可能性を逸する、あるいは経年的生産率の低下を経験することになる。

治療の中断は、TAM1～2年の投与が5年投与より明らかに劣ること[13]、5、10年の標準的治療の恩恵が受けられないことから、再発・死亡率の上昇が推察され、5年以内の内服中止は推奨されない。ただし、内服中止により予想される再発・死亡率の上昇と、妊娠・分娩の可能性を十分比較して検討する必要があり、十分な情報提供と患者本人あるいは患者とパートナーの選択があれば、その判断は尊重されるべきである。

乳がん患者への妊孕性温存のための ART

ホルモン剤を用いた調節卵巣刺激（COS）後に卵子を採取し、パートナーがいる場合は媒精して胚（受精卵）として、いない場合は未受精卵子として凍結される。適応と方法に関しては他項に委ねるが、ホルモン受容体陽性乳がん患者の場合、ARTによる生産性の向上とプロトコル実施による血中エストロゲン濃度の上昇、また高エストロゲン血症を伴う卵巣過剰刺激症候群（OHSS）による再発率の上昇を理解しなければならない。Goldratらによると、198例の後方視的検証では乳がん術後に自然分娩した患者とARTを受けた患者とで予後に差がないと報告しており[14]、ART実施はおおむね乳がん予後に影響を与えないと考えられる。

化学療法による卵巣機能低下予防目的のための内分泌療法

化学療法開始後1年以内の3カ月以上の無月経である化学療法関連無月経（CRA）は乳がん術後化学療法で20～100％に生じる[15]。いくつものランダム化試験でcontroversialな結果が報告されていたが、全症例281例中226例（80.4％）とホルモン受容体陽性乳がんが主体であるPROMISE-GIM6試験の長期フォローでは、5年以内の月経再開率は化学療法・内分泌療法併用群、化学療法単独群でそれぞれ72.6％、64.0と有意差があったが（$p = 0.006$）、妊娠率ではそれぞれ2.1％、1.6％と有意差がなかった[16]。一方、ホルモン受容体陰性257例によるランダム化試験POEMSでは、2年後のPOI率は併用群、単独群でそれぞれ8％、22％で有意に差があったが

（$p = 0.03$）、妊娠率ではそれぞれ 21％、11％と卵巣保護と生産性に有用であった[17]。その後のメタ解析でも有用な結果が示されたが、月経再開の基準の曖昧さも指摘されている。また PROMISE-GIM6、POMES 試験の結果を汎用した場合、いずれもがん治療医が主体となる可能性が高く、生殖医療医との協働が乏しくなるが、果たしてその治療環境が十分なのか、また特にホルモン受容体陽性乳がんでは妊孕性温存の希望が曖昧なまま生理が戻り、改めて GnRHa を併用するような釈然としない状況も想像される。現状では厳密な POI、妊孕性温存の両方を比較した試験の結果が必要であるというスタンスが妥当であろう。

化学療法・分子標的療法後の妊娠の安全性とレジメン選択

　乳がん化学療法後の妊娠に関してメタ解析では、妊娠群が非妊娠群に比較し予後が良好であったが、Healthy Mother Effect を除外したサブ解析では全生存に差はなく、少なくとも妊娠が予後に悪影響を及ぼさないのは確実である[18]。ただし薬剤に曝露された原始卵胞が排卵に至るまでの 4〜6 カ月は避妊すべきだと考えられる。また生殖細胞に与える異常そのものに加え、治療による子宮・ホルモン環境が出生児や周産期予後に与える影響の大きさを考慮する必要がある。

　トラスツズマブは現状、周術期に投与される唯一の分子標的薬であるが、化学療法 1 年間投与の有無をランダム化した HERA 試験において、投与終了後 3 カ月以降に妊娠が確認された 45 妊娠の早期流産は 16％で、通常の妊娠と同等程度であり、妊娠中投与で懸念される羊水過少症は認めなかった[19]。しかしトラスツズマブの半減期から想定された血中からの消失まで、最終投与から 7 カ月間は避妊が推奨される。

引用・参考文献

1) Swain SM, et al. Longer therapy, iatrogenic amenorrhea, and survival in early breast cancer. N Engl J Med. 362(22), 2010, 2053-65.
2) Quinn GP, et al. Physician referral for fertility preservation in oncology patients: a national study of practice behaviors. J Clin Oncol. 27(35), 2009, 5952-7.
3) 日本乳癌学会. 年次乳癌登録集計. https://memberpage.jbcs.gr.jp
4) Doyle JO, et al. Successful elective and medically indicated oocyte vitrification and warming for autologous in vitro fertilization, with predicted birth probabilities for fertility preservation accord-

ing to number of cryopreserved oocytes and age at retrieval. Fertil Steril. 105(2), 2016, 459-66.e2.

5) Zhang JJ, et al. Autologous oocyte cryopreservation in women aged 40 and older using minimal stimulation IVF. Reprod Biol Endocrinol. 13, 2015, 112.

6) Anderson RA, et al. Pretreatment anti-Müllerian hormone predicts for loss of ovarian function after chemotherapy for early breast cancer. Eur J Cancer. 49(16), 2013, 3404-11.

7) Raphael MJ, et al. The relationship between time to initiation of adjuvant chemotherapy and survival in breast cancer: a systematic review and meta-analysis. Breast Cancer Res Treat. 160(1), 2016, 17-28.

8) Yu KD, et al. Association between delayed initiation of adjuvant CMF or anthracycline-based chemotherapy and survival in breast cancer: a systematic review and meta-analysis. BMC Cancer. 13, 2013, 240.

9) Early Breast Cancer Trialists' Collaborative Group (EBCTCG), et al. Relevance of breast cancer hormone receptors and other factors to the efficacy of adjuvant tamoxifen: patient-level meta-analysis of randomised trials. Lancet. 378(9793), 2011, 771-84.

10) Francis PA, et al; SOFT Investigators; International Breast Cancer Study Group. Adjuvant ovarian suppression in premenopausal breast cancer. N Engl J Med. 372(5), 2015, 436-46.

11) Davies C, et al; Adjuvant Tamoxifen Longer Against Shorter (ATLAS) Collaborative Group. Long-term effects of continuing adjuvant tamoxifen to 10 years versus stopping at 5 years after diagnosis of oestrogen receptor-positive breast cancer: ATLAS, a randomised trial. Lancet. 381 (9869), 2013, 805-16.

12) Richard G, et al. aTTom: Long-term effects of continuing adjuvant tamoxifen to 10 years versus stopping at 5 years in 6,953 womenwith early breast cancer. J Clin Oncol. 31, 2013(suppl; abstr 5).

13) Early Breast Cancer Trialists' Collaborative Group (EBCTCG). Effects of chemotherapy and hormonal therapy for early breast cancer on recurrence and 15-year survival: an overview of the randomised trials. Lancet. 365(9472), 2005, 1687-717.

14) Goldrat O, et al. Pregnancy following breast cancer using assisted reproduction and its effect on long-term outcome. Eur J Cancer. 51(12), 2015, 1490-6.

15) Bines J, et al. Ovarian function in premenopausal women treated with adjuvant chemotherapy for breast cancer. J Clin Oncol. 14(5), 1996, 1718-29.

16) Lambertini M, et al. Ovarian Suppression With Triptorelin During Adjuvant Breast Cancer Chemotherapy and Long-term Ovarian Function, Pregnancies, and Disease-Free Survival: A Randomized Clinical Trial. JAMA. 314(24), 2015, 2632-40.

17) Moore HC, et al; POEMS/S0230 Investigators. Goserelin for ovarian protection during breast-cancer adjuvant chemotherapy. N Engl J Med. 372(10), 2015, 923-32.

18) Gelber S, et al; International Breast Cancer Study Group. Effect of pregnancy on overall survival after the diagnosis of early-stage breast cancer. J Clin Oncol. 19(6), 2001, 1671-5.

19) Azim HA Jr, et al. Pregnancy occurring during or following adjuvant trastuzumab in patients enrolled in the HERA trial (BIG 01-01). Breast Cancer Res Treat. 133(1), 2012, 387-91.

（柏葉匡寛）

Q33 子宮頸がんで妊孕性温存療法の適応となるのは？勧められる治療法は？

KeyPoint

- 子宮頸がんの妊孕性温存療法は子宮頸部円錐切除術か子宮頸部摘出術（主に広汎子宮頸部摘出術）といった手術療法である。
- 妊孕性温存療法の適応は、原則として子宮頸部にとどまる比較的小さな腫瘍径の扁平上皮癌または腺癌を対象とする。
- がんに対する根治性、妊娠した場合の周産期管理などコンセンサスが得られていない面も多く、手術の適応については慎重な判断が必要である。

はじめに

　子宮頸がんの妊孕性温存療法は、子宮頸部円錐切除術（以下、円錐切除術と略）か子宮頸部摘出術（主に広汎子宮頸部摘出術：RT）といった手術療法である（図33-1）。妊孕性温存の前提は、患者自身が妊孕性温存に関して強い希望があることと、治療後に妊娠・分娩が可能であること（年齢など）である。年齢に関しては制限を決めていない施設もあり、さまざまである。米国国立がん研究所（NCI）ガイドラインでは、40歳以下が適格基準とされている[1]。生殖医療の進歩とともに変化しうる基準である。RT後に妊娠が成立した場合、40代では児の染色体異常や妊娠合併症が

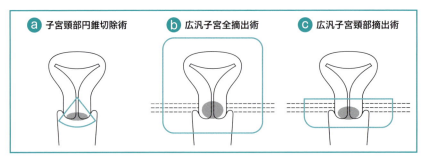

図33-1 ┃ 子宮頸がんの手術術式
青枠は切除範囲、破線は子宮傍結合織

増すと考えられるため、患者説明時には年齢に起因する妊娠・分娩のリスクも術前に十分説明する必要がある。以下に適応と治療方法とに分けて解説する。

妊孕性温存療法の適応（子宮頸部摘出術に関して）

まず、RT による妊孕性温存療法の適応について解説する。円錐切除術による妊孕性温存の適応は次の術式の項で説明する。

腫瘍サイズ

1986 年に Dargent らにより腟式広汎子宮頸部摘出術（vaginal RT；VRT）と腹腔鏡下骨盤リンパ節郭清術を組み合わせた術式が行われ、彼らの報告[2]が RT の適応基準のもととなったため、これまで多数の RT が報告されているが、その多くが腫瘍径 2cm 以下のⅠB 期症例を対象とする VRT であり、旧来の広汎子宮全摘術を行った場合の再発率と同等と評価されている。腟式術式であるため VRT の子宮傍結合織切除は不十分なものが多いのに対して、1997 年に報告[3]された腹式広汎子宮頸部摘出術（abdominal RT；ART）は骨盤壁近くまで子宮傍結合織を切除するため、より大きな腫瘍を対象にすることが可能であると考えられる。事実、いくつかのレビューで 2cm 以上の腫瘍径の場合、ART の方が VRT よりも再発率が低いことが示されている。よって ART では VRT より大きな腫瘍径の病巣を適応とできる可能性があるが、2cm を超える腫瘍に関しては安全性において十分なエビデンスがなく、慎重に適応を検討すべきである。

子宮外進展

ⅡA1 期で、わずかな腟壁浸潤を要する症例に ART を試みた報告は多いが、リンパ節転移や子宮傍結合織浸潤を伴う症例（ⅡB 期）は RT の適応とすべきではない。なぜなら、術後に放射線治療などの後治療が必要となるからである。多くの施設は骨盤内リンパ節郭清を行い、術中病理診でリンパ節転移陽性の場合は RT の適応外として広汎子宮全摘術に変更する方針である。この判断にセンチネルリンパ節の術中生検を取り入れる施設もある。

組織型

NCI ガイドラインでは RT の対象として、扁平上皮癌、腺癌を挙げている[1]。ただし、腺癌では RT 時の頸部切断面が陰性であっても、さらに切断面より子宮体部側に病巣が存在する（skip lesion）リスクがあるので、慎重に適用すべきである。その他の組織型に関して、NCCN ガイドラインには「小細胞神経内分泌腫瘍および最小偏倚腺癌は、この種の手術に適した腫瘍とは見なされない」と記載されている[4]。また明細胞癌、すりガラス細胞癌などを RT の適応として含めた報告もあるが、現在のところ安全性に関するエビデンスはない。

妊孕性温存療法の術式

子宮頸部前癌病変

円錐切除術を行い、扁平上皮系である CIN3 で両側断端が陰性と確認されれば、追加治療は不必要で妊孕性は維持される。ただし、妊娠時の早産リスクは高まるので、術前に十分な患者説明が必要である。断端が陽性であれば、再度円錐切除術などの追加治療が必要である。コルポスコピー診で病変を可視下に置くことができ十分に評価される場合は、レーザー蒸散術、冷凍凝固療法なども治療の選択肢である。ただし、微小浸潤癌以上の病変が隠れていることもあるので、術後の病理学的評価が不可能なこれら温存療法の適用には注意が必要である。

上皮内腺癌では skip lesion が存在しうるので、円錐切除術で両断端が陰性でも約2割の症例に病巣が残存し、3％の症例に再発を認めている[5]。妊孕性温存の場合、円錐切除術時の頸管内掻爬組織診が陰性ならば、再発のリスクを十分に説明の上、追加治療なく子宮温存が可能であるが、その後の慎重な経過観察が必要となる。

ⅠA1 期

日本婦人科腫瘍学会「子宮頸癌治療ガイドライン 2017 年版」では「円錐切除術の摘出標本で脈管侵襲がなく断端が陰性で、かつ頸管内掻爬組織診陰性であれば子宮温存も考慮（推奨グレード C1）」とされている[6]。妊孕性を考慮しない場合、円錐

切除術の結果、脈管侵襲を認める症例に対しては、「単純あるいは準広汎子宮全摘出術に骨盤リンパ節郭清の追加が考慮（推奨グレードC1）」とされているため、妊孕性温存を目的に子宮頸部摘出術を行う場合には骨盤リンパ節郭清を併用した単純ないし準広汎の術式が考慮される。

　腺癌（腺扁平上皮癌も含む）と扁平上皮癌は同様に扱うという意見が多いが、円錐切除術のみで子宮を温存した腺癌の報告は扁平上皮癌より少なく、術式選択には注意を要する。

ⅠA2 期

　「子宮頸癌治療ガイドライン」では「円錐切除術で詳細な病理組織学的検索が行われた結果、脈管侵襲の見られない症例についてはリンパ節の郭清の省略を考慮できる（推奨グレードC1）」とされている[6]。脈管侵襲を認める場合は、扁平上皮癌・腺癌ともに、妊孕性を考慮しない場合「骨盤リンパ節郭清を含む準広汎子宮全摘出術が考慮（推奨グレードC1）」されているので[6]、妊孕性温存を希望する患者に対して、準広汎子宮頸部摘出術を適用できると考え実施する報告も見られる。NCCNのガイドラインでは、RT＋骨盤リンパ節郭清とされ、それ以外の選択肢として十分な断端陰性マージンを持った円錐切除術＋骨盤リンパ節郭清あるいは骨盤リンパ節郭清をセンチネルリンパ節の術中生検に置き換える選択肢が示されている[4]。

ⅠB1 期

　ⅠB1期に対する妊孕性温存療法としてはRTである。腫瘍サイズに関しては前述した通りである。また手術により次回妊娠維持に必要な十分な頸部を残せるような腫瘍のサイズ・部位でなければ、妊孕性温存は不可能である。わが国の場合、腟式よりも腹式術式が全体の約3/4と多く行われている。

おわりに

　以上、円錐切除術のみで経過観察ができない場合は子宮頸部摘出術による妊孕性温存を試みることになるが、「子宮頸癌治療ガイドライン」では「がんに対する根治性や術後管理の問題、体外受精などの生殖補助医療の必要性、妊娠した場合の周産

期管理などコンセンサスが得られていない点も多く、手術の適応については慎重な判断が必要である」と記載されており[6]、現状では患者と家族に対する十分なインフォームド・コンセントの上で、婦人科腫瘍専門医、生殖医療専門医、周産期専門医相互の緊密な連携が可能な施設で行うべき治療法である。

引用・参考文献

1) National Institutes of Health. Cervical Cancer Treatment (PDQ®) -Health Professional Version, 2016. https://www.cancer.gov/types/cervical/hp/cervical-treatment-pdq
2) Dargent D, et al. Laparoscopic vaginal radical trachelectomy: a treatment to preserve the fertility of cervical carcinoma patients. Cancer. 88(8), 2000, 1877-82.
3) Smith JR, et al. Abdominal radical trachelectomy: a new surgical technique for the conservative management of cervical carcinoma. Br J Obstet Gynaecol. 104(10), 1997, 1196-200.
4) NCCN Clinical Practice Guidelines in Oncology, Cervical Cancer.
5) Salani R, et al. Adenocarcinoma in situ of the uterine cervix: a metaanalysis of 1278 patients evaluating the predictive value of conization margin status. Am J Obstet Gynecol. 200(2), 2009, 182. e1-5.
6) 日本婦人科腫瘍学会編. 子宮頸癌治療ガイドライン 2017 年版. 第 3 版. 東京, 金原出版, 2017, 221p.

（森重健一郎）

Q34 子宮体がんで妊孕性温存を目指す治療選択は？ 子宮摘出に切り替えなければならない条件は？

KeyPoint

- 妊孕性温存療法の適応は、子宮内膜に限局する類内膜癌 G1 または子宮内膜異型増殖症に限られる。
- わが国で施行可能な妊孕性温存療法は高用量メドロキシプロゲステロン酢酸エステル（MPA）療法のみである。
- 病変消失率は約 75 ～ 85％と比較的高値であるが、再発率も 26 ～ 40％と高値のため、標準治療に比較して、腫瘍予後は不良である。
- 再発率が高いため、病変消失後は速やかに生殖補助技術を含めた不妊治療への移行が勧められる。

はじめに

　子宮体がんは子宮体部を原発とした腫瘍の総称であり、上皮性悪性腫瘍である子宮体癌と、間質性悪性腫瘍である子宮肉腫、および子宮癌肉腫に分類される。しかしながら、子宮肉腫や子宮癌肉腫は悪性度が高く、妊孕性温存の適応にはならないため、本項では上皮性悪性腫瘍である子宮体癌への妊孕性温存療法について述べることとする。

子宮体癌の妊孕性温存療法

　子宮体癌の好発年齢は 50 ～ 60 代であり、一般的に妊孕性温存が必要だと考えられる 40 歳未満の症例は約 5％と少数である[1]。しかしながら、近年のわが国の女性のライフスタイルの変化による、子宮体がんの増加および晩婚・晩産化に伴い、妊孕性温存の需要が高まっている。

　子宮体癌およびその前駆病変である子宮内膜異型増殖症の標準治療は他の婦人科がんと同様に原発巣の外科的切除であるため、子宮全摘出は不可避であり、完全に妊孕性は喪失される。

それに対し、Type1 子宮体癌のホルモン感受性に着目した高用量黄体ホルモン療法は、子宮体癌および子宮内膜異型増殖症に対する妊孕性温存療法となる。わが国では、本治療に使用可能な黄体ホルモン剤は、現行ではメドロキシプロゲステロン酢酸エステル（MPA）に限られている。

高用量 MPA 療法の適応

　当科における高用量 MPA 療法の適応を図 34-1 に示す。その中で重要な項目は、以下に示すとおりである。

1）生殖可能年齢であり、強い妊孕性温存希望がある

　本治療は後述するように、標準治療である子宮摘出を含む手術療法に比して明らかに腫瘍予後が劣るため、単に子宮摘出を希望しないというだけの症例に対し、安易に適応とするのは厳に慎むべきである。

2）子宮内膜に腫瘍が限局しており、筋層浸潤を疑わない

　子宮摘出検体での診断が不可能なため、画像診断を用いる。骨盤造影 MRI にて

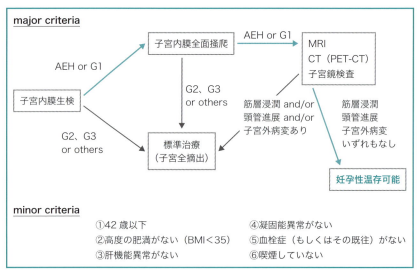

図34-1 ▎高用量 MPA 療法の適応と治療前検査の流れ（慶應義塾大学病院）

major criteria はこのほかに、「生殖可能年齢であり、強い妊孕性温存希望があること」「定期的な通院による経過観察が可能なこと」がある。

junctional zone（JZ）や subendometrial enhancement（SEE）の破たんがないことを確認し、また胸部〜骨盤造影 CT（または PET-CT）にて子宮外病変を認めないことを確認する。

3）類内膜癌 G1 または子宮内膜異型増殖症

類内膜癌であった場合の分化度の確定や子宮内膜異型増殖症であった場合のがんの存在の除外診断のために、子宮内膜生検のみではなく、麻酔下の子宮内膜全面掻爬にて診断することとしている。子宮内膜全面掻爬は盲目的操作となるため、術前に子宮鏡検査を行い、あらかじめ病変の局在を確認しておくことが望ましい。

4）定期的な通院による経過観察が可能

本治療終了後の再発率が高いため、定期的な経過観察が重要であることから、治療を開始する場合には必ずその重要性を説明し、理解を得なければならない。

その他、高度肥満症例（body mass index $\geqq 35$）、喫煙者、肝機能障害、凝固能異常を有する患者は慎重投与としている。血栓塞栓症の合併または既往は MPA 療法の禁忌であり、投与は避けるべきである。

高用量 MPA 療法の実際

当科の治療プロトコルを**図 34-2** に示す。治療開始前は必ず子宮内膜全面掻爬を行い、上述した適応を満たすかどうか判断するとともに、子宮内の腫瘍量をできるだけ減量しておくことが、病変消失期間を短縮させることにつながる可能性がある。たとえ他院で子宮内膜全面掻爬を施行していても、掻爬が不十分だと判断される所見があれば、診断治療を兼ねて、再度子宮内膜全面掻爬を施行しておくべきであろう。高用量 MPA は 400 〜 600mg/ 日を分 2 〜 3 で経口投与する。治療開始後は高用量 MPA の効果や有害事象の確認のため、毎月来院を指示し、特に治療開始 2 カ月までは毎月内診、経腟超音波検査、子宮内膜細胞診検査、子宮内膜組織診検査を行い、病変の急激な進行がないことや、病理学的に子宮内膜腺の萎縮や脱落膜化といった黄体ホルモンの効果が認められていることを確認している。

最低 4 カ月間は高用量 MPA の内服を継続したのちに、子宮内膜全面掻爬を行い、治療効果判定を行う。その際、術前に子宮鏡検査を施行しておくと、残存病変の局在が確認できるため、特に掻爬を行いにくい部位（卵管角など）への残存を、見落

とすことを防ぐことができる。

　病理学的に病変の消失が確認できた場合には、治療を終了する（**図34-2-ⓐ**）。高用量 MPA 内服中止後、すぐには月経は発来しないため、必要に応じてエストロゲン・プロゲステロン（EP）合剤を投与し、月経発来を促す。月経が発来したら、速やかに不妊治療を開始し、早期の妊娠を図るべきである。一方で、4 カ月目の子宮内膜全面掻爬を行った際に病変の残存が確認できた場合には、2 カ月間、高用量 MPA の投与期間を延長し、再度子宮鏡検査および子宮内膜全面掻爬を行う。それでも病変が消失しない場合は、当科では 2 カ月ごとに子宮内膜全面掻爬を行い、12 カ月までは投与を延長する（**図34-2-ⓑ**）。当科での検討では 12 カ月以上の投与では病変消失率や妊娠率がプラトーに達するため、それ以上の投与は安易に行うべきではな

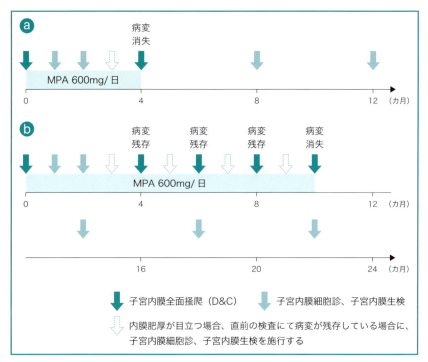

図34-2 高療法 MPA 療法のプロトコル（慶應義塾大学病院）
ⓐ 治療開始後 4 カ月で病変が病理学的に消失した場合
ⓑ 治療開始後 4 カ月では病変が消失せず、病変消失までに 10 カ月を要した場合

いと考えている。

高用量 MPA 療法の腫瘍予後と妊娠予後

　腫瘍予後や妊娠予後については後方視的研究の報告が多く見られるが、前方視的研究は少ない。子宮内膜異型増殖症 151 例、早期子宮体癌 408 例を対象としたメタ解析によると、子宮内膜異型増殖症の病変消失率は 85.6％、再発率は 26.0％で、生児獲得率は 26.3％であった[2]。一方、早期子宮体癌の病変消失率は 76.2％、再発率は 40.6％、生児獲得率は 28％であった。3.6％に卵巣転移または卵巣の重複がんの発症が、1.9％にⅡ期以上への up stage が認められたと報告されている[2]。

　また、子宮内膜異型増殖症 121 例、早期子宮体癌 249 例を対象としたメタ解析によると、3 カ月、6 カ月、12 カ月、18 カ月、24 カ月の病変消失率はそれぞれ 30.4％、72.4％、78.0％、80.0％、81.4％であり、4 カ月、6 カ月、12 カ月、18 カ月、24 カ月の再発率はそれぞれ 3.6％、9.6％、17.2％、26.0％、29.2％であった。また、妊娠率は自然妊娠を待った患者では 26.1％であったのに対し、生殖補助医療を受けた患者では 54.1％と高値であった[3]。

　これらのことより、標準治療である子宮全摘出を含む手術療法に比して本治療は治療成績が不良であり、特に再発率が高いため、治療後のフォローアップが重要である。また、病変消失後は再発前に早期の妊娠を図るべきであることや、もともと本疾患のリスク因子である肥満や排卵障害などに起因するホルモン異常があり、それが不妊のリスクともなりうることから、積極的な生殖補助医療の活用を勧めるべきと考える。

子宮体癌に対する妊孕性温存療法の留意点

治療前の留意点

　子宮腺筋症を合併した症例では、しばしば JZ や SEE が不明瞭化するため、筋層浸潤の診断について過小評価してしまうことがある。その際には dynamic MRI 検査を行うと、筋層浸潤の診断の一助となることがあるので、検討すべきである。一方、類内膜癌や子宮内膜異型増殖症にポリープ状異型腺筋腫（APAM）が合併した

症例を時に経験するが、APAM を合併すると、JZ や SEE が断裂しているように見えるため、筋層浸潤ありと過大評価されてしまうことがある。APAM を疑うような隆起性病変を伴っている際には、子宮鏡下に隆起性病変を切除するとともに、根部に当たる子宮筋層を 3 〜 5mm 程度追加切除し、病理学的に筋層浸潤を伴っているかどうかを確認し、また術後に MRI を行い、JZ や SEE の断裂が消失したかどうか確認すると、より安全に筋層浸潤の有無を評価することが可能である[4]。

治療中の留意点

適切な治療前評価を行っていれば、多くの症例で高用量 MPA 療法による病変消失が期待できるが、時に病理学的に腺管の萎縮や脱落膜化が認められない症例を経験する。こういった症例では病変消失が見込めない可能性があるため、治療の継続を慎重に判断する必要がある。また、子宮内膜全面掻爬による病理診断では子宮内膜病変の全貌を把握できていない可能性がある。例えば、脱分化癌や混合癌のように、一部組織は類内膜癌 G1 であるが、他方で低分化癌が存在する可能性も否定できない。本治療では、子宮内病変全体を俯瞰できていない可能性に留意し、特に、子宮筋腫や子宮腺筋症を合併した症例では、慎重に治療効果を判定する必要があるだろう。子宮内膜の菲薄化のリスクを過度に捉え、子宮内膜全面掻爬を行わずに、漫然と高用量 MPA の投与を続けることは、こういったリスクを見逃す可能性があるため、注意を要する。

治療後の留意点

病変の消失を確認し、治療を終了したら、比較的速やかに妊娠許可を出すべきである。前述したとおり、本疾患発症のリスク因子は不妊の原因になりうるため、自然妊娠に頼るのではなく、生殖補助医療を含めた不妊治療への速やかな移行を勧めるべきである。その際に排卵誘発やエストロゲンの投与の是非などが問題となるが、そもそも本治療は標準治療である子宮摘出を含む手術療法に比べて、腫瘍予後は明らかに劣っており、本治療が許容されるのは妊娠予後が期待できるからである。したがって、いたずらに再発を恐れて消極的な不妊治療を行うよりは、積極的に不妊治療を行い、病変が再発する前に妊娠が成立するように図るべきである。それには、

本治療の特徴を患者や家族、生殖医療に関わる医師が理解していることが重要であり、婦人科腫瘍医は十分な説明と連携を図ることが肝要である。

妊孕性温存療法後の子宮摘出のタイミング

日本婦人科腫瘍学会「子宮体がん治療ガイドライン」[5] やNCCNガイドライン[6] では、子宮摘出のタイミングとして、①病変が進行した場合、②）6〜12カ月病変消失しない場合、③病変が再発した場合、④妊娠・分娩後などが挙げられている。

①については、現時点で類内膜癌G2以上、または筋層浸潤を伴う症例への妊孕性温存療法の成績に関するエビデンスはほとんどないため、標準治療を行うべきと考える。②については上述したとおり、投与開始後12カ月までは病変消失率や妊娠率は上昇するため、当科では慎重に投与を継続している。③については十分なエビデンスはないものの、反復MPA投与についても初回治療と変わらない治療成績であるといった報告が散見される[7, 8]。当科においても高用量MPA療法後の子宮内再発に際し、上述した高用量MPA療法の適応を満たすことが確認できた際には、本人へのインフォームド・コンセントの下、反復MPA療法を施行しているが、初回治療に比して遜色のない治療成績が得られている。それは、高用量MPA療法後の子宮内再発症例は、前回投与時に病変が消失しておりMPAへの感受性が確認できていること、また初回治療後、適切なフォローアップを行っていれば、再発時は初発時に比して子宮腔内の腫瘍量が少ないことが多いことが影響しているものと考えている。④については、子宮を温存している限りは子宮内再発のリスクは残るため、妊娠・分娩後にこれ以上の挙児希望がなくなったのであれば、その段階で子宮摘出を含む標準術式を行うことが望ましい。当科では子宮体癌IA期相当G1に対して高用量MPA療法にて病変消失後7年で子宮内再発を認めた症例を経験しているため、たとえ無再発期間が5年を経過した症例であっても、子宮摘出をしない限り安易に経過観察を終了するのは慎むべきである。

引用・参考文献

1) 婦人科腫瘍委員会報告　2014年度患者年報. 日本産科婦人科学会雑誌. 68(3), 2016, 1117-60.
2) Gallos ID, et al. Regression, relapse, and live birth rates with fertility-sparing therapy for endometrial cancer and atypical complex endometrial hyperplasia: a systematic review and metaanalysis. Am J Obstet Gynecol. 207(4), 2012, 266.e1-12.
3) Wang CJ, et al. Fertility-preserving treatment in young women with endometrial adenocarcinoma: a long-term cohort study. Int J Gynecol Cancer. 24(4), 2014, 718-28.
4) Yamagami W, et al. Hysteroscopic transcervical resection is useful to diagnose myometrial invasion in atypical polypoid adenomyoma coexisting with atypical endometrial hyperplasia or endometrial cancer with suspicious myometrial invasion. J Obstet Gynaecol Res. 41(5), 2015, 768-75.
5) 日本婦人科腫瘍学会編. 子宮体がん治療ガイドライン2013年版. 東京, 金原出版, 2013, 210p.
6) National Comprehensive Cancer Network. NCCN Clinical Practice Guidelines in Oncology, Uterine Neoplasms Ver.2. 2017 [Cited 30 Apr 2017]. https://www.nccn.org/professionals/physician_gls/pdf/uterine.pdf
7) Park JY, et al. Progestin re-treatment in patients with recurrent endometrial adenocarcinoma after successful fertility-sparing management using progestin. Gynecol Oncol. 129(1), 2013, 7-11.
8) Perri T, et al. Prolonged conservative treatment of endometrial cancer patients: more than 1 pregnancy can be achieved. Int J Gynecol Cancer. 1(1), 2011, 72-8.

（山上　亘、進　伸幸、真壁　健、坂井健良、青木大輔）

Q35 卵巣がんで妊孕性温存を行うことができる臨床病理学的条件は? 勧められる方法は?

KeyPoint

- ⅠA 期明細胞がん、grade 3 と明細胞がんを除いたⅠC 期は妊孕性温存療法を適応する境界症例となる。
- 患側付属器摘出術、大網切除術、および腹腔内細胞診が卵巣がんに対する妊孕性温存の基本術式に含まれる。
- 妊孕性温存手術に化学療法を追加した際、35 歳以上では早発卵巣不全の可能性についても説明する。
- 健側卵巣への再発を見逃さないため、経腟超音波検査により残存卵巣を定期的に観察する。

はじめに

　一般的に、卵巣がんの発症ピークは 50 代にあるが、10％前後は 40 歳以下の生殖可能年齢に発症する。近年の未婚・晩婚化傾向に伴い本疾患における妊孕性温存の可否が議論される機会も少なくない。妊孕性温存手術は縮小手術であるため、適応を十分吟味する必要がある。すなわち本疾患における妊孕性温存療法は少なくとも子宮と健側卵巣を温存するオプショナルな縮小手術である。そのため、温存部分に、もし occult な腫瘍細胞が存在すれば残存させる結果となり、再発の火種となる可能性がある。しかしながら、この領域では満足しうるエビデンスが得られていないため、卵巣がんの妊孕性温存に関する臨床病理学的適応やその術式についても各種ガイドラインによって見解が異なっているという実情がある。

　そこで本項では、上皮性卵巣がんと悪性卵巣胚細胞腫瘍に焦点を当て、妊孕性温存手術に関するこれまでの知見を概説し、現時点おける運用上の課題や今後の方向性などについて述べたい。

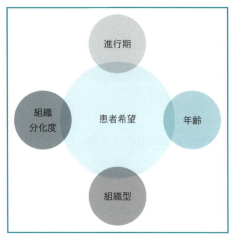

図35-1 ｜ 妊孕性温存治療の適応に深く関与する臨床的因子

妊孕性温存を行うことができる臨床病理学的条件

　上皮性卵巣がんで妊孕性温存を行うことができる臨床的背景や病理学的条件として、年齢、患者希望、組織型、組織分化度、および進行期を総合的に考える必要がある（図35-1）。日本婦人科腫瘍学会「卵巣がん治療ガイドライン2015年版」には、妊孕性温存手術を行う上での最も重要な基本的事項として以下の点が挙げられている[1]。

①患者本人が挙児を強く望んでいること。
②妊娠可能な年齢であること。
③患者および家族が本治療法をあくまでもオプションとして深く理解していること。
④妊孕性温存手術は標準的な治療法ではなく、慎重にその適応を検討する必要があることついて十分なインフォームド・コンセントが得られていること。
⑤婦人科腫瘍に精通した婦人科医によって厳重かつ長期的フォローアップが可能であること。

　さらに、妊孕性温存が適応とされる病理組織学的条件として、漿液性がん、粘液性がんおよび類内膜がんで、進行期ⅠA期および分化度がgrade 1またはgrade 2

であることが挙げられる。一方、妊孕性温存が考慮される病理組織学的条件としては、漿液性がん、粘液性がんおよび類内膜がんで進行期ⅠC期（片側卵巣限局かつ腹水細胞診陰性）かつ分化度がgrade 1またはgrade 2、あるいは進行期ⅠA期の明細胞がんなどが挙げられている。すなわち、わが国のガイドラインでは「ⅠA期明細胞がん」および「grade 3と明細胞がんを除いたⅠC期」は適応の境界症例とし妊孕性温存の可能性を示唆している。しかしながら、「grade 3」と「ⅠC期明細胞がん」は適応外としている[1]。

　現在のガイドラインに反映されたエビデンスは全て後方視的研究に基づいているため、必ずしも推奨レベルが高くない。一方で米国のNCCNが提示したガイドラインでは、温存対象を全てのⅠ期症例、全ての分化型、および全ての組織型としている。これらのガイドラインの記載の差異は、倫理的な側面からランダム化比較試験を行うことが極めて困難であることに起因している。悪性卵巣胚細胞腫瘍は生殖可能世代に好発するため、妊孕性の保持を希望する患者においては、たとえ進行症例であったとしても原則として温存療法の選択が可能とされている。

勧められる妊孕性温存療法

　卵巣がんに対する妊孕性温存の基本術式に含まれる手技は、患側付属器摘出術、大網切除術、および腹腔内細胞診である。あくまでも本治療の目的は、妊孕性を温存しつつも、病巣の完全なる切除とできる限り正確な進行期の決定にある。ステージング手術に含まれる手技としては、必要に応じた対側卵巣の生検、腹腔内各所の生検、後腹膜リンパ節（骨盤・傍大動脈）の郭清または生検が挙げられる。さらに、同時発生の子宮内膜がんを除外するため術前に子宮内膜細胞診や組織診などの評価を行っておいた方が望ましい。pT1期と考えられた症例でも実際には10～20%のoccult転移があると言われ[2][7]、腹膜リンパ節郭清によって正確なステージングが可能となる。そして正確なステージングに基づいて、化学療法の省略や一定の予後予測が可能となる。

　一方で、傍大動脈リンパ節郭清まで行った場合には腹壁創部のコスメティックな問題や、広範囲の組織剥離に起因した卵管因子による不妊の続発が危惧される。リンパ節郭清自体の治療的意義は現時点で確立していないこともあり、実際のステー

ジング手術の程度や取り扱いは各施設、各症例によっても一定していないことが多い。したがって、現在の卵巣がんガイドライン上でも、「妊孕性温存手術が考慮できる患者の選択にあたっては正確なステージングが要求される」とするものの、「staging laparotomy に含まれる手技は肉眼と触診による注意深い観察で正常と確信できる場合にのみ省略を考慮できる」と記載されており[1]、相反する考えに対する一定の配慮をうかがいしることができる。いずれにせよ、患者および家族に対して省略のメリット・デメリットを含めて十分なインフォームド・コンセントを取得しておく必要がある。

　胚細胞腫瘍に関しても妊孕性温存療法の基本が患側付属器摘出術＋大網切除術＋腹腔内細胞診であることは同様である。Ⅲ・Ⅳ期であっても、本疾患が若年者や生殖可能世代に好発することを考慮して、健側付属器と子宮を温存した後に化学療法で治療することは可能である。

再発率

　これまでの文献上に集積されるⅠ期卵巣がん症例、711 例全体の再発率は 11.5 ％（82/711 例）であった[8〜14]。進行期別に見ると、ⅠA 期で 10.1 ％（43/426 例）、およびⅠC 期で 13.5 ％（37/275 例）と、若干、ⅠC 期で再発率が高い傾向にあった。組織型別比較では、粘液性がんに比較して、明細胞がんや漿液性がんでは再発率が高い傾向にあった（粘液性がん：8.1 ％、明細胞がん：16.2 ％、および漿液性がん：16.7 ％）。さらに、グレード別にみると、grade 1 や grade 2 に比較して、grade 3 腫瘍では圧倒的に再発率が上昇していた（grade 1：8.0 ％、grade 2：14.3 ％、および grade 3：45.5 ％）（図 35-2）。

化学療法に関する留意点

　卵巣がんでは妊孕性温存手術を施しつつ、化学療法が必要な場合には、その卵巣毒性にも配慮する必要がある。具体的に、抗がん薬を用いた化学療法による性腺障害には、無月経および早発卵巣不全（POI）が挙げられる。一過性の場合ならよいが、時として、永続的に患者の妊孕性が失われることもある。正確なステージング手術に基づいて進行期が決定されたⅠA 期、かつ漿液性がん、粘液性がんおよび類

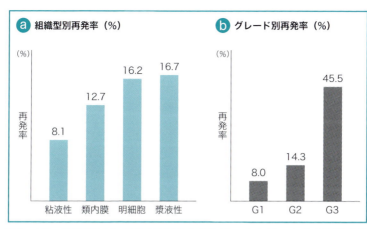

図35-2 | Ⅰ期卵巣がんで妊孕性温存手術を行った症例における組織型別再発率とグレード別再発率（Ⅰ期卵巣がんにおける代表的文献〔文献 8 ～ 14〕における集積データ〔n=711〕より作成）

内膜がんで、grade 1 または grade 2 以外の症例においては原則として化学療法を追加する。また、悪性卵巣胚細胞腫瘍においても原則として BEP 療法（ブレオマイシン、エトポシド、シスプラチン）の追加が推奨される。

　抗がん薬の卵巣毒性は、選択薬剤、治療期間、および総投与量によって影響を受けることが指摘されている[15]。卵巣がんおよび悪性卵巣胚細胞腫瘍では主として白金製剤とタキサン製剤がキーとなるが、多くの症例で施行中の一過性無月経を認める以外に多大な影響を及ぼさず、3 ～ 4 コースの通常使用量において妊孕性を大きく低下させることはないと考えられる。特に、十分な卵巣予備能が存在する若年者では、ある程度、卵巣機能が障害されたとしても、それは一過性であり、十分な時間経過のうちに回復することが多い。一方で、年齢が高くなればなるほど、卵巣予備能は低下する傾向にあり、化学療法に起因する卵巣機能不全が生じやすくなる。これは排卵可能な卵が枯渇する 30 歳頃より卵巣予備能が徐々に低下していくことを反映している。したがって、35 歳以上の患者により強力な化学療法を行う場合には、POI の可能性についても説明を追加しておいた方が望ましい。

　無月経や POI の危険の高い例に、時に GnRH アナログの併用が予防処置として用いられる。その作用機序して、①卵胞刺激ホルモン（FSH）の産生抑制、②子宮～

卵巣周囲の血流量の低下に伴う抗がん薬曝露の減少、③顆粒膜細胞などの細胞分裂を行う細胞を休眠化することによって、抗がん薬の影響を負に制御することなどが想定される。これまでに GnRH アナログの有用性をさまざまなメタ解析や前方視的研究が検証してきたが、その卵巣保護作用には否定的な研究結果も複数存在している[16, 17]。現状では GnRH アナログの使用推奨に関しては賛否両論が存在しているため、必ずしも使用は勧められない。

治療後の経過観察

再発部位は多岐にわたっているが、主として以下の2つのタイプに大別できる。すなわち、①残存卵巣への単独再発、②残存卵巣への単独再発以外の再発（遠隔部位／腹膜播種など）である。前者の場合、後にサルベージ手術として根治手術を行えば予後が比較的良好とされている[18]。したがって、初期卵巣がんで妊孕性温存を行った場合には、再発の1つの好発部位が健側卵巣であることに留意し、経腟超音波を用いた残存卵巣（付属器）のフォローが望ましい。経腟超音波検査で正常の卵巣と信号強度の異なる部分を観察した場合には短期間の間隔で経時的にフォローアップを行うのがポイントである。観察期間中に増大もしくは消失しない場合には再発の可能性を考え、直ちに MRI を用いた精査を行う必要がある。そして多くの再発が術後2～3年以内であることを考慮して、全身検索を主眼とした定期的な CT 撮影を行っていく必要がある。

おわりに

初期卵巣がんおよび悪性卵巣胚細胞腫瘍に対して妊孕性温存手術を行うことは十分に認容できる治療と言える。限られてはいるが、現状のエビデンスを丹念に患者および家族に紹介しつつ、十分な話し合いを行う必要がある。現段階では上述の解析も含め、全て後方視的研究結果に基づくため限界がある。今後、RCT の施行は困難であったとしても、少なくとも前方視的な症例解析結果が望まれる。

引用・参考文献

1) 日本婦人科腫瘍学会編．卵巣がん治療ガイドライン 2015 年版．東京，金原出版，2015，200p．
2) Cass I, et al. Pattern of lymph node metastases in clinically unilateral stage I invasive epithelial ovarian carcinomas. Gynecol Oncol. 80(1), 2001, 56-61.
3) Fournier M, et al. Lymph node involvement in epithelial ovarian cancer: sites and risk factors in a series of 355 patients. Int J Gynecol Cancer. 19(8), 2009, 1307-13.
4) Harter P, et al. Pattern and clinical predictors of lymph node metastases in epithelial ovarian cancer. Int J Gynecol Cancer. 17(6), 2007, 1238-44.
5) Sakuragi N, et al. Prognostic significance of lymph node metastasis and clear cell histology in ovarian carcinoma limited to the pelvis (pT1M0 and pT2M0). Gynecol Oncol. 79(2), 2000, 251-5.
6) Suzuki M, et al. Lymph node metastasis in stage I epithelial ovarian cancer. Gynecol Oncol. 79 (2), 2000, 305-8.
7) Takeshima N, et al. Lymph node metastasis in ovarian cancer: difference between serous and non-serous primary tumors. Gynecol Oncol. 99(2), 2005, 427-31.
8) Fruscio R, et al. Conservative management of early-stage epithelial ovarian cancer: results of a large retrospective series. Ann Oncol. 24(1), 2013, 138-44.
9) Kajiyama H, et al. Fertility-sparing surgery in young women with invasive epithelial ovarian cancer. Eur J Surg Oncol. 36(4), 2010, 404-8.
10) Morice P, et al; GCCLCC and SFOG. Conservative treatment in epithelial ovarian cancer: results of a multicentre study of the GCCLCC (Groupe des Chirurgiens de Centre de Lutte Contre le Cancer) and SFOG (Société Francaise d'Oncologie Gynécologique). Hum Reprod. 20(5), 2005, 1379-85.
11) Park JY, et al. Outcomes of fertility-sparing surgery for invasive epithelial ovarian cancer: oncologic safety and reproductive outcomes. Gynecol Oncol. 110(3), 2008, 345-53.
12) Satoh T, et al. Outcomes of fertility-sparing surgery for stage I epithelial ovarian cancer: a proposal for patient selection. J Clin Oncol. 28(10), 2010, 1727-32.
13) Schilder JM, et al. Outcome of reproductive age women with stage IA or IC invasive epithelial ovarian cancer treated with fertility-sparing therapy. Gynecol Oncol. 87(1), 2002, 1-7.
14) Zanetta G, et al. Conservative surgery for stage I ovarian carcinoma in women of childbearing age. Br J Obstet Gynaecol. 104(9), 1997, 1030-5.
15) Wallace WH, et al. Fertility preservation for young patients with cancer: who is at risk and what can be offered? Lancet Oncol. 6(4), 2005, 209-18.
16) Del Mastro L, et al. Effect of the gonadotropin-releasing hormone analogue triptorelin on the occurrence of chemotherapy-induced early menopause in premenopausal women with breast cancer: a randomized trial. JAMA. 306(3), 2011, 269-76.
17) Munster PN, et al. Randomized trial using gonadotropin-releasing hormone agonist triptorelin for the preservation of ovarian function during (neo) adjuvant chemotherapy for breast cancer. J Clin Oncol. 30(5), 2012, 533-8.
10) Bontivegna F, et al. Long-term follow-up of patients with an isolated ovarian recurrence after conservative treatment of epithelial ovarian cancer: review of the results of an international multicenter study comprising 545 patients. Fertil Steril. 104(5), 2015, 1319-24.

（梶山広明）

Q36 泌尿器がんで妊孕性・生殖機能温存療法の適応となるのは？ 勧められる方法は？

KeyPoint

- 泌尿器がんのうち、生殖機能温存が最も問題となるのは精巣腫瘍（精巣がん）である。
- 精巣腫瘍の治療では初期段階で精巣摘除術を行うことが多いため、手術前の時点で精子保存に関する話し合いが必要である。また、精巣腫瘍患者の中には治療前の時点で造精機能が低下している症例があり、精子機能検査、ホルモン検査や、これらを踏まえた説明が必要である。
- 精巣腫瘍の治療では、シスプラチンや放射線治療による造精機能障害と、後腹膜リンパ節郭清による射精障害が問題となる。合併症からの回復期間や、いつから妊娠可能かについては、さらなる検討が必要である。
- 腎がん、尿路上皮がん、前立腺がんについては若年者での発症は極めて珍しく、問題になることは少ないが、若年患者より挙児希望があった際は、主に治療前の妊孕性・生殖機能温存が勧められる。

精巣腫瘍における生殖機能温存療法

　泌尿生殖器に発生するがんとして、主に腎がん、尿路上皮がん、前立腺がん、精巣腫瘍（精巣がん）の4疾患が挙げられる。このうち生殖機能の温存が最も問題視されるのは精巣腫瘍である。精巣腫瘍の発生率は年間10万人当たり1～2人と比較的稀だが、その好発年齢が20～30代であるため、多くの症例で生殖機能への配慮が必要となる。

精巣腫瘍の診断

　精巣腫瘍は比較的早期から転移を来す反面、治療への反応は良好である。転移例であっても集学的治療により90％以上の症例で治癒が可能である。長期生存が期待されるが故に、治療後の晩期合併症、とりわけ造精機能障害や射精障害が問題となることがある。精巣腫瘍の診断に至る過程では、患者自身が睾丸の腫大に気付き、

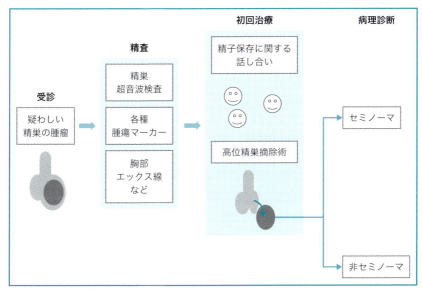

図36-1 | 精巣腫瘍診療の流れ（NCCNガイドライン）（文献1より引用改変）

受診するケースが多い。精巣超音波検査や腫瘍マーカー測定などの精査を経て、診断には、患側の精巣を摘除する「高位精巣摘除術」、ならびに精巣の病理組織診が必要である（**図36-1**）[1]。多くの患者・保護者は、この精巣摘除術の時点で、生殖機能への影響を強く懸念することになる。そのため、初回治療時に精子保存に関する話し合いを持つことがNCCNにより推奨されている。

精巣腫瘍における生殖機能温存

最も確実に生殖機能を確保するのは治療前の精子凍結保存である。精巣腫瘍患者では、治療前よりすでに造精機能が低下している可能性に留意すべきである。精巣腫瘍患者において、精子濃度の低下[2]や、無精子症の増加（正常約1%[3]に対し、精巣腫瘍患者では約5%[4]）が報告されている。そのため、治療前の時点での、精液検査、ホルモン評価（黄体形成ホルモン〔LH〕、卵胞刺激ホルモン〔FSH〕、テストステロンなど）を行い、将来的な性腺機能低下の可能性を十分に説明する必要がある。また、進行した症例では、治療が長期に及んだり、治療後の晩期障害が長く続いたりする可能性があるため、生殖機能の温存がより強く勧められる。

治療前の精子保存の方法として、射精による保存と精巣内精子抽出法（TESE）が挙げられる。治療前の時点で無精子症の場合、TESE により正常精巣組織からの精子採取も可能だが、過去の報告数は少なく、エビデンスの蓄積が必要である。がん治療が終了した後の生殖機能は、選択された治療法や患者の病状によってさまざまである（各治療法による影響は後述する）。

精巣腫瘍の治療と生殖機能への影響

精巣腫瘍は病理組織学的にセミノーマ（精上皮腫）と非セミノーマに分類され、両者では病状や治療方針が異なる。日本泌尿器科学会「精巣腫瘍診療ガイドライン」では、この組織学的分類に加え、進展度を組み合わせた「臨床病期」に従った治療アルゴリズムが提案されている。精巣腫瘍の治療では主に、化学療法、放射線治療、後腹膜リンパ節郭清（RPLND）といった治療法が集学的に用いられる。

化学療法としては、進行性精巣腫瘍の化学療法として使用される BEP（ブレオマイシン、エトポシド、シスプラチン）療法が代表的である。これら抗がん薬の中でも、特にシスプラチンは用量依存性に遷延性の造精機能障害を起こすことが知られている。しかしながら、精巣腫瘍患者に限定してその影響を論じた報告は十分ではない。北欧における大規模臨床研究において、治療後の妊娠成功率は、シスプラチン総投与量 850mg 以下では 62％だったのに対し、850mg 以上で 38％と低かった[5]。また、BEP 療法 2 コース、3 コース、4 コースで治療された患者での 12 年以内の妊娠成功率はそれぞれ 100％、83％、76％であった[6]。

また、セミノーマは放射線への反応性が良好であるため、リンパ節転移の好発部位である傍大動脈リンパ節や、患側の総腸骨動脈リンパ節への放射線治療が行われることがある。特に総腸骨動脈領域への照射では、精巣への放射線の飛散により造精機能障害が起こる。わが国のガイドラインでは 20 ～ 36Gy の照射が勧められているが、英国の臨床研究では、30Gy の照射後 10 年間での妊娠成功率は約 8 割であったとの報告がある[7]。

一方、非セミノーマはセミノーマに比べ放射線感受性が低い。そのため、非セミノーマに対しては、後腹膜リンパ節郭清が選択されることがある。この治療では射精に関係する神経の損傷が起こりやすく、術後の逆行性射精が問題となることが多

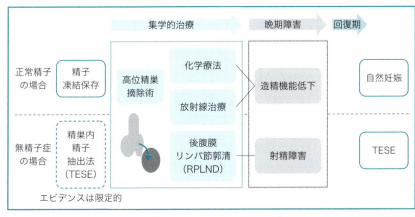

図36-2 | 進行性精巣腫瘍における精子保存のタイミング

い。近年、神経温存手術や郭清範囲の選択によって、射精障害の確率はかなり減少しているが、若年者の治療においては十分に配慮されるべきである。

精巣腫瘍治療による影響から生殖機能が回復する期間については、いまだ明確な答えが示されていない。化学療法や放射線治療により低下した造精機能は、一定期間を経て回復するという報告は散見されるものの[8]、各報告によって精巣腫瘍のステージや治療法の組み合わせ、観察期間などが異なっている。そのため、治療後どれくらい経過すれば妊娠可能かは、よくわかっていないのが実情である。

がん治療後に無精子症になった場合でも、TESEによる精子採取の可能性は残されており、特に顕微鏡下精巣内精子抽出法（MD-TESE）では比較的良好な精子採取率・妊娠成功率が報告されている[9]。生殖機能に影響する治療が必要となった精巣腫瘍において、精子保存や妊娠が可能なタイミングを示す（図36-2）。

生殖機能が回復しパートナーが妊娠した際に、胎児形態異常が発生する確率についても、データは不足している。BEP治療後の患者の精子において、染色体異常の頻度が高いという報告がある一方で[10]、パートナーが妊娠した際の胎児形態異常率が増加するという証拠は得られていない。そのため、一般的には個々の薬剤や治療法で推奨される避妊期間に従うことが勧められる。薬剤の催奇性に関する情報が得られない場合や、精巣への放射線照射を受けた場合は、遺伝カウンセリングも推奨される。

精巣腫瘍以外の泌尿器がんにおける生殖機能温存療法

前述のように、泌尿器がんにおいて妊孕性・生殖機能温存が問題となるのは、精巣腫瘍が主であり、その他の泌尿器がんでは非常に稀である（図36-3）。これらの好発年齢は高齢であり、前立腺がんと膀胱がんでは60〜80代、腎がん（腎盂・尿管がん含む）では50〜70代と報告されている。また、15〜34歳における各疾患の発生率は10万人当たり、前立腺がん0.3人、腎がん（腎盂・尿管がん含む）1.4人、膀胱がん（上皮内がん含む）1.0人と少ない[11]。

前立腺がん

前立腺がんは典型的な高齢者がんであり、治療の際に生殖機能が問題となることは少ない。転移のない限局性前立腺がんには前立腺全摘術や放射線治療が行われる。全摘術や放射線治療では勃起・射精障害を合併する可能性がある。神経温存手術によって勃起機能を維持できることはあるが、前立腺は摘出されるため、射精は不可となる。また、転移のある前立腺がんや、一部の限局性前立腺がんには、内分泌療法が適応となる。前立腺がんは男性ホルモン（アンドロゲン）に感受性があるため、この内分泌療法では、アンドロゲンの分泌や作用を妨げる治療が中心となる。内分泌療法では性欲低下や造精機能障害が起こる。そこで、挙児希望のある若年性の前立腺がん患者に対しては、治療前の精子保存が勧められる可能性がある。また、精巣は摘除しないため、治療後のTESEを行うことも可能である。ただし、精子保存・TESEともに症例数は少なく、前立腺がん患者への推奨に関して、統一した見解は得られていない。

腎がん

腎がんも同様に高齢者に好発するがんではあるが、遺伝子異常を伴う腎がんの一部では20〜30代の若年者に発症するものもある。こういった稀な型を含め、腎がんの一般的な治療法として、限局性腎がんに対しては手術療法、転移性腎がんに対しては分子標的治療薬が広く使用されている。手術療法は主に腎摘除術が選択されるが、妊孕性・生殖機能への影響は懸念されない。分子標的治療薬の使用では、卵

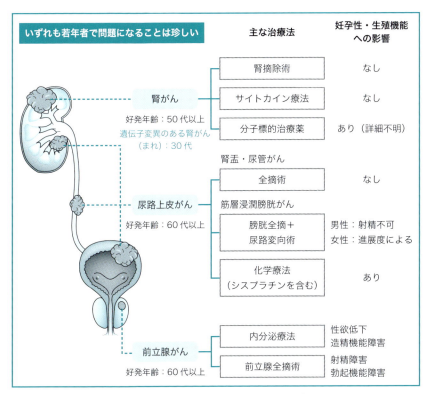

図36-3 ▎精巣腫瘍以外の泌尿器がんにおける治療法と問題点

巣機能障害や催奇形性、造精機能障害の問題が指摘されてはいるが、不明な点が多い。一方、古典的な治療法であるインターフェロン-αによるサイトカイン療法においては、造精機能にはほぼ影響がないとされている。

尿路上皮がん

尿路上皮がん（腎盂がん、尿管がん、膀胱がん）は組織学的に共通点が多く、治療法も類似している。尿路上皮がんは前立腺がんと同様に、典型的な高齢者がんであり、若年者での発症は非常に珍しい。限局性尿路上皮がんに対しては外科的切除が第一選択となる。腎盂、尿管がんに対しては腎尿管全摘除術が行われるが、妊孕性・生殖機能への影響はないと考えられる。一方、膀胱がんにおいては、筋層に浸

潤した膀胱がんに対して、膀胱全摘術＋尿路変向術が第一選択となる。この場合、男性では膀胱とともに前立腺、尿道を摘除し、尿路変向術（回腸導管、回腸代用新膀胱など）を行う。女性では、一部の膀胱がんに対して子宮・腟前壁の合併切除がなされることがある。これら筋層浸潤膀胱がんの手術では、妊孕性・生殖機能への影響は避けられないため、挙児希望がある場合は妊孕性・生殖機能の温存が必要である。また、転移を有する尿路上皮がんに対しては、ゲムシタビン＋シスプラチンによる化学療法が行われることが多い。原発巣、転移層への放射線照射も併用される。各治療法の妊孕性・生殖機能へ影響に関しては、精巣腫瘍と同様な配慮が必要とされる。

引用・参考文献

1) National Comprehensive Cancer Network. NCCN Clinical Practice Guidelines in Oncology, Testicular Cancer. Version 2. 2017-December 8, 2016. 2017.
2) Petersen PM, et al. Semen quality and reproductive hormones before orchiectomy in men with testicular cancer. J Clin Oncol. 17(3), 1999, 941-7.
3) Willott GM. Frequency of azoospermia. Forensic Sci Int. 20(1), 1982, 9-10.
4) Auger J, et al. Semen quality of 4480 young cancer and systemic disease patients: baseline data and clinical considerations. Basic Clin Androl. 26, 2016, 3.
5) Brydøy M, et al. Paternity following treatment for testicular cancer. J Natl Cancer Inst. 97(21), 2005, 1580-8.
6) Brydøy M, et al; Norwegian Urology Cancer Group III study group. Paternity and testicular function among testicular cancer survivors treated with two to four cycles of cisplatin-based chemotherapy. Eur Urol. (1), 2010, 134-40.
7) Huddart RA, et al. Fertility, gonadal and sexual function in survivors of testicular cancer. Br J Cancer. 93(2), 2005, 200-7.
8) Howell SJ, Shalet SM. Spermatogenesis after cancer treatment: damage and recovery. J Natl Cancer Inst Monogr. (34), 2005, 12-7.
9) Deruyver Y, et al. Outcome of microdissection TESE compared with conventional TESE in non-obstructive azoospermia: a systematic review. Andrology. 2(1), 2014, 20-4.
10) De Mas P, et al. Increased aneuploidy in spermatozoa from testicular tumour patients after chemotherapy with cisplatin, etoposide and bleomycin. Hum Reprod. 16(6), 2001, 1204-8.
11) Hori M, et al. Cancer incidence and incidence rates in Japan in 2009: a study of 32 population-based cancer registries for the Monitoring of Cancer Incidence in Japan (MCIJ) project. Jpn J Clin Oncol. 45(9), 2015, 884-91.

（濱野逸人、大山　力）

Q37 小児固形腫瘍で妊孕性・生殖機能温存療法の適応となるのは？勧められる方法は？

KeyPoint

- 小児固形腫瘍においては、化学療法や放射線治療が予後の改善に寄与する一方で、これらの治療による妊孕性・生殖機能の喪失が問題となる。
- アルキル化薬、白金製剤を多く含む化学療法において、妊孕性・生殖機能喪失のリスクが生じる。
- 放射線治療においては、骨盤、性腺、下垂体が照射野に含まれる場合、妊孕性・生殖機能喪失のリスクが高い。
- 思春期前の男児に対しては確立された生殖機能温存療法はなく、思春期前の女児に対しては卵巣組織凍結保存が適応となりうるが、臨床試験として行われるべきである。
- 思春期後の患児に対しては、成人と同様の妊孕性・生殖機能温存療法が適用されうる。

はじめに

　近年の妊孕性・生殖機能温存療法の進歩に伴い、小児固形腫瘍治療開始前、あるいは、治療中に妊孕性温存療法を行うことにより、妊孕性に影響を及ぼすがん治療後に挙児を得ることが可能となりつつある。妊孕性喪失のリスクがある治療を行う場合、原則として小児固形腫瘍の治療を最優先事項として考える中で、治療開始前に本人・家族に対して、①行う予定の小児固形腫瘍治療により、どの程度、妊孕性・生殖機能喪失のリスクがあるか、②妊孕性・生殖機能喪失のリスクがある場合、どのような妊孕性・生殖機能温存療法を受けることが可能か、③妊孕性・生殖機能温存療法を受けた場合、小児固形腫瘍治療に及ぼす影響はあるかについて十分に説明を行うことが望ましい。

　このような説明の一助となるように、本項では、①妊孕性・生殖機能温存療法の適応となる小児固形腫瘍治療、②小児固形腫瘍の疾患別の妊孕性・生殖機能温存療法の適応、③思春期前と思春期後で行いうる妊孕性・生殖機能温存療法、④妊孕性・

生殖機能温存療法に許容される時間・意思決定、⑤小児固形腫瘍治療が妊娠・分娩に及ぼす影響について順に述べる。

妊孕性・生殖機能温存療法の適応となる小児固形腫瘍治療

　小児固形腫瘍治療は、さまざまな原発部位から発生し、リスク群に基づいた層別化治療が行われるため、同じ疾患でも発生部位やリスク群により、妊孕性・生殖機能喪失のリスクに違いが生じる。したがって、行う予定の治療により、個々の症例に応じて妊孕性・生殖機能喪失のリスクを推測する必要がある。

　どのような治療が妊孕性・生殖機能喪失のリスクとなるかについては、2013 年に米国臨床腫瘍学会（ASCO）より発表されたがん患者の妊孕性温存のガイドライン[1]、同年に米国小児がん研究グループ（COG）より発表された長期フォローアップガイドライン[2] に記載されている。また、2016 年の Childhood Cancer Survivor Study（CCSS）の小児がん経験者 10,938 人、同胞 3,949 人の妊娠を指標とした大規模な質問紙調査の結果[3] も踏まえて、妊孕性・生殖機能喪失のリスクについて、以下に男児と女児に分けて記載する。

男児（表 37-1）[4]

　アルキル化薬は生殖機能に影響を与えることが広く知られている。男児では、ASCO、COG のガイドラインでは、シクロホスファミドの総投与量が $7.5 g/m^2$ を超える場合、生殖機能喪失のリスクが高い治療として記載されている。CCSS の報告によると、アルキル化薬の総投与量が Green らの提唱したシクロホスファミド換算式[5] で $5 g/m^2$ を超える場合、生殖機能喪失のリスクが生じるとしている。個々のアルキル化薬としては、シクロホスファミド $5 g/m^2$、イホスファミド $25 g/m^2$、プロカルバジン $3 g/m^2$ の総投与量において、生殖機能喪失のリスクが生じうる結果が示された。また St. Jude lifetime cohort の報告では、シクロホスファミド換算式による $4 g/m^2$ 以下のアルキル化薬総投与量では生殖機能に影響を与える可能性は低いとされている。

　白金製剤については、ASCO、COG のガイドラインでリスクのある治療として記載されているが、アルキル化薬ほど高いリスクとして記載されていない。ASCO のガ

表37-1 ┃ 生殖機能喪失の危険性のある小児固形腫瘍治療（男児）

	ASCO[1]	COG[2]	Lancet Oncology[3]
シクロホスファミド	$7.5g/m^2$ 以上のシクロホスファミド投与[*]	・$7.5g/m^2$ 以上のシクロホスファミド投与[*] ・前処置としてのシクロホスファミド投与[*]	$5g/m^2$ 以上のシクロホスファミド投与
イホスファミド	記載なし	$60g/m^2$ 以上のイホスファミド[*]	$25g/m^2$ 以上のイホスファミド
アルキル化薬	・骨盤・精巣・全身への放射線照射とアルキル化薬の併用[*] ・テモゾロミドや BCNU（カルムスチン）と頭蓋照射の併用[*] ・プロカルバジンの使用[*]	・$600mg/m^2$ 以上のブスルファン[*] ・MOPP 療法 3 サイクル以上[*]	・$3,000mg/m^2$ 以上のプロカルバジン ・シクロホスファミド換算で $5g/m^2$ を超えるアルキル化薬の投与、特に $10g/m^2$ を超える場合に生殖機能喪失のリスクが高い[*]
白金製剤	・$400mg/m^2$ を超えるシスプラチン、$2g/m^2$ を超えるカルボプラチン投与 ・2 〜 4 サイクル以上の BEP 療法	シスプラチン、カルボプラチン投与（投与量の記載なし）	$475mg/m^2$ 以上のシスプラチン
下垂体、骨盤、性腺への照射	・40Gy を超える頭蓋照射[*] ・精巣への 6Gy（小児）、2.5Gy（成人）を超える照射[*] ・精巣への 1 〜 6Gy の放射線の散乱 ・全身放射線照射[*]	・骨盤・精巣・全身への放射線照射とアルキル化薬の併用[*] ・30Gy 以上の頭蓋照射	

[*]生殖機能喪失のリスクの高い治療　　　　　　　　　　　　　　（文献4より引用）

イドラインでは、$400mg/m^2$ を超えるシスプラチン、$2g/m^2$ を超えるカルボプラチンの投与は中等度のリスクとして挙げられている。CCSS の報告では、$475mg/m^2$ を超えるシスプラチン投与量では、有意に妊娠率が低下していたことを報告している。

放射線治療については、ASCO、COG のガイドラインでは、骨盤、精巣、全身への放射線照射とアルキル化薬の併用はリスクが高いとされている。

表37-2 ┃ 妊孕性喪失の危険性のある小児固形腫瘍治療（女児）

	ASCO [1]	COG [2]	Lancet Oncology [3]
シクロホスファミド	$7.5g/m^2$ 以上のシクロホスファミド投与（20歳未満）*	骨盤・全身照射とアルキル化薬の併用*	$11.3g/m^2$ 以上のシクロホスファミド投与
アルキル化薬	• 骨盤・全身照射とアルキル化薬の併用* • テモゾロミドやBCNU（カルムスチン）と頭蓋照射の併用* • プロカルバジンの使用*	アルキル化薬の使用（投与量の記載なし）	• ブスルファン投与 • $411mg/m^2$ 以上のロムスチン投与
白金製剤	• シスプラチン（投与量の記載なし）	シスプラチン、カルボプラチンの使用（投与量の記載なし）	有意な妊孕性の低下なし
下垂体、骨盤、性腺への照射	• 40Gyを超える頭蓋照射* • 思春期前15Gy、思春期後10Gy、成人6Gyを超える全腹、骨盤照射* • 思春期前10～15Gy、思春期後5～10Gyの全腹、骨盤照射 • 全身放射線照射*	30Gy以上の頭蓋照射	

＊妊孕性喪失のリスクの高い治療　　　　　　　　　　　　　　　　（文献4より引用）

女児 （表37-2）[4]

　アルキル化薬については、ASCOのガイドラインでは、$7.5g/m^2$ 以上のシクロホスファミド投与が妊孕性喪失のリスクの高い治療であるとしている。また、CCSSの報告では、$11.3g/m^2$ 以上のシクロホスファミド投与を受けた患者集団では、投与のない患者集団と比較して、妊孕性喪失のリスクとなることが報告された。同じCCSSの報告では、ブスルファンと $411mg/m^2$ 以上のロムスチンが妊孕性喪失のリスクとなることが報告されている。

　白金製剤については、ASCO、COGのガイドラインでは、投与量の記載はないが、妊孕性喪失の危険性がある治療とされている。一方で、CCSSの報告では、投与量に関わらず有意な妊孕性喪失の危険性を認めなかったことが報告されている。女児における白金製剤については、一定した報告が出ておらず、今後の検討が待たれる。

また、放射線治療については、ASCO のガイドラインでは、骨盤、卵巣、全身への放射線照射とアルキル化薬の併用はリスクが高いとされている。思春期後 10Gy、思春期前 15Gy を超える全腹、骨盤照射もリスクの高い放射線治療であるとしている。

小児固形腫瘍の疾患別の妊孕性温存療法の適応

1）横紋筋肉腫、ユーイング肉腫、非横紋筋肉腫軟部肉腫

化学療法において、アルキル化薬の投与量が多く、かつ、原発部位によっては、骨盤、性腺近傍への放射線治療が行われる場合があり、妊孕性・生殖機能温存療法の適応となりうる。

2）骨肉腫

化学療法において、白金製剤が重要であり投与量が多いため、投与量によって妊孕性・生殖機能温存療法の適応となりうる。

3）腎芽腫

女児において、全腹照射を必要とする場合に妊孕性低下のリスクがあることが報告されている[6]。また側腹部の照射を受けた場合に、高血圧合併妊娠、胎位異常、早産・低出生体重児が多いことが報告されており、注意が必要である[7]。

4）神経芽腫

高リスク神経芽腫においては、寛解導入療法でのアルキル化薬、白金製剤使用、大量療法でのブスルファン使用がある場合に、妊孕性・生殖機能の喪失、早発卵巣不全のリスクについて検討が必要である。

5）頭蓋外胚細胞腫瘍

アルキル化薬、白金製剤が用いられるため、特に男児において生殖機能喪失のリスクがありうる治療となる。ASCO のガイドラインでは、BEP（ブレオマイシン、エトポシド、シスプラチン）療法 2 ～ 4 サイクル以上で無精子症が遷延、永続することがあるとしている。

6）肝芽腫

治療において白金製剤が用いられるため、投与量によって妊孕性・生殖機能喪失のリスクについて検討が必要である。

思春期前と思春期後で行いうる妊孕性・生殖機能温存療法

　男児では、精巣組織凍結保存は思春期前の男児を想定した生殖機能温存療法であるが、いまだヒトでの成功例はなく、まだ前臨床段階である。思春期後については、成人と同様、精子凍結保存が行いうる。精子採取の方法として、マスターベーション以外に、精巣内精子抽出法（TESE）が選択肢としてあり、骨盤腫瘍の神経圧迫による射精障害を有する場合や、低年齢の思春期後の男児などでマスターベーションによる精子採取が困難な場合に適応となる。どれくらいの二次性徴の段階であれば精子形成が開始されており精子採取が可能かどうかについて定まった報告はないが、Tanner 2 度では 3 例中全例で精子採取が不可能であったが、Tanner 3 度では、9 例中 4 例で精子採取が可能であったという報告がある[8]。

　女児では、思春期前では卵巣組織凍結保存、思春期後では胚（受精卵）凍結保存、卵子凍結保存、卵巣組織凍結保存が行いうる妊孕性温存療法である。胚（受精卵）や卵子の凍結保存は少なくとも 2 週間以上は必要となり、治療前に行う必要がある。一方で、卵巣組織凍結保存については、術後、数日から 1 週間の短期間で化学療法の開始が可能であり、保存時期は必ずしも治療前に限られず、化学療法剤の総投与量が少ない治療の初期であれば、治療中でも行いうる。このため、進行が早く治療開始を急ぐ小児固形腫瘍においては、卵巣組織凍結保存が適応となることが多い。ただし、卵巣組織凍結保存は、まだ研究段階であり、確立された妊孕性温存療法ではないことに留意する。

　小児固形腫瘍では、骨盤への放射線治療が行われることが多く、女児においては、卵巣位置移動術により卵巣への線量の低減を図れる可能性があり、検討が必要である。

妊孕性・生殖機能温存療法に許容される時間・意思決定

　小児固形腫瘍は進行が早く、診断後、治療開始までの時間が限られていることが多い。このため、小児腫瘍医は、短期間で妊孕性・生殖機能温存療法の検討を行い、

生殖医療専門医と連携し、患児や親に対して十分な説明を行い、妊孕性・生殖機能温存に関する情報提供を行うことが必要である。

妊孕性・生殖機能温存療法に要する時間を短くするために、事前に小児腫瘍医と生殖医療専門医の連携体制を整え、速やかに対応できるよう準備しておくことが望ましい。また、本人、家族は診断後の大きな心理的負担の中、短期間の間に妊孕性・生殖機能温存療法に関する意思決定を余儀なくされるため、医療者側の配慮が必要である。

小児固形腫瘍治療が妊娠・分娩に及ぼす影響

小児がん経験者の妊娠・分娩に関して、CCSS の多数例でのコホートによる検討が行われている。

子宮に対して 5Gy を超える線量が照射された場合、低出生体重児のリスクが高いことが報告されており、注意が必要である[9]。また、アントラサイクリン系薬剤の投薬を受けた患者において、妊娠中の心不全が報告されており、注意が必要である[10]。

一方で、小児がん経験者の妊娠において、先天異常のリスクは増加しないことが報告されている[11]。抗がん薬治療後の妊娠について不安を感じる患児、家族は多く、小児がん治療後の妊娠・分娩について話し合う際に、重要な情報である。

女児において、治療後、無月経から回復せず妊孕性を喪失する急性閉経となることは 6.3% と稀であり、月経が開始、あるいは再開することが多い[9]。しかし、早発卵巣不全のリスクが高い治療後に挙児希望がある場合、早発卵巣不全のため加齢により妊孕性が低下する可能性があることについて説明が必要である。すなわち、妊孕性が保たれている期間が短いことを伝え、妊娠・分娩の計画に留意するように指導が必要である。

以上、原則として小児固形腫瘍の治療を最優先事項として考える中で、妊孕性・生殖機能温存療法の適応があるか、実施可能性があるかの判断材料としていただきたい。

引用・参考文献

1) Loren AW, et al; American Society of Clinical Oncology. Fertility preservation for patients with cancer: American Society of Clinical Oncology clinical practice guideline update. J Clin Oncol. 31(19), 2013, 2500-10.

2) Children's Oncology Group. Long-Term Follow-Up Guidelines for Survivors of Childhood, Adolescent, and Young Adult Cancers - Version 4.0. http://www.survivorshipguidelines.org/

3) Chow EJ, et al. Pregnancy after chemotherapy in male and female survivors of childhood cancer treated between 1970 and 1999: a report from the Childhood Cancer Survivor Study cohort. Lancet Oncol. 17(5), 2016, 567-76.

4) 宮地充、細井創. 小児がん領域における妊孕性温存治療. 京都府立医科大学雑誌. 126(8), 2017, 555-64.

5) Green DM, et al. The cyclophosphamide equivalent dose as an approach for quantifying alkylating agent exposure: a report from the Childhood Cancer Survivor Study. Pediatr Blood Cancer. 61(1), 2014, 53-67.

6) Kalapurakal JA, et al. Pregnancy outcomes after abdominal irradiation that included or excluded the pelvis in childhood Wilms tumor survivors: a report from the National Wilms Tumor Study. Int J Radiat Oncol Biol Phys. 58(5), 2004, 1364-8.

7) Green DM, et al. Pregnancy outcome after treatment for Wilms tumor: a report from the national Wilms tumor long-term follow-up study. J Clin Oncol. 28(17), 2010, 2824-30.

8) Berookhim BM, Mulhall JP. Outcomes of operative sperm retrieval strategies for fertility preservation among males scheduled to undergo cancer treatment. Fertil Steril. 101(3), 2014, 805-11.

9) Green DM, et al. Ovarian failure and reproductive outcomes after childhood cancer treatment: results from the Childhood Cancer Survivor Study. J Clin Oncol. 27(14), 2009, 2374-81.

10) van Dalen EC, et al. Clinical heart failure during pregnancy and delivery in a cohort of female childhood cancer survivors treated with anthracyclines. Eur J Cancer. 42(15), 2006, 2549-53.

11) Signorello LB, et al. Congenital anomalies in the children of cancer survivors: a report from the childhood cancer survivor study. J Clin Oncol. 30(3), 2012, 239-45.

（宮地　充）

Q38 白血病で妊孕性・生殖機能温存療法の適応となるのは？勧められる方法は？

KeyPoint

- 急性白血病に対する化学療法の遷延性無精子症および卵巣機能不全リスクは、低リスク（20％未満）に分類されるが、造血幹細胞移植では妊孕性・生殖機能はほぼ喪失する。
- 急性白血病の男性患者においては、全身状態や血球の状態が許せば治療開始前の精子凍結保存が試みられる。
- 急性白血病の女性患者においては、化学療法前の妊孕性温存療法は困難なことが多く、造血幹細胞移植前に胚（受精卵）凍結保存もしくは未受精卵子凍結保存が試みられる。
- 慢性骨髄性白血病に対する分子標的療法の妊孕性・生殖機能への影響はいまだ明らかにされていない。

はじめに

白血病は急性骨髄性白血病（AML）、急性リンパ性白血病（ALL）、慢性骨髄性白血病（CML）、慢性リンパ性白血病（CLL）に分類される。わが国における白血病全体の年齢調整罹患率（2011 年）は人口 10 万人当たり男性 8.0 人、女性 5.3 人と報告されており、年間約 12,000 人が罹患している。その中に 40 歳未満の患者が約 15％含まれることから、妊孕性・生殖機能温存療法の適応となる白血病患者は年間 2,000 人弱と考えられる。

妊孕性・生殖機能温存療法を考える上では、治療で使用される化学療法、分子標的療法、造血幹細胞移植の有無を考慮する必要がある。これらの白血病はいずれも用いる薬剤や造血幹細胞移植の適応が異なることから、疾患ごとに概説する（**表 38-1**）。

急性骨髄性白血病（AML）

AML の発症は 10 万人に 3～4 人で発症年齢中央値は 60 歳であり、患者の大多数

表38-1 | 治療による遷延性無精子症・無月経のリスク

	代表的な標準的一次治療	無精子症・無月経リスク	施行可能性のある治療	無精子症・無月経リスク
急性骨髄性白血病(AML)	アントラサイクリン＋シタラビン	低	同種造血幹細胞移植	高
急性リンパ性白血病(ALL)	多剤併用	低	同種造血幹細胞移植	高
慢性骨髄性白血病(CML)	チロシンキナーゼ阻害薬	不明	同種造血幹細胞移植	高
慢性リンパ性白血病(CLL)	フルダラビン、シクロホスファミド	低	同種造血幹細胞移植	高

低：20％未満、高：80％未満

は成人発症である。正常造血機能の低下による貧血、血小板減少による出血傾向、好中球減少による感染症が主病態であるが、白血病細胞の臓器浸潤による肝脾腫や中枢神経症状、播種性血管内凝固症候群（DIC）などを併発していることもある。

　一般的に白血病細胞は急速に増加するため、適切な治療がなされなければ短期間に致死的となり、診断後は可及的速やかに化学療法を開始する必要がある。そのため治療開始前の妊孕性・生殖機能温存療法に関しては、男性患者においては全身状態および好中球数が許せば精子凍結保存が可能であるが、女性患者においてはほぼ非現実的である。

　AML の寛解導入療法は（急性前骨髄性白血病〔APL〕を除き）共通しており、アントラサイクリン（イダルビシンもしくはダウノルビシン）＋通常量シタラビンの併用で行われる。一般的に寛解後療法は、染色体検査や遺伝子検査による予後因子の層別化によって決定する。予後良好群に対しては地固め療法として大量シタラビン療法を３コース行い、そこで治療を終了する。それに対して、予後中間群、不良群に関してはアントラサイクリン＋通常量シタラビン療法による地固め療法を最大４コース実施しながら、寛解を維持した状態で同種造血幹細胞移植を行うことを考慮する[1]。この間、約４〜６カ月を要する。このような寛解導入療法から地固め療法終了までの化学療法においては、前コースによる好中球減少および血小板減少から回復したら速やかに次コースを開始する。そのため、化学療法各コース間の短い血球回復期を利用した妊孕性・生殖機能温存療法も試みられることがあるが、現実

的には困難な場合が多い。

AML に対する上記のような標準化学療法の遷延性無月経リスクは、2016 年に改訂された米国臨床腫瘍学会（ASCO）ガイドラインでも低リスク（20％未満）に分類されている[2]。そのため、妊孕性温存を優先するために原疾患治療を遅らせることは絶対に避けなければならない。一方、低頻度ではあるが妊孕性・生殖機能を失う患者は存在し、それを見分ける方法は今のところない。造血幹細胞移植でほぼ卵巣機能は障害され不妊となるため、AML の女性患者において妊孕性温存療法を施行するタイミングは造血幹細胞移植前が最後の機会となる。

APL については、PML-RARA 融合遺伝子に作用するオールトランス型レチノイン酸（ATRA）や亜ヒ酸（ATO）などの有効性が確立されており、標準治療に組み込まれている点が他の AML と異なる[1]。これらの薬剤は強い催奇形性があり妊娠中は使用禁忌であるが、妊孕性への影響については報告がなく不明である。

急性リンパ性白血病（ALL）

ALL は 10 万人に 1 人程度の発症頻度であり、75％の症例が 6 歳未満と小児に多い。病態は AML と同様に正常造血の低下や腫瘍細胞の臓器浸潤による症状であるが、AML に比して中枢神経系（CNS）の再発リスクが高く、治療には抗がん薬の髄腔内投与や CNS 移行の良い薬剤（メトトレキサートやシタラビン）が組み込まれる。AML と同様、診断後は速やかに化学療法を開始する必要があり、やはり治療開始前の妊孕性・生殖機能温存療法が考慮できるのは全身状態の良い男性患者に限られ、女性患者においては困難なことがほとんどである。

ALL の寛解導入療法は、アントラサイクリン、ビンクリスチン、シクロホスファミド、L- アスパラギナーゼなどによる多剤併用療法となる[1]。成人においては一度寛解が得られた症例でも再発の頻度が高いため、HLA 一致同胞など条件の良いドナーが存在する場合には、第一寛解期での同種造血幹細胞移植を積極的に考慮しつつ寛解後療法を進めることになる。地固め療法では、寛解導入療法で用いた薬剤に加え、大量シタラビン、大量メトトレキサートを中心に、エトポシド（VP-16）、6- メルカプトプリンなどを用いて計 5 コース前後施行する。さらに同種造血幹細胞移植を施行しない ALL では再発を予防するための維持療法を必要とし、一般的に寛解後 2 年

を目標に継続する。化学療法各コース間の血球回復期を利用した妊孕性・生殖機能温存療法が簡単ではないのは AML と同様である。AML に比して多剤併用であり、さらに全経過が 2 年を超える長期間に及ぶ化学療法であるが、ASCO ガイドラインでは AML と同様に低リスク（20%未満）に分類されている[2]。なお、フィラデルフィア染色体陽性 ALL（Ph + ALL）に対して併用されるチロシンキナーゼ阻害薬（TKI）については、妊孕性・生殖機能への影響は不明である。

同種造血幹細胞移植を予定する場合には、移植前処置前には胚（受精卵）凍結保存、未受精卵子凍結保存を考慮する。

慢性骨髄性白血病（CML）

CML の主な診断時年齢は 50 ～ 60 歳が多く、発症頻度は年間 10 万人に 1 人である。小児発症は全体の 5%未満と少ないが、成人若年患者は散見される。多くの症例が慢性期に健診で診断され、無症状であることが多いが、無治療では最終的に急性白血病の病態（急性転化）となる。

以前は同種造血幹細胞移植が唯一の根治療法であったが、現在の標準治療は BCR-ABL1 融合遺伝子に対する TKI である。第一世代 TKI のイマチニブ導入以後、移植の適応となる患者は、遺伝子変異などよる一部の難治例に限られるようになった。近年、第二世代 TKI のニロチニブ、ダサチニブ、さらにボスチニブ、ポナチニブなど、さらに高い効果を持つ新規薬剤が登場しており、臨床現場に次々と導入されている[1]。

TKI によって長期に分子遺伝学的効果が維持できることが明らかになり、近年では最終的に治療を中止できる治癒症例も一部に存在することがわかってきているが、多くの CML 患者においては TKI の内服継続が必要となる。ASCO ガイドラインにおいては、イマチニブの妊孕性・生殖機能低下リスクは不明と位置づけている[2]。第二世代以降の薬剤においても妊孕性・生殖機能への影響に関する知見が存在しない[3, 4]。TKI による妊孕性・生殖機能への影響についてのデータが集積されるまでの現段階では、データがない旨を患者に情報提供することが必要である。

慢性リンパ性白血病（CLL）

　CLLはわが国では稀な疾患であり、また40歳未満は10％に満たないと言われているため、妊孕性・生殖機能温存療法の適応となる患者は極めて少ないと考えられる。一般的に経過の長い緩徐進行性の病態であり、B症状（発熱、盗汗、体重減少）や血球減少、肝脾腫による症状が出現するまでは経過観察する[1]ため、治療開始前の妊孕性・生殖機能温存療法も可能である。治療が必要になった場合には、フルダラビン、シクロホスファミドなど、低リスク群に分類される薬剤が用いられる。他疾患と同様に再発難治の場合は同種造血幹細胞移植が考慮されるため、その場合は移植前処置までに妊孕性・生殖機能温存療法を考慮する。

造血幹細胞移植

　造血幹細胞移植については遷延性無月経の高リスク（80％以上）治療に分類され、移植前処置で用いられる全身照射（TBI）や大量ブスルファンによって卵巣機能はほぼ障害される[2]。そのため、妊孕性温存を希望する患者にとって、造血幹細胞移植前が胚（受精卵）凍結保存、未受精卵子凍結保存の最後の機会となる。卵巣組織凍結保存は卵巣刺激が必要なく、時間的な猶予のない患者において有効な手段となる可能性がある。しかしながら、残存白血病細胞混入の危険性のため一般的には推奨されない。白血病患者に対する卵巣組織移植が技術の発展により安全な方法となることを期待して、一部の施設では研究的に行われている。

　また、TBIによる不妊リスクを回避する目的で、寛解期症例で再発リスクが低い場合には卵巣遮蔽を積極的に行っている施設もあり、健康な児の出産も報告されている。非寛解症例においては再発リスクの上昇が否定されておらず、安易な施行は避けるべきである。

GnRHアナログ

　GnRHアナログの卵巣保護作用については、造血器腫瘍では主にリンパ腫を対象に臨床試験が行われており、白血病に対して十分評価できるデータはない。しかしながら、近年のリンパ腫を対象とした前方視的ランダム化比較試験の5年フォロー

アップの結果が否定的な結果であったことから[5]、白血病においても妊孕性温存療法としては否定的と考えられている。ただし、白血病治療において出血リスク軽減のための月経コントロールを目的とした投与を否定するものではない。

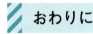
おわりに

　急性白血病患者に対する妊孕性・生殖機能温存療法の施行については、疾患と治療の特徴から、施行のタイミングが最大の問題となる。生殖医療の専門家と密に連携し、その機会を探ることになるが、現実的には同種造血幹細胞移植前に施行することが多い。慢性骨髄性白血病については、投与薬剤の妊孕性・生殖機能への影響が不明であることが問題である。今後その点が明らかになれば、治療開始前の妊孕性・生殖機能温存は不要との結果になるかもしれない。

引用・参考文献
1) 日本血液学会編．造血器腫瘍診療ガイドライン 2013 年版．東京，金原出版，2013，328p．
2) Loren AW, et al; American Society of Clinical Oncology. Fertility preservation for patients with cancer: American Society of Clinical Oncology clinical practice guideline update. J Clin Oncol. 31 (19), 2013, 2500-10.
3) Loren AW. Fertility issues in patients with hematologic malignancies. Hematology Am Soc Hematol Educ Program. 2015, 138-45.
4) Palani R, Managing pregnancy in chronic myeloid leukaemia. Ann Hematol. 94 Suppl 2, 2015, S167-76.
5) Demeestere I, et al. No Evidence for the Benefit of Gonadotropin-Releasing Hormone Agonist in Preserving Ovarian Function and Fertility in Lymphoma Survivors Treated With Chemotherapy: Final Long-Term Report of a Prospective Randomized Trial. J Clin Oncol. 34(22), 2016, 2568-74.

（藤井伸治）

| **Q39** | 悪性リンパ腫で妊孕性・生殖機能温存療法の適応となるのは? 勧められる方法は? |

KeyPoint

● 悪性リンパ腫では治療により妊孕性・生殖機能が低下するリスクがある。
● 性腺障害のリスクについて各治療レジメンを元に検討する。
● 病型・病期や全身状態を総合的に判断して妊孕性・生殖機能温存療法を試みる。

悪性リンパ腫の分類

リンパ腫はその組織型ごとに発生母地となる免疫組織や細胞遺伝学的異常、細胞増殖力などが異なるため、基本病態も組織分類により大きく異なる。分類には、2008年に改訂された WHO 分類第 4 版(2016 年 5 月改訂)が広く用いられている。悪性リンパ腫の診断は、生検で採取した病変組織の病理学的な確定診断によりなされ、白血病に比し診断までに時間を要する場合が多い。大別すると、①非ホジキンリンパ腫(NHL)、②ホジキンリンパ腫(HL)の 2 種類に分けられる。わが国ではリンパ腫の 90 〜 95％を NHL が占め、HL は極めて頻度が少ない[1]。

非ホジキンリンパ腫

成人の非ホジキンリンパ腫

成人においては、濾胞性リンパ腫(FL)、びまん性大細胞型 B 細胞リンパ腫(DLBCL)、バーキットリンパ腫(BL)が悪性リンパ腫全体のほぼ 70％を占める[1, 2]。いずれの治療においてもアルキル化薬であるシクロホスファミド(CPA)が中心的役割を担っている。放射線治療では主に原発部位に対する局所照射が用いられる。

1)濾胞性リンパ腫(FL)

FL は成人リンパ腫のうち 18％前後を占めている。発症年齢中央値は 60 代で、若年者での発症は稀である。時に節外病変もあるが主な原発部位はリンパ節である。

一般的に経過が緩慢であり、進行期症例であっても生存期間中央値は7〜10年と長い。治療として、限局期であれば放射線治療が行われる。進行期の治療には、無治療経過観察、化学療法や抗CD20モノクローナル抗体（リツキシマブ）の単独、あるいは併用療法、放射性同位元素標識モノクローナル抗体、造血幹細胞移植などがある。

2）びまん性大細胞型B細胞リンパ腫（DLBCL）

NHLの約60%をDLBCLが占め、最も頻度が高い。あらゆる年齢層に認められるが、中高年層に多く、やや男性に多い。約40%は節外臓器から発症する。骨髄浸潤も比較的多く、約半数は病期Ⅲ / Ⅳである。治療は、病期とage-adjusted IPI（AA-IPI）により選別される（**図39-1**）[1]。

3）バーキットリンパ腫（BL）

早い腫瘍増殖速度、特徴的な病理組織形態、c-mycがん遺伝子に関連する特徴的な分子生物学的特徴を有する。EBウイルスの関連が強く、赤道アフリカに多いendemic BLと、それ以外の地域で見られるsporadic BL、免疫不全患者に見られる免疫不全関連BLの3種類がある。小児と若年成人に好発し、男性に多い。成人ではNHLの1%程度であるが、小児では25〜40%を占める。sporadic BLは、回盲部などの腹腔内や鼻咽頭、ワルダイエル輪での発生頻度が高い。治療中の休薬期間での腫瘍細胞再増殖が問題となるため、短期強力化学療法が導入され治療成績は向上している。治療反応不良例や再発症例は造血幹細胞移植の適応となる。

小児の非ホジキンリンパ腫

小児NHLの約90%は、バーキットリンパ腫（BL）（25〜30%）、びまん性大細胞型B細胞リンパ腫（DLBCL）（約20%）、リンパ芽球性リンパ腫（LBL）（約25%）、未分化大細胞型リンパ腫（ALCL）（約20%）により占められる。確定診断は生検材料による病理学的診断である。診断確定後は、画像検査を含めた各種検査による病期診断の上、治療が開始される。化学療法に対する反応は一般的に良好で、標準的な治療により小児NHL患者の80%が5年以上生存する[3]。

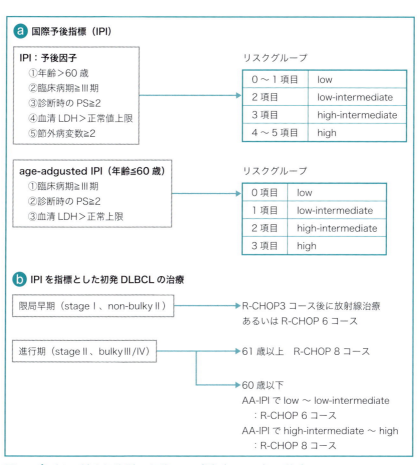

図39-1 | びまん性大細胞型B細胞リンパ腫（DLBCL）の治療
PS：performance status、R-CHOP：リツキシマブ、シクロホスファミド、ドキソルビシン、ビンクリスチン、プレドニゾロン

1）成熟B細胞系腫瘍（B NHL）：びまん性大細胞型B細胞リンパ腫（DLBCL）、バーキットリンパ腫（BL）

小児BLは進行性で、腹部腫瘤で発症することが多く、他の病変部位は成人同様多岐にわたる。短期パルス型治療が標準的治療となり、中等量CPAと大量メトトレキサート（MTX）にビンクリスチン（VCR）、プレドニゾロン（PSL）、ドキソルビシン（DOX）の3剤が加わった5剤での治療が基本となる。限局例と進行例とで治療

期間が異なり、骨髄や中枢神経系（CNS）浸潤例ではシタラビン（Ara-C）、エトポシド（VP-16）を加える。

2）リンパ芽球性リンパ腫（LBL）

LBL の 70 〜 80％は T 細胞性で、B 細胞性は 20 〜 30％を占める。T 細胞性のうち 50％以上が縦隔腫瘤を伴う。全身症状が強く骨髄浸潤がある場合には、急性リンパ性白血病との鑑別が重要である。寛解導入療法は、ビンクリスチン、プレドニゾロン、L- アスパラギナーゼ（L-ASP）の 3 剤を基本とし、CPA や他のアントラサイクリン系薬剤を併用する。寛解導入後は強化療法、CNS 予防相を経て維持療法へと移行し、治療期間は約 2 年にわたる。

3）未分化大細胞リンパ腫（ALCL）

ALCL の進展速度は比較的緩徐ではあるが、診断時、多くの症例は進行期である。発生部位も節外病変が多く、皮膚病変や多発性骨病変を来すことがある。標準治療は、B-NHL に用いられる短期集中型多剤併用化学療法である。CPA/ イホスファミド、MTX、デキサメタゾン /PSL、Aca-C を中心薬剤として、DOX や VP-16 を併用する。

ホジキンリンパ腫

ホジキンリンパ腫（HL）は、欧米ではリンパ腫の 30％を占めるが、わが国では 5 〜 10％と成人、小児ともに発生頻度は少ない。発症頻度は若年と壮年期以降に多い。腫瘍細胞であるホジキン細胞およびリード・シュテルンベルク細胞の存在とその背景像は特異的で、診断はその組織像により確定される。頸部リンパ節腫脹で発症する症例が多く節外病変は稀で、診断時に約半数は限局病期である。Ann Arbor 分類（Cotswolds 修正分類）や画像検査に基づいた病期分類によって治療決定される。特に FDG-PET 検査は、限局期か進行期かの判断材料に推奨され、国際的には治療効果判定にも有用とされる。

早期 HL では、短期化学療法（ABVD 療法：ドキソルビシン、ブレオマイシン、ビンブラスチン、ダカルバジン）と局所放射線照射の併用療法が標準治療である。進行 HL では、かつての標準治療である MOPP 療法（メクロレタミン〔日本未承認〕、ビンクリスチン、プロカルバジン、プレドニゾロン）は長期生存例の晩期合併症が

問題となり、現在は ABVD 療法（6 〜 8 コース）が標準治療となっている。難治性や再発 HL に対しては確立された方法はないが、救援療法に対する反応性や年齢、病勢から自家あるいは同種造血幹細胞移植が検討される。早期 HL の場合、長期生存率は 90％を超え、進行 HL では 50 〜 70％とされる。化学療法と放射線治療がリスクとなり晩期合併症（二次がん、心血管病変、甲状腺機能低下、不妊など）が長期生存者で問題になる[1, 3]。

悪性リンパ腫と妊孕性・生殖機能温存療法

　悪性リンパ腫に対する治療には、化学療法、放射線治療、分子標的療法が含まれ、各病型によって治療開始までの時間的余裕や治療レジメンが異なってくる。標準化学療法による造精機能や月経への影響は低リスク群に分類されているが、治療経過によって高リスクに分類されるアルキル化薬や造血幹細胞移植へと進む可能性は否定できない。プロカルバジンを含むホジキンリンパ腫に対する化学療法、性腺あるいは骨盤腔を照射野に含む放射線治療や難治性、再発例に行われる造血幹細胞移植の前処置では、男女ともに妊孕性・生殖機能は著明に低下する。標準的化学療法では、CHOP 療法（シクロホスファミド、ドキソルビシン、ビンクリスチン、プレドニゾロン）や R-CHOP 療法（R：リツキシマブ）に代表されるように、アルキル化薬やアントラサイクリン系薬剤、トポイソメラーゼ阻害薬などが頻用されており、それらの妊孕性・生殖機能への影響は 2013 年の米国臨床腫瘍学会（ASCO）ガイドラインが参考になる[4]。放射線治療では、照射範囲はリンパ節領域や浸潤臓器とされている。線量は、組織型、病期や予後因子、周辺組織の耐容線量、全身状態や治療目的などによって 25 〜 50Gy の範囲で選択される。骨盤腔内あるいは卵巣への照射では妊孕性・生殖機能低下のリスクが懸念される[5]。

　一般的に、急性白血病に比し、組織の生検材料による病理診断が必要な悪性リンパ腫では、治療開始までにわずかながら時間的に猶予がある場合もあり、その間に患者への治療合併症に伴う妊孕性・生殖機能低下に関するインフォームド・コンセントや、医療者間における妊孕性・生殖機能温存に向けた検討・対応を行うことが可能と考えられる。罹患年齢により病型別頻度が異なるが、妊孕性・生殖機能温存療法の計画を立てる際には、患者の年齢、病型、病期診断、合併症、全身状態など

4

疾患別　妊孕性・生殖機能温存療法

275

を総合的に判断する必要がある。若年発症例の場合、進行期以外は積極的に妊孕性・生殖機能温存の適応を検討するのが望ましい。

女性患者では妊孕性温存療法として、胚（受精卵）凍結保存、未受精卵子凍結保存が行われる。血球減少による出血や感染のリスクがある症例では、慎重に適応を検討する。採卵の処置後は超音波検査で出血の有無を確認し、貧血や感染の有無をフォローする。卵巣組織凍結保存はわが国ではまだ研究段階とされており、卵子保存の時間的余裕がない場合に、倫理委員会の承認を得て実施可能な施設においてのみの選択肢となる。白血病では腫瘍細胞浸潤のリスクがあるため卵巣組織凍結は適応外とされているが、リンパ腫では PET/CT 検査で陰性であれば基本的に浸潤なしと評価して適応されている。2004 年に Donnez がホジキンリンパ腫患者で凍結卵巣組織の移植による生児を報告して以後、海外では実績が増えつつある[6]。GnRH アナログは妊孕性温存目的での使用は推奨されない。

男性患者の生殖機能温存療法として、可能な限り治療開始前に精子凍結保存を検討する。化学療法開始後では抗がん薬により精子の質が低下するリスクがある。治療開始前に精子凍結保存が行えなかった症例では、造血幹細胞移植など高リスク治療を始める前に再度適応を検討する。

悪性リンパ腫治療後の患者の妊娠に関して、男女共に原疾患の治療中および治療後早期は避妊を指導する。治療後は原病再発のリスクを鑑み、寛解状態であることを一定期間確認してから妊娠を許可する。妊孕性温存療法を実施した患者で生殖補助医療を用いての妊娠を希望した場合、原病の経過について医療者間で情報共有し連携することが望ましい。また妊孕性低下には個人差があるため、自然妊娠による挙児を希望する患者では、適切な時期に生殖医療を専門とする医師へのコンサルトを検討する。

治療後の患者もしくはパートナーが妊娠した場合、治療に伴う出生児の先天異常のリスク増加は否定的と報告されている[7]。ただし腹部・骨盤に放射線照射を受けた場合、流早産や低出生体重児などのリスクが報告されているため、特に小児期に治療を受けた患者では妊娠から分娩まで慎重に管理する必要がある。

引用・参考文献

1) 吉野正ほか編. 悪性リンパ腫・臨床と病理：WHO 分類（第 4 版）に基づいて. 東京, 先端医学社, 2009, 476p.
2) 岡本昌隆. 2000 例を超える連続登録例の中央診断に基づいた悪性リンパ腫の病型頻度：WHO 分類大 4 版もふまえて. 日本リンパ網内系雑誌. 49, 2009, 86.
3) 日本小児血液がん学会編. 小児血液・腫瘍学. 東京, 診断と治療社, 2015, 608p.
4) Loren AW, et al; American Society of Clinical Oncology. Fertility preservation for patients with cancer: American Society of Clinical Oncology clinical practice guideline update. J Clin Oncol. 31(19), 2013, 2500-10.
5) Schuck A, et al. Ovarian function following pelvic irradiation in prepubertal and pubertal girls and young adult women. Strahlenther Onkol. 181(8), 2005, 534-9.
6) Donnez J, et al. Livebirth after orthotopic transplantation of cryopreserved ovarian tissue. Lancet. 364(9443), 2004, 1405-10.
7) Green DM, et al. Pregnancy outcome of female survivors of childhood cancer: a report from the Childhood Cancer Survivor Study. Am J Obstet Gynecol. 187(4), 2002, 1070-80.
8) 日本癌治療学会編. 小児, 思春期・若年がん患者の妊孕性温存に関する診療ガイドライン 2017 年版. 東京, 金原出版, 2017, 228p.

（宮下恵実子、三善陽子）

Q40 骨軟部腫瘍治療で妊孕性・生殖機能温存療法の適応となるのは？ 勧められる方法は？

KeyPoint

- 悪性骨軟部腫瘍は、他の悪性腫瘍と比較して若年層（小児期、思春期・若年成人〔AYA〕世代）に多く分布するため、妊孕性・生殖機能温存の対象となる症例が多い。
- 集学的治療の確立によって、長期サバイバーが増加した悪性骨軟部腫瘍では、治療開始時からサバイバーの妊孕性・生殖機能温存の機会が奪われないように努めることが重要である。
- 悪性骨軟部腫瘍における妊孕性・生殖機能温存は、化学療法による影響のみならず、骨盤・後腹膜腫瘍治療時にも十分に検討されるべきである。

はじめに

　骨軟部腫瘍とは、間葉系細胞由来の新生物の総称である。2013年のWHO分類では骨腫瘍で12カテゴリー49種類、軟部腫瘍で12カテゴリー113種類、計24カテゴリー162種類の病理組織分類があり、良性、中間悪性から悪性まで非常に多様である[1]。発生頻度を正確に記述した疫学的な資料はほとんどないが、悪性骨軟部腫瘍（肉腫）は極めて稀な疾患ではあるものの、他の悪性腫瘍と比較して若年層（小児期、AYA世代）に多く分布するため、本項で取り扱う妊孕性・生殖機能温存の対象となる症例が多い。約3/4が極めて予後不良な高悪性度腫瘍であり、外科的治療に化学療法や放射線照射を併用する集学的治療を行う。それぞれ好発年齢、発生部位、化学療法感受性、放射線感受性が異なるため、各病理診断、個々の症例によって治療法が大きく異なるのが特徴である。集学的治療の確立によって悪性骨軟部腫瘍の予後は大幅に改善し、長期サバイバーが増加しているため、これらサバイバーの妊孕性・生殖機能温存の機会が奪われないよう努めることが極めて重要となっている。

　これまで、悪性骨軟部腫瘍患者における治療後の性腺機能や妊孕性・生殖機能温

存療法に関する包括的な報告は極めて少なく、各疾患における報告も極めて限られたものであり、広く悪性骨軟部腫瘍の多様性を網羅するものでない。近年、妊孕性・生殖機能温存療法の適応以前に対象患者に対して生殖医療を専門とする医師によるコンサルテーション（あるいはカウンセリング）を行うことが、妊孕性・生殖機能温存療法の適応の有無、あるいは成否にかかわらず患者の受容や QOL を高めるため、妊孕性・生殖機能温存療法に関するコンサルテーションを積極的に推奨すべきという報告が多い[2〜3]。この考え方に沿い、以下、①妊孕性・生殖機能温存を検討すべき悪性骨軟部腫瘍患者、②妊孕性・生殖機能温存が可能となる対象患者とその方法の 2 項目に大きく分けて整理した。

妊孕性・生殖機能温存を検討すべき悪性骨軟部腫瘍患者

若年発症の悪性骨軟部腫瘍の疫学

日本整形外科学会骨軟部腫瘍委員会監修の全国骨腫瘍登録によると、2006 年から 2013 年に全国で診断・治療された原発性悪性骨腫瘍 4,250 例中、小児期（0 〜 14 歳）発症が 503 例（11.8%）、思春期・若年成人、いわゆる AYA 世代（本項では 15 〜 39 歳）発症が 1,108 例（26.1%）と、合わせて悪性骨腫瘍を発症する症例の約 4 割が 40 歳未満であることがわかる[4]。また、同監修の全国軟部腫瘍登録によると、2006 年から 2013 年に全国で診断・治療された原発性悪性軟部腫瘍 9,486 例中小児期（0 〜 14 歳）発症が 205 例（2.2%）、いわゆる AYA 世代（本項では 15 〜 39 歳）発症が 1,491 例（15.7%）と、合わせて悪性軟部腫瘍を発症する症例の約 2 割が 40 歳未満であることがわかる[5]。

若年者悪性骨軟部腫瘍に対する治療

前述のごとく、悪性骨軟部腫瘍は非常に多様な疾患であり、それぞれ好発年齢、発生部位、化学療法感受性、放射線感受性が異なるため、各病理診断によって治療法が大きく異なる。外科的完全切除が基本であるが、極めて予後不良な高悪性度悪性骨軟部腫瘍の多くは補助化学療法を併用した集学的治療の適応となる。

4

疾患別　妊孕性・生殖機能温存療法

上記全国骨腫瘍登録によると、2006 年から 2013 年に全国で診断・治療された若年発症（本項では 40 歳未満）の原発性悪性骨腫瘍の上位 2 疾患は、骨肉腫、ユーイング肉腫であり、その 2 疾患で若年発症原発性悪性骨腫瘍の約 3/4 を占める[4]。骨肉腫に対しては、ドキソルビシン、シスプラチン、メトトレキサート、イホスファミドを組み合わせた MAP-I 療法、ユーイング肉腫に対しては、ビンクリスチン、シクロホスファミド、ドキソルビシン（VDC）、イホスファミド、エトポシド（IE）を組み合わせた VDC-IE 療法の有効性を示した報告が多く、いずれの疾患も化学療法を中心とした集学的治療が標準的治療となっている。

一方、上記全国軟部腫瘍登録によると、2006 年から 2013 年に全国で診断・治療された若年発症（小児、およびいわゆる AYA 世代）の原発性悪性軟部腫瘍では、脂肪肉腫、滑膜肉腫に横紋筋肉腫、骨外性ユーイング肉腫、悪性末梢神経鞘腫瘍が続き、これら 5 疾患で若年発症（40 歳未満）原発性悪性軟部腫瘍の約 2/3 を占める[5]。この中で、小円形細胞肉腫に分類される横紋筋肉腫、および骨外性ユーイング肉腫は上記のごとく化学療法を中心とした集学的治療が標準的な治療となる疾患である。非小円形細胞肉腫に分類される脂肪肉腫、滑膜肉腫、悪性神経鞘腫においても、悪性度の高い腫瘍に対して手術の補助療法としてドキソルビシンやイホスファミドなどの殺細胞性薬剤を用いた化学療法の有効性を示す報告が多い。

若年発症の悪性骨軟部腫瘍に対する抗がん薬とそれによる妊孕性・生殖機能への影響（表 40-1、表 40-2）[6, 7]

薬剤別に見ると、悪性軟部腫瘍、骨肉腫、ユーイング肉腫に対して高頻度で投与される高用量のアルキル化薬（シクロホスファミド、イホスファミド）の使用は、男性の遷延性無精子症、女性の無月経の高リスク群に分類される。また、骨肉腫の治療で用いられる高用量（累積投与 400mg/m^2 以上）のシスプラチンも、男性の遷延性無精子症の高リスク因子であることが知られている。ただし、各薬剤の妊孕性・生殖機能に対する影響が全ての薬剤に対し、個別に、かつ年齢別に解析されているわけではないため、今後の報告に注視すべきである。

以上より、若年発症の悪性骨軟部腫瘍症例の大多数で妊孕性・生殖機能に影響を与える殺細胞性薬剤を用いた化学療法が必要であり、そのような症例には生殖医療

表40-1 悪性骨軟部腫瘍に対するがん治療による卵巣毒性のリスク（女性）

高リスク （＞70％）	• 骨盤照射（成人≧6Gy、初経後女児≧10Gy、初経前女児≧15Gy） • シクロホスファミド（40歳以上≧5g/m²、20歳未満≧7.5g/m²）
中間リスク （30～70％）	• 骨盤照射（初経後女児：5～10Gy、初経前女児：10～15Gy）
超低リスク、 またはリスクなし	• ビンクリスチン • メトトレキサート

※数値は累積投与量 　　　　　　　　　　　　　　　　　　　　　　（文献6、7より作成）

表40-2 悪性骨軟部腫瘍に対するがん治療の造精機能に対する影響（男性）

高リスク：遷延性無精子症	• 精巣に放射線照射（成人≧2.5Gy、男児≧6Gy） • シクロホスファミド（≧7.5g/m²） • イホスファミド（≧42g/m²） • シスプラチン（≧500mg/m²） • アクチノマイシンD
単独では低リスクだが、上記高リスク治療と併用により、リスクを高める	• ドキソルビシン（≧770mg/m²） • ビンクリスチン（≧8g/m²）
一過性造精機能低下のみ	• メトトレキサート • エトポシド

※数値は累積投与量 　　　　　　　　　　　　　　　　　　　　　　（文献6、7より作成）

を専門とする医師による治療開始前のコンサルテーションが推奨される。

妊孕性・生殖機能に影響を与えうる骨盤・後腹膜発生の悪性骨軟部腫瘍

　上記全国骨腫瘍登録によると、2006年から2013年に全国で診断・治療された原発性悪性骨腫瘍4,250例の中で、骨盤骨（腸骨、恥骨、坐骨）、および仙骨に発生したものは830例（19.5％）存在した[4]。上位から、脊索腫、軟骨肉腫、骨肉腫、ユーイング肉腫であり、それら上位4疾患で骨盤骨（腸骨、恥骨、坐骨）、および仙骨に発生した原発性悪性骨腫瘍の約3/4を占める。脊索腫や軟骨肉腫は好発年齢が高いことが報告されているが、過去の報告や全国骨腫瘍登録にも若年発症（40歳未満）の症例も散見するため、年齢に応じて妊孕性・生殖機能温存が問題となりうる。脊

索腫、軟骨肉腫は有効な薬剤がなく、外科的切除、あるいは放射線照射が治療の中心となる。骨肉腫やユーイング肉腫は上記のごとく、化学療法、手術、さらに症例に応じては放射線照射を加えた集学的治療が必要である。また、上記全国軟部腫瘍登録によると、2006年から2013年に全国で診断、治療された原発性悪性軟部腫瘍9,486例の中で、後腹膜に発生したものは469例（4.9%）であり、内訳では脂肪肉腫が半数以上（55.2%）を占めている[5]。

骨盤、後腹膜悪性軟部腫瘍の手術において、病変が必ずしも生殖器官に隣接しないが、解剖学的理由から根治性を優先し切除範囲が生殖器に及ぶ可能性がある。骨盤、後腹膜悪性軟部腫瘍の手術は骨盤半截術や仙骨切除術などがあり、術後しばしば骨盤輪の不安定性や腹壁や骨盤底部の支持性の低下を生じる。腹部、骨盤への放射線照射に関しては、被曝総量が増えるほど卵巣の障害は大きくなる。年齢によっても影響の程度が異なるため、卵巣への放射線照射量と年齢により卵巣機能不全のリスク分類がなされている[8, 9]。したがって、特に女性患者において、手術前、放射線照射前より、妊娠・分娩のリスクについての十分な検討、および患者と医療者の十分な議論が必要である。

妊孕性・生殖機能温存が可能となる対象患者

実際の妊孕性・生殖機能温存療法の適応に関しては、病理診断などの疾患背景よりも、妊孕性・生殖機能温存療法の技術的な側面から性別、年齢などの患者背景によって決定する。

女児・女性

初経の前後、原病に対する治療に2週間以上の猶予があるかや、パートナーの有無が適応を判断する上で重要となる。

初経前の女児に対する妊孕性温存療法としては卵巣組織凍結保存が唯一の方法である。また初経後でも治療開始までに時間的猶予がない場合は卵巣組織凍結保存の対象である。ただし、卵巣組織凍結保存は現在、限られた施設で臨床研究として行われており、いまだ試験的な方法としての位置づけを脱しない。

実際には、初経後治療開始までに2週間以上の猶予がある患者が妊孕性温存療法

の適応になることが多い。パートナーのいない初経後の女性患者では、未受精卵子凍結保存、パートナーがいる女性患者では、胚（受精卵）凍結保存を検討する。

　卵巣組織凍結保存において最も問題となるのが、凍結組織移植時の悪性細胞の再移入（minimal residual disease；MRD）の可能性である。骨軟部腫瘍のうちユーイング肉腫に関してのみ、これまで凍結卵巣組織移植の報告が2例あり、どちらにおいても腫瘍の再発は報告されていない[10, 11]。しかし、組織凍結を目的として採取したユーイング肉腫患者8名の卵巣組織を検索したところ、1例において、組織学的検討では明らかでなかったがRT-PCR法にて融合遺伝子が検出され、MRDの存在が示唆された報告もある[12]。骨軟部腫瘍の卵巣転移の頻度は低く、MRDリスクは高くはないが、凍結卵巣組織移植を施行する場合には、組織学的検索を含めた十分な検索が必要と考えられる。

　初経開始後の女性における抗がん薬に対する卵巣保護の選択肢として、GnRHアゴニスト療法が挙げられる。しかし近年のランダム化比較試験の結果から、その効果は否定的とする考えが主流となり、妊孕性温存目的でのGnRHアナログの使用は推奨されていない。

男児・男性

　男性の生殖機能温存療法は精子凍結保存が一般的であるため、思春期以降の患者が生殖機能温存療法の適応となる。精子形成開始後の男性に関しては、治療開始前の精子凍結保存が望ましい。病巣の部位などにより射精障害を認める場合には、精巣内精子抽出法（TESE）も考慮する。思春期以前の男児に対する有効な生殖機能温存療法の手段は現時点で確立していないため、今後の課題となっている。

放射線照射に対する性腺保護

　骨盤腫瘍や後腹膜腫瘍に対する放射線照射では、子宮や卵巣、精巣が照射野に入りうる。そのような症例では、卵巣位置移動術や子宮や性腺遮蔽が技術的に可能か、年齢を問わず、治療開始前に十分に検討されるべきである。

引用・参考文献

1) Fletcher CD, et al. WHO Classification of Tumours of Soft Tissue and Bone. 4th ed. Lyon, IARC Press, 2013, 468p.
2) Letourneau JM, et al. Pretreatment fertility counseling and fertility preservation improve quality of life in reproductive age women with cancer. Cancer. 118(6), 2012, 1710-7.
3) Deshpande NA, et al. Impact of fertility preservation counseling and treatment on psychological outcomes among women with cancer: A systematic review. Cancer. 121(22), 2015, 3938-47.
4) 日本整形外科学会骨軟部腫瘍委員会／国立がん研究センター編. 平成 25 年度全国骨腫瘍登録一覧表. 2013.
5) 日本整形外科学会骨軟部腫瘍委員会／国立がん研究センター編. 平成 25 年度全国軟部腫瘍登録一覧表. 2013.
6) Lee SJ, et al. American Society of Clinical Oncology recommendations on fertility preservation in cancer patients. J Clin Oncol. 24(18), 2006, 2917-31.
7) Levine J, et al. Fertility preservation in adolescents and young adults with cancer. J Clin Oncol. 28(32), 2010, 4831-41.
8) Wo JY, Viswanathan AN. Impact of radiotherapy on fertility, pregnancy, and neonatal outcomes in female cancer patients. Int J Radiat Oncol Biol Phys. 73(5), 2009, 1304-12.
9) Wallace WH, et al. Predicting age of ovarian failure after radiation to a field that includes the ovaries. Int J Radiat Oncol Biol Phys. 62(3), 2005, 738-44.
10) Bastings L, et al. Autotransplantation of cryopreserved ovarian tissue in cancer survivors and the risk of reintroducing malignancy: a systematic review. Hum Reprod Update. 19(5), 2013, 483-506.
11) Sorensen SD, et al. Safety considerations for transplanting cryopreserved ovarian tissue to restore fertility in female patients who have recovered from Ewing's sarcoma. Future Oncol. 10(2), 2014, 277-83.
12) Abir R, et al. Occasional involvement of the ovary in Ewing sarcoma. Hum Reprod. 25(7), 2010, 1708-12.

（中山ロバート）

Q41 脳腫瘍で妊孕性・生殖機能温存療法の適応となるのは？勧められる方法は？

KeyPoint

- 乳児、小児、思春期・若年成人（AYA）世代の脳腫瘍は腫瘍型が多く、それぞれに好発年齢、好発部位、性差の特徴がある。
- 腫瘍型に応じた標準的治療を理解する。
- 腫瘍型によって生命予後が大きく異なる。
- 腫瘍局在が視床下部・下垂体部に存在する場合、視床下部・下垂体機能不全による2次性性腺機能不全の存在を考慮する。
- 患者年齢、腫瘍型、治療法、生命予後に応じた妊孕性・生殖機能温存療法の運用を考える。

はじめに

原発性脳腫瘍には150種類以上の腫瘍型が存在し、種類ごとに好発部位、好発年齢、性差などがおおむね定まっている[1, 2]。これらのうち、新生児期から40歳までに好発する腫瘍について好発年代を4つに分けて表41-1にまとめた。発症年齢、性別、腫瘍の組織型、腫瘍局在（視床下部・下垂体に主座があるか？）、思春期前か後か、パートナーの有無、具体的な婚姻希望の存否、期待できる生命予後、標準治療の妊孕性・生殖機能温に対する影響などによって、妊孕性・生殖機能温存療法の適応や推奨される温存療法は大きく異なる（表41-2）。ここでは主な腫瘍別にその生物

表41-1 | 小児、AYA世代の原発性脳腫瘍

新生児期から乳幼児期に好発	髄芽腫、髄芽腫以外の胎児性腫瘍、胚細胞腫瘍、脈絡叢乳頭腫、橋グリオーマ
学童期に好発	髄芽腫、胚細胞腫瘍、毛様性星細胞腫、橋グリオーマ、頭蓋咽頭腫、大脳半球グリオーマ
思春期前後に好発	胚細胞腫瘍、頭蓋咽頭腫、大脳半球グリオーマ
成人以降で40歳未満に好発	大脳半球・視床グリオーマ、胚細胞腫瘍、頭蓋咽頭腫

表41-2 | 腫瘍別の妊孕性・生殖機能温存に影響を与える要素

髄芽腫	高リスク／低リスク、化学療法、脊髄照射量
胚細胞腫瘍	germinoma ／非 germinoma、腫瘍による下垂体・視床下部障害の程度、病変への照射量、化学療法
橋グリオーマ	生命予後
毛様性星細胞腫	腫瘍による視床下部障害の程度、化学療法
上衣腫	下垂体・視床下部障害への照射量、小児例／成人例
髄芽腫以外の胎児性腫瘍	生命予後、化学療法、放射線療法
頭蓋咽頭腫	腫瘍による下垂体・視床下部障害の程度、病変への照射量、手術
大脳半球神経膠腫	予後、化学療法、小児例／成人例

学的特徴、標準的治療と生命予後に応じた妊孕性・生殖機能温存療法の可能性を説明し、脳腫瘍臨床に携わる医療者の一助としたい。

髄芽腫

　新生児から成人に好発する小脳、特に小脳虫部に主座を持つ腫瘍である（**図41-1-ⓐ**）[1, 2]。10歳以下が8割を占める。3歳以上で播種病変がなく、手術で腫瘍塊をほぼ摘出できたもの（標準リスク群）、3歳未満症例と播種のあるものや残存腫瘍量が多いもの（高度リスク群）に分類される（**表41-3**）[3, 4]。水頭症合併例がほぼ全例であるため、手術は緊急性が高く、手術後に妊孕性・生殖機能温存療法を説明する場合が多い。

　標準リスク群の標準治療は手術後に白金製剤とアルキル化薬を中心とした化学療法と全脳・全脊髄照射が行われる。場合によって末梢血幹細胞移植を併用した大量化学療法も施行される[3, 4]。脊髄照射では周辺臓器・器官への影響を減弱させるため、強度変調放射線治療（IMRT）や粒子線治療が選択されることが多くなっている[4]。標準治療完遂例の5年生存割合は80％以上である[3]。

　3歳以上で播種あり、または残存腫瘍量が多い高度リスク群は標準リスク群に準じた化学療法と腫瘍局在部位により高用量の照射が行われる。標準治療完遂例の5年生存割合は50％、あるいはそれ以下である[3, 4]。

　3歳未満の高度リスク群では白金製剤とアルキル化薬を中心とした化学療法、末梢

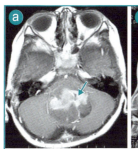 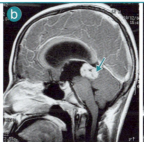 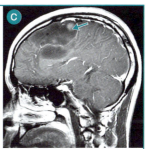

3歳男児	12歳男児	19歳男性
髄芽腫	松果体部 germinoma	右前頭葉神経膠腫 （乏突起膠腫、WHO grade II）

図41-1 ｜ 代表的な乳児、小児、AYA 世代脳腫瘍 MR 像

表41-3 ｜ 髄芽腫・胚細胞腫瘍の治療分類

髄芽腫	標準リスク群	3歳以上かつ播種なしかつ残存腫瘍最大断面が 1.5cm^2 未満
	高度リスク群	3歳未満
		3歳以上で播種あり
		3歳以上で残存腫瘍最大断面が 1.5cm^2 以上
胚細胞腫瘍	germinoma	
	非 germinoma	

血幹細胞移植を併用した大量化学療法を行い、照射は3歳以降に延期する治療を行う[3,4]。ソニックヘッジホッグ遺伝子活性化群ではこれらの治療で長期予後が見込めるが、他の場合は予後不良である[2]。妊孕性・生殖機能温存療法の実施については慎重な対応が必要である。

髄芽腫は手術後のリスク分類に応じて治療が選択され、症例ごとに治療が大きく異なる。長期生存が望める症例から生命予後の延長が治療の主目的になる症例まで存在する。症例ごとの細かな妊孕性・生殖機能温存療法の実施が望まれる。

髄芽腫以外の胎児性腫瘍

松果体芽腫、多層性ロゼットを持つ胎児性腫瘍、非定型奇形腫様ラブドイド腫瘍などが相当する[2]。いずれも髄芽腫と同様の治療がなされるが、おおむね髄芽腫と同

等またはそれ以下の生命予後が想定されるため、各症例に応じた慎重な妊孕性・生殖機能温存療法の運用が必要である[3, 4]。

胚細胞腫瘍

中枢神経系に発生する胚細胞腫瘍は組織診断により germinoma と非 germinoma に分類される（表 41-3）[3]。また、好発部位は松果体部と下垂体・視床下部（鞍上部）である。小学生から 30 歳までに発生し、松果体部は男子に好発し、鞍上部は性差がない（図 41-1-）[1, 3]。germinoma は白金製剤を中心とした化学療法、下垂体を含む全脳室放射線照射によく反応し、生命予後は良好である[3]。非 germinoma は germinoma より治療反応性が悪く、特に絨毛がん、ヨークサック腫瘍、胎児性がんは病変の進行が早く、予後不良である[3, 4]。白金製剤とアルキル化薬からなる強化化学療法、全脳照射または全脳・全脊髄照射が行われる[3]。

妊孕性・生殖機能温存に影響を与えるのは腫瘍局在（下垂体・視床下部症例は初診時、下垂体機能不全を有する）、下垂体・視床下部への照射量、化学療法である（表 41-2）。

水頭症合併例や視神経圧迫例ではそれらを回避した時期に妊孕性・生殖機能温存について説明する必要がある。下垂体機能不全を有する例では思春期後であっても二次性性腺機能低下が存在し、卵子や精子形成が十分でないことが予想される。思春期前の患者でも長期的な下垂体機能低下が先行している場合、妊孕性・生殖機能温存が困難な場合も十分考えられる。

橋グリオーマ

橋グリオーマ（DIPG）は小児に好発する神経膠腫であり、生検が困難な脳幹部に主座を持ち、生命予後が不良なため、生検を行わず、画像診断後に放射線治療と化学療法が行われることがほとんどである[1, 3, 4]。生命予後はわが国では 12 カ月前後、欧米では 10 カ月前後である[3, 4]。妊孕性・生殖機能温存療法の適応は生命予後を勘案して、慎重に考えるべきであろう。

毛様性星細胞腫

小児、AYA 世代に好発する腫瘍であり、小脳、大脳、視神経・視床下部が 3 大好発部位である[3,4]。小脳や大脳発生例は肉眼的全摘術が完遂できれば後治療は不要である。視神経・視床下部発生例は肉眼的全摘術が困難であり、初診時に腫瘍による視床下部・下垂体機能不全が認められることが多い[3,4]。視神経・視床下部発生例は生検後、白金製剤とビンカアルカロイド剤／トポイソメラーゼ II 阻害薬から成る化学療法が行われる[4]。手術後、化学療法前に妊孕性・生殖機能温存療法が考慮されるが、胚細胞腫瘍と同様に二次性性腺機能低下合併例はその運用が制限される場合も想定される。

上衣腫

小児と若年成人に 2 峰性のピークを有する腫瘍である。テント下・第 4 脳室と大脳半球に好発する[1,2]。放射線治療が第一選択であるが、乳児例で照射延期を意図した場合や、退形成性性格を有する場合に白金製剤とアルキル化薬を中心とした化学療法が行われる[3,4]。化学療法施行例、視床下部・下垂体部に照射野が含まれる場合、妊孕性・生殖機能温存療法が計画される。

大脳半球グリオーマ

小児大脳半球グリオーマ

本腫瘍は成人例とは遺伝子変異のパターンが異なっていることが最近の研究で明らかとなっている[1]。治療は組織診断確定の後、アルキル化薬単独療法やアルキル化薬と白金製剤の併用療法が施行され、それに合わせて、あるいは逐次的に放射線治療が遂行される[3,4]。成人例より生命予後不良であり、治療予後を勘案した妊孕性・生殖機能温存療法の運用が望まれる。

AYA 世代大脳半球グリオーマ

これらの神経膠腫は成人神経膠腫と同様の生物学的特性を持つ[2]。星細胞腫・乏突

起膠腫 WHO grade Ⅱ / Ⅲが大半であり（**図41-1-ⓒ**）、時に膠芽腫 WHO grade Ⅳ も認められる[2]。いずれもイソクエン酸脱水素酵素（IDH）遺伝子変異を持つ神経膠腫であること多い[2]。標準治療は経口アルキル化薬であるテモゾロミドと放射線照射の併用あるいは逐次治療である[3, 4]。多くの症例はパートナーを有していたり、妊孕性・生殖機能温存の希望が高いと想定される。テモゾロミドの性腺毒性[3]と症例ごとに予想される生命予後とを照らし合わせて、組織診断確定後に妊孕性・生殖機能温存療法の説明と運用が強く望まれる。

頭蓋咽頭腫

　小児期、成人期を通じて発生する[1]。下垂体部のトルコ鞍内・鞍上部に発生点を有し、発症時視床下部・下垂体機能不全を有している[4]。推奨治療は可及的全摘術＋放射線治療、あるいは肉眼的全摘術であり、推奨される化学療法は存在しない[3, 4]。手術前後の視床下部・下垂体機能ならびに性腺機能評価が妊孕性・生殖機能温存の観点から大変重要である。

引用・参考文献

1) Committee of Brain Tumor Registry of Japan. Report of Brain Tumor Registry of Japan (2001-2004), 13th edition. Neurol Med Chir (Tokyo). 54(Suppl 1), 2014, 9-102.
2) Louis DN, et al., eds. WHO Classification of Tumors of the Central Nervous System. rev. 4th ed. Lyon, International Agency for Research on Cancer, 2016, 408p.
3) 松谷雅生. 脳腫瘍治療学：腫瘍自然史と治療成績の分析から. 京都, 金芳堂, 2016, 760.
4) 太田富雄総編集. 脳神経外科学Ⅱ. 改訂 12 版. 京都, 金芳堂, 2016, 787-1825.

（杉山一彦）

| Q42 | 消化器がんで妊孕性・生殖機能温存療法の適応となるのは? 勧められる方法は? |

KeyPoint

● 生殖可能年齢の患者で、不妊のリスクが高いことが予想される治療を予定する場合には、がんの進行度・再発リスクや予後、治療スケジュール、本人の希望や社会的背景などを総合的に勘案し、妊孕性・生殖機能温存療法を検討する。
● 妊孕性・生殖機能温存の方法に関しては、一般的に実施されるものが同様に適応となると考えられるが、消化器がん特有の課題についても検討が必要である。

はじめに

　一般に消化器がんの発生は高齢者に多く、妊孕性・生殖機能温存が問題となる40歳未満の発症頻度は1%以下である。消化器がん領域では妊孕性・生殖機能温存に関する議論は限定的であったが、近年、集学的治療や診断方法の進歩に伴い治療成績が向上し、妊孕性・生殖機能温存の重要性が注目されるようになっている。消化器がん治療における妊孕性・生殖機能低下のリスクなどについての報告は、ほとんどが大腸がんに関するものであることから、大腸がんを中心に妊孕性・生殖機能温存療法の適応と勧められる方法について概説する。

消化器がん治療の妊孕性・生殖機能に与える影響

　消化器がんでは進行状況に応じて局所治療、手術、化学療法、(化学)放射線治療が主に行われる。性腺機能への影響の可能性がある手術、化学療法、放射線治療に関する報告は以下のとおりである。

手術の影響

　手術の影響について、男性では直腸がんの術後5～88%で性機能低下が認められ、主に勃起障害、射精障害が手術後に増加し、年齢、術式、神経温存の有無、放射線

291

の併用の有無などが影響することが報告されている[1]。女性患者では、腹膜反転部より上部の結腸がん手術による妊孕性低下リスクは限定的と考えられるが、潰瘍性大腸炎、家族性大腸腺腫症に対する回腸パウチ−肛門吻合を伴う全結腸切除術において、妊孕性障害のリスク上昇が報告され[2]、その原因として術後の骨盤内の癒着が考察されていることから、直腸がん手術においては妊孕性低下リスクがあると考えられる。

化学療法の影響

化学療法の女性の妊孕性への影響について、stage ⅡまたはⅢの結腸がん術後にオキサリプラチンを含む術後補助化学療法を実施した場合では、9.7 〜 41％で化学療法中に無月経を認め、4 〜 16％では化学療法終了1年後にも無月経が持続していたと報告されている[3, 4]。また、術後補助化学放射線療法（カペシタビン±オキサリプラチン＋放射線45 〜 55Gy）では、51例中48例（94.1％）で化学療法中に月経が休止し、その全例で治療後においても月経の再開を認めなかったと報告されている[4]。がん患者の妊孕性温存に関する米国臨床腫瘍学会（ASCO）ガイドラインでは、消化器がん領域で使用される抗がん薬の影響について、FOLFOX4（オキサリプラチン、フルオロウラシル〔5-FU〕、ロイコボリン併用療法）、モノクローナル抗体（ベバシズマブ）、シスプラチンは中リスク、5-FU は低リスクとされている（**表42-1**）[1, 4 〜 7]。

放射線治療の影響

放射線治療について、直腸がんに対する術後補助化学放射線療法に関する上記報告のほか、小児がんに対する放射線照射の妊孕性に対する影響の検討として、女性の妊孕性低下が骨盤内への照射量20 〜 34.99Gy で22％、35Gy 以上は32％で認められるとの報告がある[8]。また、妊孕性低下の線量として40歳未満では20Gy、40歳以上では6Gy との報告もあり、生殖臓器への照射線量のみでなく、年齢も考慮した上で妊孕性低下の可能性を評価する必要があると考えられる。

表42-1 ▌消化器がん治療の性腺毒性リスク

		疾患	治療法
ASCO ガイド ライン	中リスク[5] (30～70%)	胃がん、大腸がん、膵がん (女性)	オキサリプラチン (FOLFOX4)
		大腸がん (女性)	ベバシズマブ
		食道がん、胃がん、胆道がん	シスプラチン
	低リスク[6] (< 30%)	食道がん、胃がん、大腸が ん、膵がん、胆道がん	5-FU
その他 報告	高リスク[4] (> 70%)	直腸がん (女性)	直腸がんに対する外科的切除術＋ 術後補助化学放射線療法 (フッ化 ピリミジン)
	中リスク[1] (30～70%)	直腸がん (男性:勃起・射 精障害)	直腸がんに対する外科的切除術
	低リスク[7] (< 30%)	家族性大腸腺腫症 (女性)	全大腸切除、回腸嚢肛門吻合術ま たは回腸直腸吻合術

妊孕性・生殖機能温存療法の適応と勧められる方法
（表 42-2）

　基本的にはがん治療が優先されるが、生殖可能年齢の患者では、診断経過中の早い段階に患者の社会的背景や挙児希望などについて把握するように努めるとともに、予想される治療の不妊リスクを評価する。不妊のリスクが高いことが予想される治療を予定する場合には、がんの進行度・再発リスクや予後、予想される治療スケジュールとその変更の可否、本人の希望や社会的背景（子どもの有無、パートナーの有無など）、妊孕性・生殖機能温存を実施することによるデメリットなどを総合的に勘案し、妊孕性・生殖機能温存療法の適応を検討し、患者に不妊リスクや妊孕性・生殖機能温存に関する情報提供を行う。消化器がんの場合、がん治療まで一定の待機が可能な場合もあり、妊孕性・生殖機能温存を希望する場合には、適応や治療スケジュールの調整可否などを検討し、生殖医療を専門とする医師へ紹介する。切除不能進行がんの場合は、一般的に治癒が困難であるため、がん診断の説明とその受容に時間を要する上、妊孕性・生殖機能温存療法の適応に関する判断が難しい場合も多いと考えられるが、可能な限り本人希望の把握や不妊リスクなどに関する情報提供を行

表42-2 | 予定する治療と生殖機能温存の必要性

予定する治療	必要性	適応となる方法
内視鏡的切除、骨盤以外の局所治療（肝腫瘍焼灼など）、補助化学療法を予定しない上腹部手術	低い	—
骨盤内操作を伴う手術		男性：神経温存手術
補助化学療法		一般的な妊孕性・生殖機能温存療法
骨盤内照射を行う放射線治療	高い	一般的な妊孕性・生殖機能温存療法 女性：卵巣位置移動術
切除不能進行・転移性に対する化学療法	難	一般的な生殖機能温存療法

う。

　妊孕性・生殖機能温存の方法に関しては、一般的に実施されるものが同様に適応となると考えられるが、消化器がん特有の課題についても検討が必要である。

　男性患者における生殖機能温存について、直腸がんなど外科手術による勃起・射精障害の可能性が高い患者に対しては、神経温存手術が勧められる。また、化学療法などにより無精子症となるリスクが高い患者では、治療前の精子凍結保存が勧められる。治療終了後の勃起障害や無精子症に対しても、精巣内精子採取が可能な場合があり、専門家への相談が望まれる。

　女性患者における妊孕性温存療法について、一般的に実施される方法として胚（受精卵）凍結保存、未受精卵子凍結保存、卵巣組織凍結保存が挙げられるが、消化器がんでは卵巣転移の懸念があり、温存した卵巣組織を精査したところ転移が認められた報告もあることから、卵巣組織凍結保存後の組織移植には慎重な対応が必要である。その他、消化器がん特有のものとして、直腸がんに対する放射線治療の際の卵巣位置移動術が報告されており、骨盤領域の放射線照射を予定する場合には、当該治療の適応についても考慮する。

　妊孕性・生殖機能温存療法のデメリットについて、消化器がん患者を対象として検討した報告はなく、がん治療後に生殖医療を施行した症例報告も少ないため、妊孕性・生殖機能温存療法が消化器がんの治療成績に与える影響は明らかでない。一般的に術後補助化学療法の開始が遅れると効果が低下するとの報告があるため、妊孕性・生殖機能温存療法の実施でがん治療開始が遅れることによるがん治療効果の

低下の可能性を考慮しなければならない。また、腹膜播種患者で卵巣温存を行った症例では卵巣再発を来す可能性があり、注意を要する。

考慮すべき事項

　若年者における消化器がん診療では、遺伝性がん症候群の可能性があり、注意が必要である。消化器がんと生殖器領域のがんの双方を発症しうる遺伝性がん症候群として、リンチ症候群／遺伝性非ポリポーシス大腸がん（HNPCC）、Peutz-Jeghers症候群、遺伝性乳がん卵巣がん症候群（HBOC）などが知られている。これらの遺伝性がん症候群に伴い生殖器領域のがんが発生した場合、その病態および治療により妊孕性・生殖機能障害を来す可能性が考慮される。

　また、妊孕性・生殖機能温存を希望する患者でリンチ症候群や遺伝性乳がん卵巣がん症候群の可能性がある場合には、遺伝カウンセリングや遺伝学的検査の対象であることを説明する。遺伝性腫瘍が判明した場合、常染色体優性遺伝では子への遺伝の確率が50%であることなど、遺伝が受け継がれる可能性や受け継がれた場合のがん易罹患性について説明した上で妊孕性温存を検討する必要があり、遺伝カウンセリングとの連携が重要である。

　妊孕性・生殖機能に関するがん治療以外の要因として、生殖器領域臓器そのものが消化器がんによって侵される病態があり、原発巣からの浸潤を来した局所進行がんや、転移・再発がんが考えられる。病巣を完全切除できれば、治癒ないし長期生存が得られる場合もあるものの、進行した病態では治癒はほとんど期待できず、その後の妊娠・分娩を期待可能な臨床経過が得られないと考えられる。原疾患の根治性・予後と妊孕性・生殖機能温存の双方の観点を十分に考慮して治療法を選択する必要がある。

引用・参考文献

1) Traa MJ, et al. Sexual (dys) function and the quality of sexual life in patients with colorectal cancer: a systematic review. Ann Oncol. 23(1), 2012, 19-27.
2) Spanos CP, et al. Female fertility and colorectal cancer. Int J Colorectal Dis. 23(8), 2008, 735-43.
3) Cercek A, et al. Incidence of chemotherapy-induced amenorrhea in premenopausal women treated with adjuvant FOLFOX for colorectal cancer. Clin Colorectal Cancer. 12(3), 2013, 163-7.
4) Wan J, et al. Incidence of chemotherapy- and chemoradiotherapy-induced amenorrhea in pre-

4

疾患別　妊孕性・生殖機能温存療法

menopausal women with stage Ⅱ/Ⅲ colorectal cancer. Clin Colorectal Cancer. 14(1), 2015, 31-4.

5) Loren AW, et al; American Society of Clinical Oncology. Fertility preservation for patients with cancer: American Society of Clinical Oncology clinical practice guideline update. J Clin Oncol. 31(19), 2013, 2500-10.

6) Lee SJ, et al. American Society of Clinical Oncology recommendations on fertility preservation in cancer patients. J Clin Oncol. 24(18), 2006, 2917-31.

7) Nieuwenhuis MH, et al. Female fertility after colorectal surgery for familial adenomatous polyposis: a nationwide cross-sectional study. Ann Surg. 252(2), 2010, 341-4

8) Chiarelli AM, et al. Early menopause and infertility in females after treatment for childhood cancer diagnosed in 1964-1988 in Ontario, Canada. Am J Epidemiol. 150(3), 1999, 245-54.

（沖田南都子）

第5章

求められる患者サポート

Q43 短期間のうちに多くの意思決定を迫られる患者にどう関わる?
——臨床心理士の立場から

KeyPoint

● 妊孕性・生殖機能温存の意思決定では、医学的適応があるか、費用面で実施可能かに加えて、否定的な感情状態、精神症状の不調があるか、決定葛藤があるか、決定に対して将来後悔しそうか、家族・夫婦が肯定的かといった心理要因も複合的に絡み合って決定に至る。

● がん患者が冷静に熟慮して意思決定を行うためには、まず感情を落ち着かせ、精神的なつらさを軽減する必要がある。患者とラポールを形成し、支持的アプローチなどを用いながらがんや妊孕性・生殖機能についての経過や現在の気持ちをじっくりと聞く。

● 心理アセスメントを行い、患者の感情状態、精神症状、ニーズに合わせて緊張や不安、ショックを軽減する心理技法などを提供する。

● 妊孕性・生殖機能温存の情報提供は大量になりすぎないよう注意し、シンプルを心がける。精神的な負荷が大きいので、心理的側面、医学的側面、社会・経済的側面などを含めて大局的に考えられるように情報の整理を支援する。

妊孕性・生殖機能温存検討時の心理状態、精神症状

　妊孕性・生殖機能温存の意思決定は、がん診断やがん治療で強いショックや不安、抑うつに陥っている時期に行う。日本の大規模調査によると、「がんの診断や治療を受けて悩んだこと」として「不安など心の問題」を挙げた人は診断時で 61.1％、診断からがん治療を終え定期検査で通院している時点までの長期間で 37.3％、定期検査通院時点で 43.2％と、いずれも最も多い割合を占めていた[1]。乳がん診断後数カ月における大うつ病（major depression）の発症は 31.3％、PTSD 症状の発症は 23％と、一般人口の 3 倍以上であった。初期の乳がんと診断された女性における臨床レベルの大うつ病の 12 カ月有病率は診断 1 年目 48％、2 年目 25％、3 年目 23％、4 年目 22％、5 年目 15％と一般人口中の有病率の 2 倍以上で、長期にわたって精神的に不調であった。こうした結果から、がん患者、がんサバイバーには精神的不調が多

く認められることがわかる。

　精神症状は意思決定に影響することが知られている。初期の乳がん患者において、医師が推奨する術後化学療法に対する受け入れは、抑うつが強い場合51％、抑うつでない場合92％と大差が見られた[2]。一般に、人間が冷静に、理性的に、分析的に熟慮して意思決定するとき、集中力、注意力を要するため、認知処理容量に限りがあり、いつもできることではない。まして、がん診断やがん治療といった不安が高い状態はそれだけで負荷が大きいため、前述したような認知負荷の大きい思考はできず、むしろ正しいかどうかわからないが、認知負荷がかからない、速くて自動的な推論、直感的な情動や欲求、思考で並列処理する思考を使用して意思決定する傾向がある（意思決定の二重過程理論：カーネマン、2012）[3]。例えば、不安感が強くなると、もし妊孕性・生殖機能を温存せず将来妊娠しない場合にどのくらい後悔するかを想像し、将来強く後悔すると思うと、リスクを回避するために妊孕性・生殖機能を温存すると意思決定しやすい。他方、抑うつが強い人は将来の報酬を非常に割り引いて小さく見積もりやすく、消極的な方向に意思決定しやすい。がんになったことで強いショックを受け、かなり落ち込み、将来を悲観的に考えるようになり、将来、結婚や出産・子育てはできそうにないと思い、温存しないという選択をしやすい。

　まとめると、妊孕性温存を検討する時期はがん診断のショック、がん治療に対する不安など精神的に不安定で精神症状を伴う可能性もあり、心身ともに不調である。そのような中で短期間のうちに多くの意思決定を迫られると、落ち着いて注意深く考える認知処理が働きにくくなり、むしろ感情に左右されて直感的に意思を決定しやすくなる。そこで、妊孕性・生殖機能温存の診療前に臨床心理士など心理専門職が心理アセスメントと心理カウンセリングを実施し、緊張や不安を軽減し適度な感情状態になるよう心理支援を提供すると、妊孕性・生殖機能温存に向けた診療や意思決定がスムーズに進む可能性がある。

気持ちを落ち着かせる技法

　医療者はまず、落ち着いて安心して話ができる環境を整え、ラポールを形成してから、現在の気持ちや経緯を支持的アプローチによりじっくりと聞くことで、患者

はこれまでの出来事を整理し、自身の思いや感情に気づいたり、表出したりすることができる。患者の中には、がん診断によって、これまで普通の生活を送ってきたのに、がん診断で突然「死」というイメージに覆われて、全てが失われたように一変してしまい、がん診断によるショックで何も考えられないということもある。

　自身の感情をほとんど表出せず機械的なやり取りになる場合もある。何から話したらよいのか、何と言ったらいいのかといった混乱の渦中にいて言葉にならない状態かもしれない。大変なときだからこそしっかりしなければと自分を律したり、周囲に心配をかけないように気持ちを言わないようにしていたりするのかもしれない。あるいは、落ち込んで誰とも話したくないのかもしれない。表出しない場合は平常心でない不安定な心理状態が予想されるので、その後も注意深く見守る必要がある。医療者が言葉にできない沈黙の時間を共に過ごすことや、患者自身のペースでこれまでの出来事を口に出してみることを勧めることに意義がある。患者が安心できる場所で自身の気持ちに気づき、話すことができると、緊張や不安、ショックといった否定的な感情が少し軽減する。このようにして落ち着いて考えられるように気持ちを整えることが、意思決定の一歩として重要である。

　さまざまな感情の表出に対しても、共感的な態度でさえぎらずじっくりと聞くことが重要である。がん患者と医療者のコミュニケーション分析研究によると、医療者が支持的、共感的で誠実な態度でオープンクエスチョン（5W1H〔いつ／どこ／だれ／なに／なぜ／どのように〕を尋ねるもので、「はい」「いいえ」で回答する質問でない）をし、患者の話をじっくりと聞くことが患者の満足感を高めていた[4, 5]。これに対して、医療者が助言や励まし、楽観的な姿勢を示すと患者の満足感は低くなった。医療者は患者に元気になってもらいたいと思い助言し励ますのだが、患者にとっては自由な発話を止められ、これ以上弱音を吐かないように感情を抑えるべきだと考え、話題を変えたりすることにつながりやすい。そのため、満足感が低下すると考えられる。

決定葛藤と情報提供のあり方

　妊孕性・生殖機能温存の決定葛藤の研究結果によると、意思決定時点の決定葛藤が強いと、のちに決定に対して後悔しやすいことがわかっている。また、決定葛藤

は、費用の問題があるとき、医療情報や知識に対する理解が乏しいとき、そして医療者の妊孕性・生殖機能温存の相談の質がよくないときに強くなった[6, 7]。相談の質とは具体的に、がん診断から2週間以上後に妊孕性・生殖機能温存の相談診療に紹介された、全ての質問をする機会がなかった、相談診療に十分な時間がなかった、意思決定期間に相談担当者がサポートしなかった、可能性のある全ての妊孕性・生殖機能温存の選択肢が話し合われなかった、妊孕性・生殖機能温存のメリット・デメリットがはっきりと説明されなかったといった場合で、妊孕性・生殖機能温存に対する意思決定の葛藤が強くなった。

　これらをまとめると、医療者は妊孕性・生殖機能温存の情報提供とコミュニケーションに注意を払う必要があると言える。つまり、患者はがん診断で精神的つらさを抱えた状態であることを考慮して、妊孕性・生殖機能温存の情報提供は大量になりすぎないよう注意し、患者が容易に理解しやすいように情報を整理してシンプルで読みやすいようにして提示することが重要である。加えて、医療者は情報を伝えるときに、少しずつ区切って患者の理解を確認したり、質問があるか尋ねたりしながら進める。心理的側面、医学的側面、社会・経済的側面などを含めて大局的に考えられるように情報を整理する支援を提供する必要がある。

家族・夫婦との意見一致

　一般に、がん患者は病気になった自分を責め、周囲の人に心配や迷惑をかけて申し訳ないと罪悪感を強めやすい。そのため、がんの罹患によって患者と家族・配偶者との勢力関係が対等でなくなり、患者自身の意思より家族や配偶者が肯定的に受け入れてくれるかを重視することがある。妊孕性・生殖機能温存に限らず、がん治療や日常生活において家族・配偶者が肯定的かどうかは、患者の言動や意思決定に影響する。このような特徴は文化差があり、欧米の意思決定に比べて、日本をはじめアジア人では患者本人の意思だけでなく家族・夫婦の意向や意見一致が意思決定に影響すると報告されている[8, 9]。

　妊孕性・生殖機能温存の主体は患者であるが、勢力関係のゆがみによって自立した意思決定は難しい状況にある。臨床心理士など心理専門職は罪悪感の取り扱いに注意を払い、勢力関係、認知のゆがみに対して心理技法を用いて心理援助をするこ

とで、患者の主体性、患者と家族・配偶者との関係性が改善され、妊孕性・生殖機能温存の意思決定がなされやすくなる。

　がん患者の家族・配偶者は「第二の患者」と言われる。患者だけでなく家族・配偶者もまたがん診断により強いショックと不安、落込みを経験する。患者と家族・配偶者の間でコミュニケーションが悪化し、相互に精神的不健康になる場合もある[10]。家族・配偶者に対する心理カウンセリング、家族療法、カップルカウンセリングなどを利用することも有効である。

引用・参考文献

1) 「がんの社会学」に関する合同研究班編. がんと向き合った 7,885 人の声：がん体験者の悩みや負担等に関する実態調査報告書. 2004, 静岡, 静岡県立静岡がんセンター, 104p.
2) Colleoni M, et al. Depression and degree of acceptance of adjuvant cytotoxic drugs. Lancet. 356 (9238), 2000, 1326-7.
3) ダニエル・カーネマン. ファスト＆スロー：あなたの意思はどのように決まるか？ 村井章子ほか訳. 東京, 早川書房, 2012, 370p(上), 432p(下).
4) Ishikawa H, et al. Physician-patient communication and patient satisfaction in Japanese cancer consultations. Soc Sci Med. 55(2), 2002, 301-11.
5) 石川ひろの, 中尾睦宏. 患者 - 医師間コミュニケーションにおける EBM と NBM：Roter Interaction Analysis System を用いたアプローチ. 心身医学. 47(3), 2007, 201-11.
6) Bastings L, et al. Deciding about fertility preservation after specialist counselling. Hum Reprod. 29(8), 2014, 1721-9.
7) Benedict C, et al. Young Adult Female Cancer Survivors' Decision Regret About Fertility Preservation. J Adolesc Young Adult Oncol. 4(4), 2015, 213-8.
8) Ishikawa H, Yamazaki Y. How applicable is western models of patient-physician relationship in Asia? : Changing patient-physician relationship in contemporary Japan. International Journal of Japanese Sociology. 14, 2005, 84-93.
9) Fujimori M, Uchitomi Y. Preferences of cancer patients regarding communication of bad news: a systematic literature review. Jpn J Clin Oncol. 9(4), 2009, 3201-16.
10) Hagedoorn M, et al. Distress in couples coping with cancer: a meta-analysis and critical review of role and gender effects. Psychol Bull. 134(1), 2008, 1-30.

（小泉智恵）

Q44	短期間のうちに多くの意思決定を迫られる患者にどう関わる? 妊孕性・生殖機能温存療法後のサポートは?——看護師の立場から

KeyPoint

- 治療によって妊孕性・生殖機能に影響が予測される場合には、診断後できるだけ早く挙児希望について確認する。
- 意思決定が困難な状況においては、おのおのの患者の課題について一緒に話し合いながら問題を整理し、がんと向き合う姿勢を支えながら患者自身が納得した意思決定が行われるように支援する。
- 妊孕性・生殖機能温存療法へ紹介する際には、できるだけがん治療の予定が遅延することがないように、生殖医療医側とがん治療医側の確実な連携を調整する。
- がんサバイバーシップの中で、子どもを持つことに対する考え方は変化する。継続的に患者のニーズを見極めながら、妊娠・分娩について話し合う機会を設けることや、泌尿器科・婦人科との連携を図っていくことが重要である。

診断から初期治療開始までの意思決定支援

　看護師はがんと診断された生殖年齢の患者全てに対して、現在の妊娠の可能性および治療後の挙児希望について確認を行う必要がある。成人期であれば、初診時の問診票などに将来的な妊娠・分娩の希望について質問を設けることも有効である。

　がんと診断され衝撃を受けている患者にとって、がん治療によって妊孕性・生殖機能を喪失する可能性を受け止めることはとてもつらいことである。妊孕性・生殖機能を喪失する可能性と直面することは、がん治療を乗り越えた先に想像していた当たり前の価値の喪失感にもつながることを医療者は理解する必要がある。婦人科がんや泌尿器がんで手術により妊孕性・生殖機能への影響を余儀なくされる場合は、いのちとのトレードオフを苦渋のうちに選択する若年患者の気持ちに十分に寄り添う必要がある。医療者とその苦しい気持ちを共有することができたかどうかは、治療後のサバイバーシップにおいて、納得して治療選択が行えたかどうかの評価にもつながる。

妊孕性・生殖機能温存療法における看護師の役割

妊孕性・生殖機能温存療法においては、がん治療側と生殖医療側それぞれの看護職が連携しながら支援していくことが望まれる。看護師への全国調査の結果[1]や医師への調査[2]からも、診療科や医師個人によって、妊孕性・生殖機能温存療法に対する情報提供の積極度やがん患者が治療後に子どもを持つことに対する意識は異なることが明らかになっている。看護師は、患者の権利を擁護し、医師と患者ががん治療と生殖の問題を話し合うことができるような場を提供することが求められる。そして、妊孕性・生殖機能温存療法実施の有無にかかわらず、できるだけがん治療の予定が遅延することがないように、生殖医療医側とがん治療医側の確実な連携を調整する役割を担っている。

がんの臨床において看護師は、年齢、治療後に生殖機能が回復する可能性、治療の緊急度、パートナーの有無などを考慮して、適応される妊孕性・生殖機能温存対策について、できるだけ早くから情報提供を行うことが望ましい。がんと診断され精神的に混乱している場合には、意思決定が可能な状況かどうかを見極めながら、あくまでもがん治療が優先されることを患者や家族と共有していくことが重要である。

生殖医療側の看護師には、診断時の年齢や卵巣機能の違いによる妊孕性温存療法の有効性、過排卵刺激による卵巣過剰刺激症候群のリスクや採卵による疼痛など身体への影響や経済的負担について情報提供する役割がある。時には、同席するパートナーや家族と意向が異なり、患者は安心して感情を表出できない場合もある。看護師は患者の精神的苦悩に共感的姿勢を示しながら、医師から受けた説明の理解度を確認するとともに、個々の患者の背景にある問題を整理することで患者の意思決定を支援する。

さらに、薬物療法によって必ずしもすぐに排卵が止まるわけではないため、薬物治療開始前のオリエンテーションでは、胎児への影響を考えて、治療終了までは避妊することを必ず伝える。

妊孕性・生殖機能温存療法後のサポートのあり方

妊孕性・生殖機能温存療法を選択しなかった、もしくはできなかったとしても、初期治療が終了して生活の幅が広がっていく中で改めて妊娠・分娩について考え始める患者は多い。子どもは欲しいが再発を恐れて妊娠・分娩に踏み切れない女性や、がんを患ったことで恋愛や結婚に対して積極的になることができない未婚患者がいたり、治療後の家族観に関してカップル間でずれが生じている、化学療法後に卵巣機能が回復せずあきらめざるを得ないなど、この時期の患者の心理は多様であり、個別性の高いアプローチが必要となる。

特に長期的な介入が必要となるがん種の例と介入のポイントについて概説する。

小児、思春期・若年成人（AYA）世代

小児や思春期にがんに罹患した患者では、治療時には本人には十分に説明されていない場合が多い。長期的なフォローアップの中で生殖機能と初めて向き合わなければならないケースもある。親が生殖機能について話すことに抵抗感を示していたり、患者自身も羞恥心から医療者と問題を共有することが難しい状況がある。さらに、友人関係や恋愛への消極性、将来の結婚への不安など、性腺機能障害に伴う若年者への心理的影響の様相は多様である。看護者には、患者自身がどのような説明を受けているのか、親の意向も確認しながら、個々の発達段階に合わせて性教育も含めた長期的な介入が求められる。

乳がん

ホルモン受容体陽性乳がんの場合は、長期的なホルモン治療が必要となり、若年乳がん患者からは、妊娠・分娩を優先させるために、ホルモン治療を途中で中断することに関する相談も多い。現在、内分泌療法を中断して妊娠を試みることの安全性については、国際共同臨床試験（POSITIVE試験）による検証が進行中である[3]。治療の中断を希望する場合には、患者の妊娠・分娩に対する思いを尊重しながらも、個々の再発のリスクについて十分に話し合う機会を設けていくなどしながら、慎重に進めることが望ましい。特に、妊娠・分娩への強い希求の背景には、パートナー

や家族との関係性のプレッシャーや女性性に対する喪失感などがないか、パートナーとの間で十分なコミュニケーションが取れているかなどについて話し合っていくことが重要である。

さらに、初期治療が終了し、凍結保存した生殖細胞を用いて妊娠を試みることや不妊治療を開始することによって再発への不安が増大する場合も多い。初期治療終了後に乳がん患者が不妊治療を行う際には、治療の経過を含めてがん治療医と生殖医療医が情報を共有できるように調整する役割を看護師は担っている。さらに、乳がんを患った女性の妊娠期と分娩後は、画像検査のタイミングや分娩後の授乳における乳房管理、育児の際に患側に負担をかけない工夫など、がんと共に生きながら母親になるプロセスを包括的に支援する必要がある。

遺伝性乳がん卵巣がん症候群（HBOC）患者が妊娠・分娩を希望する場合には、児への遺伝の可能性だけでなく、将来どのようなスクリーニングを行うことができるのか、分娩後の予防的卵巣・卵管切除術の選択肢についてなど、遺伝カウンセラーと連携しながら支援することも求められる。

泌尿器がん

泌尿器がんをはじめ、男性がん患者の場合は、造精機能障害のみではなく、がん治療に伴って性機能障害が生じている場合が多い。造精機能が保たれていても、がん治療に伴う勃起障害や射精障害によって、パートナーの自然妊娠が困難な場合があることを十分に理解して関わらなければならない。さらに、女性に比べて、男性がん患者はがん治療後に造精機能が回復しているのかどうかわからないまま過ごし、パートナーとの間で挙児への期待が具体化した際に問題が顕在化する場合も多い。このように男性がん患者の造精機能障害に対するニーズは潜在化しやすいため、看護職はいつでも相談に乗る窓口を開いているということを患者に継続的に示すことが大切である。

おわりに

初期治療後も患者のニーズに合わせて、妊娠・分娩について話し合う機会を設けることや、泌尿器科・婦人科との連携を図っていくことが重要である。継続的な関

わりを行うことは、妊孕性温存対策の実施の有無だけではなく、治療後の若年女性がん患者の QOL を向上する結果につながったとの報告もされている[4]。また、ピアサポートの有効性も報告されており[5]、必要に応じて情報提供していく。自らが妊娠・分娩ができなかったとしても、特別養子縁組制度など社会的に親になるという選択肢も視野に入れながら多様な家族観を尊重することが大切である。

あくまでもがん患者の妊娠・分娩がゴールなのではなく、若年がん患者のサバイバーシップを考える際に、「親になる」という課題にどのように寄り添っていくかという視点が看護職には求められている。

引用・参考文献

1) 渡邊知映. "がん患者に対する治療開始前妊孕性対策における看護師によるサポート体制の実態と課題の検討". 平成 28 年度厚生労働省子ども・子育て支援推進調査研究事業「若年がん患者に対するがん・生殖医療（妊孕性温存治療）の有効性に関する調査研究」研究事業総括報告書（研究事業総括：鈴木直）, 2016.
2) Takeuchi E, et al. Physicians' practice of discussing fertility preservation with cancer patients and the associated attitudes and barriers. Support Care Cancer. 25(4), 2017, 1079-1085.
3) Rosenberg SM, et al. Oncology Physicians' Perspectives on Practices and Barriers to Fertility Preservation and the Feasibility of a Prospective Study of Pregnancy After Breast Cancer. J Adolesc Young Adult Oncol. 2017 Jul 7. doi: 10. 1089/jayao. 2017. 0031. [Epub ahead of print]
4) Letourneau JM, et al. Pretreatment fertility counseling and fertility preservation improve quality of life in reproductive age women with cancer. Cancer. 118(6), 2012, 1710-7.
5) Schover LR, et al. Sisters Peer Counseling in Reproductive Issues After Treatment (SPIRIT) : a peer counseling program to improve reproductive health among African American breast cancer survivors. Cancer. 117(21), 2011, 4983-92.

（渡邊知映）

Q45 短期間のうちに多くの意思決定を迫られる患者にどう関わる?
──薬剤師の立場から

KeyPoint

- 服薬カウンセリングを実施する。
- 数少ない情報を効率よく入手するために医薬品インタビューフォームを活用し、医師、ヘルスケアプロバイダーにつなぐ。
- 薬剤の情報源を確保するとともに、情報の収集・評価を行う。

はじめに

　がん医療が適切かつ安全に実施されるために、われわれ薬剤師は、がん専門薬剤師制度などを立ち上げ積極的に患者介入を試みてきた。そして、がん治療計画の理解、個々のがん患者の治療計画に応じたレジメンチェック、抗がん薬無菌調製方法の確立などとともに、直接患者と接し、治療に用いる抗がん薬の作用、副作用、その対処方法および留意点などの薬剤管理指導を実施してきた。この取り組みは行政にも認められ、がん患者指導管理料3として診療報酬が算定できるようになり、全国的に展開される契機となった。がんに対する薬物治療の際には、薬剤師による薬剤説明が実施される医療体制が構築され、患者の治療支援に貢献することがより一層期待されている。

　しかしサリドマイドに代表される妊婦への投薬により催奇形性をもたらす薬害の教訓は、われわれ薬剤師の中では最も印象強く教育されているトピックの一つであり、有用な薬剤であったとしても、時として重大な害を生じる怖さを薬剤師は心に抱き続け、再発防止を誓い、患者の医薬品適正使用の促進に貢献するよう努めている。それ故に、妊婦に対する薬剤の調剤、薬剤管理指導の際には言葉に表せない戸惑いを感じ、特に毒性が強い抗がん薬の使用に際しては、否定的にとらえがちである。

　日常診療において、妊婦が母体疾患のコントロールのために服薬を必要とするケー

スは散見され、また妊娠していることに気が付かずに服薬していた事例もあり、薬剤師は妊娠中の投薬リスク評価に関して、避けることができないことを改めて認識する必要がある。そして薬剤師自身がその専門性を生かし対応する知識と経験を身に付けていくべきである。

妊娠中または妊娠希望を有するがん患者に対して薬剤師ができること

　妊娠中にがんが発見された場合、がん治療の遅れは母体への治療成績低下につながる。一方、妊娠中絶の判断にも母体保護法の観点から時間的猶予は限られている。妊娠とがん治療の狭間に置かれた際に感じる不安は相当のものであろうと容易に推測できる。妊娠中のがん治療に伴う薬剤の母体および胎児への影響について科学的に対処するためには、抗がん薬の作用機序、副作用プロファイルとともに、胎児リスク、乳児リスクの情報を効率良く収集し評価を行い、医師、看護師、心理士など専門の医療従事者と情報共有し、服薬カウンセリングを通じ不安を払拭する一助を薬剤師は担うことができるであろう。

抗がん薬の母体および胎児への影響に関する情報を収集するには

　臨床判断の根拠として使用する公的な医薬品情報に「医療用医薬品添付文書」(以下、添付文書)がある。この添付文書の必須項目の一つとして「妊婦、産婦、授乳婦等への投与」の項が使用上の注意として記載されている。しかし、治験や市販後臨床試験が妊産婦での実施は困難なため、根拠に基づく審査情報は乏しい。また限られた情報スペースであるために、ベネフィット・リスクの包括的評価と治療指針の記載は難しいものとなっている。

　一方、添付文書などの情報を補完したものとして、薬剤師などの医療従事者にとって日常業務に必要な情報が集約された総合的な個別の医薬品解説書である「医薬品インタビューフォーム」がある。日本病院薬剤師会が記載要領を策定し、製薬企業に作成および提供を依頼している学術資料となっている。添付文書において記載が困難であった内容の解説が記載されており、われわれ薬剤師が、数少ない情報源を

10. 妊婦、産婦、授乳婦等への投与

添付文書の記載内容

(1) 妊婦又は妊娠している可能性のある婦人には、本剤投与により胎児に影響を及ぼす可能性があることを十分説明し、治療上の有益性が危険性を上回ると判断される場合にのみ投与すること。妊娠する可能性のある婦人には、本剤投与中、適切な避妊法を用いるよう指導すること。また、本剤投与終了後も最低7カ月間は避妊するよう指導すること。［本剤を投与した妊婦に羊水過少が起きたとの報告がある。また、羊水過少を発現した症例で、胎児・新生児の腎不全、胎児発育遅延、新生児呼吸窮迫症候群、胎児の肺形成不全等が認められ死亡に至った例も報告されている。動物実験（サル）において、胎盤通過（1、5、25mg/kg反復投与）が報告されているが、胎児への影響は報告されていない。］

(2) 授乳婦に投与する場合には、授乳を避けさせること。［動物実験（サル）において、乳汁への移行（25mg/kg反復投与）が報告されている。］

インタビューフォームの記載内容

〈解説〉

(1) 国外市販後において、本剤を投与した妊婦に羊水過少が起きたとの報告があり、中には胎児・新生児の腎不全、胎児発育遅延、新生児呼吸窮迫症候群、胎児の肺形成不全等の発現が認められ、死亡に至った症例もあった。発現症例では、化学療法もしくは化学療法と放射線療法の治療歴、あるいは妊娠中に本剤と化学療法を同時併用している症例もあるため、明確に評価することは困難ではあるが、本剤と羊水過少発現の因果性は否定できない。妊婦又は妊娠している可能性のある婦人には、胎児に影響を及ぼす可能性があることを十分説明し、治療上の有益性が危険性を上回ると判断される場合にのみ投与すること。また、妊娠する可能性のある婦人には、本剤投与中は適切な避妊法を用い、本剤投与終了後も最低7カ月間は避妊するよう指導すること（「Ⅶ−1（6）母集団（ポピュレーション）解析により判明した薬物体内動態変動要因」参照）。

　　なお、国内ではこれまでに妊婦への投与による羊水過少の報告はない（2010年12月現在）。サルにおける胎盤通過については「Ⅶ−4（2）血液−胎盤関門通過性」参照。

(2) 「Ⅶ−4（3）乳汁中への移行性」参照

図45-1　トラスツズマブの添付文書および医薬品インタビューフォームの記載内容の比較（中外製薬株式会社、ハーセプチン®医薬品インタビューフォームより）

効率よく入手する際には、貴重なものである。**図45-1**に、抗がん薬であるトラスツズマブ（2016年4月第10版）における記載を例示するが、国外市販後に本剤投与後の妊婦に羊水過少が発現したことが記載されるとともに、国内では妊婦への投与による羊水過少の報告がないことも併記されている。

また、国立成育医療研究センターに開設されている「妊娠と薬情報センター」(URL: https://www.ncchd.go.jp/kusuri/about.html) において、2005 年より「妊婦・胎児に対する服薬の影響」に関する相談・情報収集が実施されており、科学的に検証された医薬品情報が妊婦や妊娠希望者に提供されている。われわれ薬剤師としては、妊産婦に対して実施された希少な医薬品情報が集積・評価されていることを知っておくべきである。また、日本産科婦人科学会が作成している「産婦人科診療ガイドライン 産科編 2017」では、「医薬品の妊娠中投与による胎児への影響について尋ねられたら？」「添付文書上いわゆる禁忌の医薬品のうち、特定の状況下では妊娠中であってもインフォームドコンセントを得たうえで投与される代表的医薬品は？」などの、薬剤師が臨床業務中に直面する状況に対応した Q & A が記載されている。妊娠中または妊娠希望を有するがん患者に対する医薬品の情報提供としては、抗がん薬に関する情報のみならず、当該治療に要するその他の医薬品情報についても提供する必要があり、このような情報を常日頃からキャッチアップし、必要としている目の前の患者のみならず、必要としている医師およびその他のヘルスケアプロバイダーに適切なタイミングでつないでいくことも重要な役割の一つであると考える。

　一方、海外情報としては、米国食品医薬品局（FDA）が、ヒトを対象とした処方薬および生物学的製品の添付文書の「特定の集団での使用」の項において、「妊娠」「分娩と出産」および「授乳中の母親」の記載内容と形式を定めている。製薬企業が作成する添付文書において、妊娠や授乳期の医薬品使用によるリスクの概要を含むよう FDA が義務付けるとともに、妊娠中や授乳中の薬剤使用について処方決定やカウンセリングを行う医療提供者を助けるために、その概要を支持しうるデータの説明を義務づけている。

　また米国臨床腫瘍学会（ASCO）では、抗がん薬の化学療法および放射線治療における性腺毒性についてリスク分類を公表しており、治療プロトコルと毒性リスクとの関連性を根拠データとともに提供している。例えば、シクロホスファミド総量 $5g/m^2$ が投与されている場合、性腺毒性は「high risk（＞70%）」として情報提供されている。

適切な情報提供を行うためには

妊娠中のがん患者への情報提供に際して、患者の理解に合わせ、現時点の患者の気持ちや説明環境にも配慮して行うことが勧められている。また、先天異常についてはどんな妊娠でも通常 2 ～ 3％程度のリスクがあり、健常児の出生には、そもそもリスクがある前提も踏まえ、情報提供を行う。そして、新たな知見により、情報更新の可能性も有することがあり、定期的な情報提供の必要性を患者にも理解してもらう必要がある。

おわりに

短期間のうちに多くの意思決定を迫られる妊娠中のがん患者に対して、これらの医薬品情報を収集・評価し、薬学的知見を駆使して、医師およびその他のヘルスケアプロバイダーとともに、患者支援を行うことが求められている。そして、妊孕性・生殖機能温存療法後の患者に対しても継続して、抗がん薬のみならず、治療に必要な薬剤情報および基礎疾患などに対する薬剤情報も含め、いつでも提供できるよう準備しておくべきである。そのため薬剤師は、常日頃より必要となる情報源の確保および収集・評価のためのスキルを磨いておく必要があると考える。

（米村雅人）

Q46 短期間のうちに多くの意思決定を迫られる患者にどう関わる？
——がん相談支援センターがん専門相談員の立場から

KeyPoint

- がん・生殖医療について悩む患者が相談できる窓口の一つとして、相談支援センターが期待されている。
- 相談のための準備として、がん専門相談員は、がん・生殖医療の基礎的な知識の習得、地域のがん・生殖医療の実施施設の情報を収集する必要がある。
- がん専門相談員は、患者の状況やがん治療の状況を整理し、患者のニーズと必要な支援についてアセスメントを行う。
- がん専門相談員が行うべき支援は、情報提供、他職種・他施設への紹介、心理社会的支援である。
- がん・生殖医療に関する相談は個別性や専門性が高いものが多く、医療の適応についての相談は、タイミングを逸しないように、専門家に確実につないでいくように心がける。

はじめに

がん対策の進展とともに、多様なニーズのあるがん患者への支援体制の整備が進みつつある。全国に400カ所以上あるがん診療連携拠点病院では「がん相談支援センター」の設置が義務付けられており、悩みを抱えるがん患者の相談窓口の役割を担っている。

がん患者は、妊孕性・生殖機能温存療法などのがん・生殖医療に関する情報が主治医から必ずしも十分に提供されないこともあり、悩みを抱えていてもどこに相談すればよいのかわからないということが少なからずある。このような現状において、がん・生殖医療のことで悩む患者が相談できる窓口の一つとして、がん相談支援センターがその役割を担うことが期待されている。妊娠や分娩について悩んでいるがん患者が、納得できる医療を選択していくことができるよう、がん相談支援センターのがん専門相談員は必要な知識を習得し、適切な支援を実施していくことが求められている。

がん専門相談員に求められる役割

　将来子どもを持つことに関する悩みを抱えるがん患者に対して、がん相談支援センターに求められる役割として、正しい情報を提供するとともに心理的な支援を行っていくことが期待される。

　がん・生殖医療に関する相談を受ける上で、最初に心がけるべきことは、がん治療の状況を整理していくことである。がん治療を急ぐ必要がある場合や治療を中断することができない場合は、たとえ子どもを持つことを強く希望していても妊孕性・生殖機能温存療法を行うことが難しいこともある。がん治療の主治医が今後のがん治療をどのように予定しているのか、治療を急ぐ必要があると考えているのか、相談者の話を聴きながら状況を整理していくことが重要となる。患者の状況やがん治療の状況を整理していくために、**表46-1**の情報を収集することが支援に役立つ。これらの情報を収集しつつ、患者の考え方や価値観、妊孕性相談の背景や表出されない問題などについてもアセスメントを進めていく。

表46-1 | 収集すべき情報

相談内容	● 悩んでいること／知りたいこと* ● 相談の経緯 ● 相談者とがん患者の関係*
がん患者の基本情報	● 年齢* ● 居住地* ● 性別* ● パートナーの有無 ● 家族からの相談であれば本人の意向*
がんについて	● がん種* ● 病状（ステージ、再発や転移の有無、予後など）
治療について	● 治療経過* ● 今後の治療計画* ● かかっている病院
主治医との話し合いについて	● 主治医に相談しているか* ● 主治医の考え
家族との話し合いについて	● パートナー／家族に相談しているか ● パートナー／家族の考え

＊必須

そして、整理された状況や患者のニーズに基づいて、①情報提供、②他職種・他施設への紹介、③心理社会的支援を行っていく。

情報提供

がん治療の主治医からどのような説明があったのかなどについて尋ね、患者のがん治療の状況や生殖医療に関してどの程度理解しているかを評価した上で、相談者にとって必要な情報を提供していく。ただし、妊孕性・生殖機能温存療法などの生殖医療の適応は、がん治療の状況や予後などの医学的な状況および社会的な状況などさまざまな要素により、個別性が高い判断が必要となるため、不十分な知識で具体的なアドバイスを行うことは、かえって患者に誤解を招いてしまうこともありえる。そのため、十分な知識を有していないときは、妊孕性・生殖機能温存療法などの生殖医療の個別的なアドバイスは極力控え、一般的な話に留めておくよう心がけるべきである。相談員自身ではわからない相談内容については、無理にアドバイスをしようとするのではなく、不足している情報が何かを明確にし、専門家につないでいくようにする。特に、妊孕性・生殖機能温存療法などの適応の判断については、専門家に相談するように促していくべきである。

また、がん医療における生殖医療のこと、妊孕性・生殖機能温存療法のこと、不妊治療のことなどについて、困ったときに相談できる専門家と連携体制を作るようにしておくことも重要である。

他職種・他施設への紹介

がん・生殖医療に関する相談において、相談者自身が置かれている状況に応じた具体的な相談の場合、専門的な知識を必要とする内容のものも少なくない。がん相談支援センターで全ての相談に対応できる必要はなく、専門家や他部門、他施設へ適宜紹介していくことが重要である。特に、相談者が妊孕性・生殖機能温存療法を受けるべきかどうかなどの医療の適応について悩んでいるときは、中途半端なアドバイスを行うのではなく、専門家に相談できるように支援するべきである。がん治療中の場合は、タイミングを逸すると妊孕性・生殖機能温存療法の実施が困難になることもあるため、具体的な施設名や部門名、連絡先、相談方法を説明し、相談者

が確実に専門家に相談できるようにしていく。そのためにも、がん・生殖医療を実施できる地域の医療機関の情報をあらかじめ整理しておくようにすべきである。

しかし、がん・生殖医療を提供できる医療機関の有無については地域格差も大きく、地域の中に専門施設が存在しないこともある。そのような場合には、地域の生殖医療専門施設にがん患者の受け入れが可能か確認をしていき、地域の情報を蓄積していく必要がある。また、事前に精子・卵子・胚（受精卵）の長期凍結保存が可能か、その費用がいくらかなどについても情報収集しておくと相談支援に役立つ。

心理社会的支援

がん・生殖医療に関して相談に来る患者は、がんに伴う今後の不安を抱えている中で、将来子どもを持つことができるのかどうかという不安も重なり、大きな精神心理的な負担を抱えている状態にある。特に、がん告知直後の患者は、がんの診断に伴う精神的な動揺がある中で、がん治療開始までの限られた時間で妊孕性・生殖機能温存の実施について意思決定しなければならず、患者が納得してがん治療を開始するためには支援が適切に行われるべきである。

心理面へのアプローチとしては、患者のつらい気持ちについて傾聴と共感を積極的に行い、受容的な態度で支持的な対応を心がけていくべきである。くれぐれも相談員自身の価値観を押し付けることがないようにしていくことは必須である。

また、患者が適切な生殖医療を受けるためには、患者とがん治療医との間の十分なコミュニケーションが必要である。生殖医療の専門施設を受診するときには紹介状が必要になり、妊孕性・生殖機能温存のための医療を受けるためにはがん治療のスケジュールに合わせて実施する必要があることなどから、がん治療医の協力は不可欠である。患者が挙児を希望していることを主治医に伝えることができていない場合は、がん専門相談員は患者が主治医とのコミュニケーションを十分に持つことができるよう支援していかなければならない。患者に対して、妊娠や分娩などの将来のことを考える気持ちは当然なことであり、多くの若年患者が同じような悩みを抱えていることを伝えるようにする。その上で、主治医に聞きたいことや話し合いたいことを、あらかじめ箇条書きでメモしておくなど、主治医と円滑に話し合いができるようポイントを伝えていくのがよい。

相談支援を行っていくときの注意点

がん・生殖医療の相談に対応していくときに、いくつか注意すべきことがある。

まず一つ目は、妊孕性・生殖機能温存療法が必ずしも将来子どもを得られることを保証するものではないということである。精子・卵子・胚（受精卵）を凍結保存することは、将来子どもを持つことへの希望につながるものではあるが、それを約束するものではないことは相談者に理解してもらう必要がある。

二つ目は、相談員が、生殖医療の実施や妊娠・分娩が不可能だと思ったとしても、それを断言しないことである。技術的な問題や倫理的な問題で、現段階では実施できない生殖医療がある。しかし、現時点では実施可能性が限りなくなかったとしても、今後、実現可能になる場合や海外であれば実施できる場合などもありえる。不可能であると断言するのではなく、「一般的に難しい」という表現にとどめ、必要があれば専門的な医療機関を紹介するようにする。

三つ目は、絶対不妊になっている者が挙児を強く希望している場合は、挙児をあきらめることができない気持ちにまずは共感するようにしていくことである。子どもを持つことができないという事実を一方的に突き付けて、挙児をあきらめさせるような対応は控えるべきである。

最後に、家族からの相談の場合は、必ず本人の意向を確認していくことに注意しなければならない。家族が妊孕性温存などの生殖医療の実施に積極的であったとしても、患者本人は挙児を希望していないこともある。家族が患者に確認せずに相談してくることもあるため、患者本人の意向を必ず確認することが必要である。そして、家族には、患者の意向を尊重するように伝えていくことが重要である。

おわりに

がんに罹患したとしても、生殖年齢にある者が子どもを持つことを考えるのは自然なことである。しかし、そのように考える患者を支援する体制の整備は不十分であり、妊孕性・生殖機能の温存や子どもを持つことで悩むがん患者が相談できる窓口を明確にし、周知していくことが求められている。

がん相談支援センターがこのような相談に対応していくことができるよう、がん

専門相談員は、がんと生殖医療に関する基礎的な知識を習得しておくことが必要である。がん専門相談員が身に付けておくべき基礎知識については、国立がん研究センター中央病院相談支援センターが作成した「がんと妊娠の相談窓口　がん専門相談員向け手引き」[1] を参照していただきたい。

　がん・生殖医療に関する悩みを抱える患者に対して、がん専門相談員が正しい情報の提供や心理的な支援を行っていくことができるようになり、がん相談支援センターが患者にとって利用しやすい最初の相談窓口の一つとなることが期待されている。

引用・参考文献

1）国立がん研究センター中央病院相談支援センター. がんと妊娠の相談窓口　がん専門相談員向け手引き. 第2版. 2017. http://www.j-sfp.org/ped/dl/teaching_material_20170127.pdf

（加藤雅志）

Q47	短期間のうちに多くの意思決定を迫られる患者にどう関わる?

——ピアサポートの立場から

KeyPoint

● がんになったとしても、患者ではなく、若者である。
● 若いがん患者の悩みを知る。
● がん治療後、身体が長期にわたって変化することを伝え、フォローする環境を整える必要がある。
● がん教育が社会を変える。

個々の事情や悩みを知る

　若い患者と対話するためには、相手が今どのような環境で生き、何を最も大切に感じているかを考える必要がある。がん患者の多くは妊孕性・生殖機能以外にもさまざまな問題を抱えている。それはがんになったことで生じる問題だけでなく、がんになる前から個々の事情や悩みを抱えて生きているからである。例えばシングルマザーの貧困家庭など、生活するだけで精一杯だった人ががんになることによってさらに大変な状況に陥る。そうした患者が妊孕性温存療法を希望した場合、費用や時間的な問題だけでなく、育児や仕事の問題など周囲の理解と協力がなければそれを実現することはできない。このように妊孕性・生殖機能以外の問題と併せて考えなくては患者の真の希望を叶えることはできない。

若い患者にとっての幸せとは

　また逆に若い患者にとっての幸せとはどのようなものだろうか。患者はいろいろな場面で「いのちが助かったんだから」「生きられただけで幸せ」と説得される。健康な人は「がんが治ったら好きなことをすればよい」と思うかもしれない。しかし、がんが「治る」までの長い年月の間、あらゆる欲求を捨てて生きていくことが果たしてできるだろうか。お洒落がしたい、美味しいものが食べたい、旅行がしたい、

319

恋愛がしたい、結婚して子どもが欲しい、仕事で活躍したい、家を建てたい。がんになっても、ならなくても、生きていれば自然とそんな夢や欲求が湧いてくるものである。好きな人ができると勉強や仕事を頑張れたり、お洒落をすると気持ちが明るくなるように、がんと向き合うためにも日常の幸せや喜びをできる限り失わないことが大切だ。

　以前、相談を受けた女性患者は妊孕性温存療法を求めてセカンドオピニオンを受け続けていた。しかし、学会の理事などに相談しても、やはり妊孕性温存療法は難しく、一刻も早くがん治療を受けるべき状況だという結論だった。恐らく彼女は毎日のように家族や友人、そして医療者から「いのちの方が大切だ」と説得され続けていただろう。自分のことを心から心配してくれる周りの人たちの思いを感じる一方で、どうしても自分の中に押し殺せない真実があり、彼女はどれほど孤独に苦しんでいただろうか。

　私自身、子宮全摘出術の入院の直前に家出をした経験がある。出産できなくなったら結婚もできないのだろうか、一生仕事だけで生きていくしかないのか、そしてその未来をこの瞬間に受け入れなくてはならないと思うと到底答えは出せなかった。治療を受ける覚悟が決まらず苦しんでいたが、そのとき周りに理解してくれる人はいなかった。「妊孕性を喪失した人生なんて考えられない」という彼女の気持ちに共感できるのは、周りにいる人たちの中で唯一同じ経験をした私だけかもしれない。そして私がしたことは、彼女を説得することではなく応援することだった。「残念ながら私どもの学会では希望を叶えられそうにありません。でも、もしほかで妊孕性を温存してくれる医師に出会えるならそれが一番良いことだと思いますし、私も本当に嬉しいです。ですが、もしもそれが叶わなかったとしても、決して不幸な人生ではありません。私は子宮を失ってから10年経ちますが、十分幸せに生きています」。あれからどうなったのか心配していたが、1カ月後に彼女からがん治療に進んでいることを知らせるメールが届いた。出会えてよかったという感謝の言葉とともに。

がん治療後に直面する課題

　このようにがん治療に進むまでにまず大きな壁を乗り越えなければならないが、決してそれで終わりではない。一般的に人が子どもを授かるまでには恋愛、結婚、

そして子どもを持つかどうか考えるというプロセスがある。しかし、若い患者にとってはまず恋愛、結婚のハードルが高い。もちろん全ての患者が結婚しないわけではない。がんになる前から交際していた相手と結婚した人や、医療従事者と結婚した人、そしてがん経験者同士で結婚した人もいる。しかし、健康な人でも結婚が難しいと言われる現代において、がん経験者にはさらなる困難がある。

その困難について、ぜひ想像していただきたい。若いがん経験者の恋愛対象は若くて健康な異性である可能性が高い。がん対策が普及してきているとはいえ、まだ国民の多くはがんについて十分な知識を有していない。がんになったら助からないと思っている若者も多いだろう。そうした人たちに自身のがんを打ち明けることは大変勇気がいることである。もし勇気を出して伝えたとしても、相手も若いが故に心ない言葉で傷つけられてしまう場合もある。

また、恋愛や結婚に直結する悩みのうち、若い患者が最も相談しにくいことがある。性交渉に関する悩みだ。性交渉自体に問題はなくとも手術痕を見られるのが怖くて拒絶してしまったり、治療中や治療後どのくらいで性交渉をしても問題ないのかなど、いろいろな不安や悩みを抱えている。既婚者であればまだ少しは医師に相談もしやすいが、独身の若い患者にとっては相談することさえ非常に難しい。また、治療によって性交渉に支障が出た場合はさらに深刻である。自身のアイデンティティの喪失だけでなく、受け入れてくれる相手を探すことがさらに困難になったり、交際したとしても相手に浮気されるのではないかという不安が付きまとう。この問題については匿名で専門家に相談できる環境づくりが必要だろう。

さて、がん治療後の重大な課題についても触れておきたい。これまでがんの経過観察が終わると、患者は主治医から「卒業」と告げられてきた。再発や転移の恐怖から解放され、ほかの病気などがなければ病院との接点はなくなってしまう。実際に起こった事例をご紹介したい。

ある患者は卵巣を残して子宮を摘出した。その後、10年ほど経過して原因不明の骨折で病院を訪れ、想定外の事実を知らされた。既に数年前にがん治療の影響による早発閉経が生じており、それにより骨粗鬆症になっていた。がんの経過観察後も継続してフォローアップを受けていれば、ホルモン補充療法などで症状を抑えたり予防することが可能であった。しかし、既に病院との接点がなくなってしまってい

た患者には知る術もなかった。このような患者に対して、どのように早発閉経のリスクを伝えるか、今後早急に検討すべき課題の一つである。

また別の患者は「妊娠、分娩のリスクのことしか聞いていなかったため必要ないからと卵巣も摘出したら、全く想像していなかったほどに体調が悪くなり後悔している」という悩みを抱えていた。妊孕性温存療法は妊娠や分娩の可能性だけでなく、女性のQOLへの影響という点においても患者に正しく伝える必要がある。

がん経験者によるがん教育

このように経過観察後も長きにわたってさまざまな場面でがん治療の影響を受けることがある。それは体への影響だけでなく、精神面でも同様である。一般的に20代には次々と人生の大きな変化が訪れる。同級生たちはまるで当然のように学生から社会人になり、結婚して家庭を築き始める。治療時には妊孕性についてそれほど気にならなかったとしても、周りが結婚ラッシュや出産ラッシュを迎えれば戸惑いや焦りを感じてしまう。その度に自身のがんと向き合うことになる。

がんになっても自分らしく前向きに生きられる社会は、医療者と患者の努力だけでは実現しない。社会全体で正しくがんを学び、がん患者への偏見や間違った認識を減らしていくことが大切だ。そのための一つの手段であるがん教育は、がん経験者の声を通していのちの重さや生きる意味をも知ることができる。健康な人たちの中でがん患者も同じように夢や希望を持って暮らしていける社会とは、全ての人が暮らしやすい社会であるだろう。

（阿南里恵）

第6章

これからのがん・生殖医療

Q48 わが国におけるがん・生殖医療ネットワークとその役割は？
——JSFPの取り組みを中心に

KeyPoint

- 幅広い若年がん患者に適切なタイミングで正確な情報提供を行う。
- 妊孕性・生殖機能温存を絶対的な目的とせず、患者が納得できる自己決定を支援する。
- がん診療、生殖医療、心理支援などの幅広い専門性の有機的連携による活用に取り組む。
- がん診療の遅延の最小化を目指す。
- 地域および全国的な経験や知見の集約化による指針、コンセンサスやエビデンス作りを推進する。

はじめに

2013年以降、地域におけるがん・生殖医療ネットワークの普及が国内で進みつつある[1]。本項では、がん・生殖医療の実践における地域連携の意義と課題について、岐阜モデルでの経験や日本がん・生殖医療学会（JSFP）での取り組みを元に考察したい。

がん・生殖医療ネットワークの役割

がん・生殖医療を考える上で、適切ながん治療の完遂を妨げないことを前提とし、患者（もしくは保護者）に対して適切なタイミングで妊孕性・生殖機能温存に関する正確な情報を提供し、患者の自己決定の支援を行うことが重要だと考えられる。それは、配偶子の凍結保存などの妊孕性・生殖機能温存が絶対的な目的とされるべきではなく、がんの診断を契機として子どもを持つことの意味、子どものいない人生選択などまで深く考える機会を持つことこそが重要だと思われるからである（吉村㤗典慶應義塾大学名誉教授、2017年、JSFPシンポジウムにて）。実際、2013年の発足から4年間に岐阜県がん・生殖医療ネットワーク（岐阜モデル）を介した情報

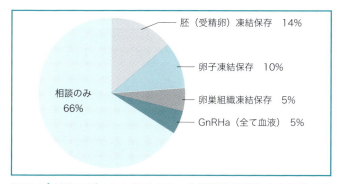

図48-1 | 岐阜モデルにおけるがん・生殖医療相談後の女性患者の妊孕性温存選択動向（2013年2月～2017年1月31日、婦人科がんを除く、n = 99）（文献1より引用改変）

提供を受けた後に卵子、胚（受精卵）、卵巣組織凍結保存を選択した女性患者は約30%であった（図48-1）[1]。相談のみで終わった患者の理由としては、治療の遅延や疾患に対する影響など、がん治療に関する懸念、経済的理由、年齢や成功率などが挙げられた。また、これら相談のみで終わった患者においても、情報提供を受け、自己決定ができたことに対しておおむね満足感が高かった。すなわち、配偶子凍結保存などの実施が困難な場合においても、がん治療と妊孕性・生殖機能に関する十分な理解に基づいた自己決定を支援することが重要であると思われる。

そういった意味からも、がん・生殖医療ネットワークの役割は、できる限り幅広い若年がん患者に適切なタイミングで適切な内容の情報を提供することと、自己決定支援が行われることだと考えられる。若年がん患者への妊孕性・生殖機能に関する情報提供において必要だと思われる具体的な項目について、諸家の報告をもとに表48-1に列挙した。これらは、がん治療従事者が単独でできる内容や生殖医療医との連携が必要とされる項目まで多岐にわたる。さらに、多くの情報は日々更新され、社会的コンセンサス形成も不十分な内容も含まれている。

こういった内容について十分に時間をかけて説明するには、地域におけるがん・生殖医療のネットワークにより、がん治療、生殖医療双方の立場での連携による適切なタイミングでの正確な情報提供による患者の自己決定支援システムの構築が必要だと考えられる。

表48-1 | 「がん・生殖医療」における倫理的配慮とインフォームド・コンセント

個々の患者が抱える リスク	● がん治療による卵巣機能異常や不妊発症の可能性 ● がん治療の種類、治療の内容、年齢などと卵巣不全のリスクの関係
妊孕性・生殖機能温 存に関する一般的な 事項	● 方法、選択肢 ● 手技による危険性 ● 実施までの期間とがん治療の遅れのリスク ● 現実的な成功の期待 ● 研究的側面 ● 配偶子や胚（受精卵）の廃棄に関して ● 死後生殖の問題 ● 養子縁組、（配偶子の提供*、代理懐胎*）などの選択肢 ● 料金 ● がん治療による妊娠および児への影響
専門家への紹介に関 する事項	● 生殖医療の専門家（医師、看護師など） ● 心理サポートの専門家 ● 支援団体（患者会など）

＊主に海外 （文献3、4より作成）

わが国における現状と JSFP の取り組み

　JSFP では、発足当初より最適ながん・生殖医療ネットワークの開発と普及に取り組んでおり、ウェブサイトでのがん・生殖医療提供可能施設の紹介、全国的な啓発活動などを行っている。

　また、平成28年度厚生労働科学研究「総合的な思春期・若年成人（AYA）世代のがん対策のあり方に関する研究」（堀部班）で実施した大規模調査の結果、治療中および治療終了後の AYA 世代発症がん患者・サバイバーにおいて、生殖機能や妊孕性が「悩みの上位」であり、こういった問題に対する情報・相談ニーズ、意思決定への参加意欲の高さの一方で、がん診療連携拠点病院における生殖医療提供体制や支援経験などが不足している現状が明らかとなった。そのことより、AYA 世代がん診療の拠点化とともに、生殖医療などの問題に関しては、医療機関・専門領域の壁を越えた弾力的な医療連携を通じた既存のリソースの有効活用の必要性が提言された[2]。

　JSFP もこの研究班に生殖小班として「地域におけるがん・生殖医療ネットワークの全国展開」の課題で参加し、がん・生殖医療ネットワークにおいて地域特性を考

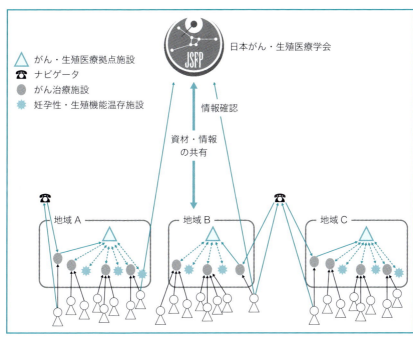

図48-2 日本版「がん・生殖医療連携」の全国展開に向けた日本がん・生殖医療学会の提案

慮することの必要性、ナビゲータ制度や専門性の高い医師、看護師、心理士、薬剤師などを配置する情報提供施設の拠点化と既存 ART 実施施設の有効活用による妊孕性・生殖機能温存体制の構築、さらに地域ネットワーク間の有機的な連携（図 48-2）などのシステム化を提案している。

また、地域連携構築支援のため各種資材を作成し、JSPF ウェブサイトからダウンロードできるようにしている。さらにネットワークを越えて、ナビゲータや JSFP のウェブサイトを通して患者が直接情報を得られるためのツールの作成も検討している。

このような医療連携をがん・生殖医療の分野において実現するためには、まだ十分な体制が整っているとはいえない。本研究班と JSFP は地域におけるがん・生殖医療ネットワークの全国展開を目的とし、さまざまな提案や取り組みを行っている。具体的には、資料や資材、施設や人材の有効活用、啓発活動などである。

今後の課題としては、こういったネットワークに関わるヘルスケアプロバイダーの育成をさらに加速し、適正に配置されたがん・生殖医療ネットワークの全国展開を進めることが重要である。

引用・参考文献

1) Furui T, et al. An evaluation of the Gifu Model in a trial for a new regional oncofertility network in Japan, focusing on its necessity and effects. Reprod Med Biol. 15(2), 2016, 107-3.
2) 堀部敬三. 総合的思春期・若年成人（AYA）世代のがん対策のあり方に関する研究. 平成28年度厚生労働科学研究がん対策推進総合研究成果発表会抄録集. 49-52.
3) Roberts J, et al. Fertility preservation in reproductive-age women facing gonadotoxic treatments. Curr Oncol. 22(4), 2015, e294-304.
4) Loren AW, et al; American Society of Clinical Oncology. Fertility preservation for patients with cancer: American Society of Clinical Oncology clinical practice guideline update. J Clin Oncol. 31(19), 2013, 2500-10.

（古井辰郎、牧野　弘、寺澤恵子、竹中基記、菊野享子、山本晃央、森重健一郎）

Q49 世界におけるがん・生殖医療の連携ネットワークとその役割は?

KeyPoint

- がん・生殖医療においては複数の診療科、職種、施設にまたがる学際的で緩やかな連携ネットワークを作ることが重要である。
- 意思決定は shared decision-making（共有意思決定）で行い、患者とその家族の意思決定の負担を軽減することが望ましい。
- がん・生殖医療における連携のキーパーソンとなる Patient Navigator のような人材育成が重要である。

はじめに

近年、目覚ましい発展を遂げているがん・生殖医療であるが、その普及に対して妨げになる重要なポイントとして、連携の複雑さが挙げられる。少なくともがん治療担当科と生殖医療担当科の2つの診療科が関わることになり、各々の診療科で医師、看護師さらには臨床心理士やケースワーカーも関わってくる可能性がある。複数の診療施設が関わってくる場合も稀ではない[1]。今後わが国で、がん・生殖医療が正しく普及するためにも、連携ネットワークの構築は重要なテーマである。

Oncofertility Consortium の連携ネットワーク

Oncofertility Consortium は米国シカゴにある Northwestern 大学の Teresa K. Woodruff 教授が director を務め、がん・生殖医療に対して先進的な取り組みを行っている[2]。Oncofertility Consortium はそのウェブサイトで莫大な量の情報を医療者のみならず患者とその家族、そして教育者にまで提供し、がん・生殖医療を普及させるための啓発活動に努めている（図49-1）。そして、この複雑な診療を行う上で学際的な（interdisciplinary）医療連携が重要であるとしている。関連する各々の領域、職種が緩やかに連携を取りながら診療を行っていく体制が望ましいのである。そして、意思決定のあり方では shared decision-making（共有意思決定）が望まし

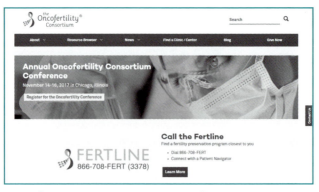

図49-1 ▎Oncofertility Consortium ウェブサイト
(http://oncofertility.northwestern.edu/)

いと考える[3)]。「生命の危機」と「妊孕性・生殖機能の危機」を同時に迎えている患者に対して意思決定の責任を全て負わせるのではなく、がん・生殖医療に携わる全医療職（ヘルスケアプロバイダー）が意思決定を共有するという姿勢であることが重要である。

具体的に Oncofertility Consortium でどのように連携ネットワーク体制を構築しているのか解説をする[4)]。図 49-2 に示した Oncofertility Consortium におけるサイコソーシャルケア体制のポイントについて示す。

まず、重要なポイントとして、がん治療医が患者の妊孕性・生殖機能温存について相談する最初の相手が Patient Navigator であることが明確化され、周知されていることが挙げられる。Patient Navigator は患者に対して最初の妊孕性・生殖機能温存療法の情報提供を行う。その説明を聞いた上で、妊孕性・生殖機能温存療法の希望がない患者は妊孕性・生殖機能温存療法を受けないでがん治療担当科へ戻り、がん治療に専念することになる。妊孕性・生殖機能温存療法の希望があり、その適応がある患者は生殖医療科へと紹介される。そして、患者は生殖医療医から生殖医療部門の臨床心理士へ紹介され、必ず一度はカウンセリングを受けることになる。

妊孕性・生殖機能温存療法を受けている期間に、患者はしばしば Patient Navigator の元を訪れて治療経過を報告する。卵胞の発育状況であったり、妊孕性・生殖機能温存療法の転帰、すなわち胚（受精卵）凍結や卵子凍結などができたのか、といっ

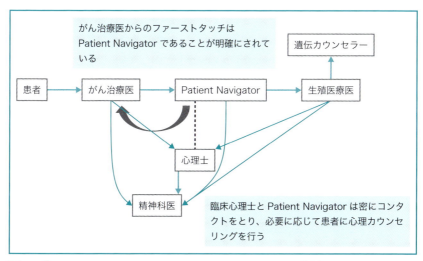

図49-2 | Oncofertility Consortium のサイコソーシャルケア体制

た診療状況を伝える。そして、Patient Navigator が患者とコミュニケーションを図る中で、患者に心理カウンセリングの介入が必要であると気が付いた場合は、臨床心理士へと報告する。臨床心理士は Patient Navigator の報告を聞いて、心理カウンセリングが必要であると判断すれば、改めて心理カウンセリングを提供する。臨床心理士と Patient Navigator は日頃から緊密に連携を取りながら、患者状況の認識を共有している。臨床心理士は Patient Navigator をはじめ各ヘルスケアプロバイダーに助言を与えながら、がん・生殖医療患者のサイコソーシャルケア全体を統括している。

Oncofertility Consortium での Patient Navigator は特別な医療資格を持つものではないが、自己修練でがん・生殖医療に関わる領域について学び、がん・生殖医療における連携ネットワークにとって非常に重要な役割を果たしている。各ヘルスケアプロバイダーにとって負担となっている領域、すなわち最初の情報提供、妊孕性・生殖機能温存療法中の日常のケアなどを担っている。それによって、どのヘルスケアプロバイダーにも負担が偏ることなく、学際的な連携を行うことを可能ならしめていると考えられる。

このような米国 Oncofertility Consortium の連携ネットワークであるサイコソー

シャルケア体制を俯瞰すると、わが国でがん・生殖医療が正しく普及していくためには、各ヘルスケアプロバイダーの負担を軽減しうるための新たな職種の育成、あるいは既存の職種間でどのように負担をシェアしていくべきかを論じていくことが重要になると考えられる。

引用・参考文献

1) 杉本公平ほか. 「がんと生殖」の連携と協働を考える　がん・生殖医療における精神的サポート体制構築の取り組み. 日本不妊カウンセリング学会誌. 14, 2015, 139-42.
2) Woodruff TK. The emergence of a new interdiscipline: oncofertility. Cancer Treat Res. 138, 2007, 3-11.
3) 杉森裕樹. がん・生殖医療におけるシェアード・ディシジョン・メイキング. 産婦人科の実際. 64(8), 2015, 1039-46.
4) 杉本公平ほか. がん・生殖医療におけるサイコソーシャルケア体制の展望：Oncofertility Consortium でのインタビューレポート. 日本生殖心理学会誌. 2, 2016, 2016, 13-6.

（杉本公平）

Q50 わが国におけるがん・生殖医療の展望は?

KeyPoint

● 凍結卵巣組織融解後の移植の技術困難性の克服を図る。
● がん細胞の再移入に関する安全性の検証と防止のための卵胞体外培養法などを確立する。
● ヘルスケアプロバイダー養成のための専門職連携教育を促進する。
● がん・生殖医療の登録システムを構築する。
● 公費負担や健康保険治療の適用などによってがん・生殖医療を積極的に支援する。

はじめに

　年間100万人以上ともいわれるがん罹患者の中の約10%は、生殖年齢またはそれ以下の患者であり、手術療法、放射線治療、がん化学療法、骨髄移植法などの進歩により、その完全寛解率は著しく向上してきた。一方で治療により卵巣機能の廃絶に追い込まれることが多く、卵巣組織を温存して将来の妊孕性を確保しておく気運が高まってきている。

　細胞凍結保存技術の進歩により、精子や生殖補助医療で作られた胚の凍結保存は既に古くから臨床応用されており、良好な妊娠成績が得られている。また未受精卵子の凍結保存による妊娠もさかんに臨床応用されるようになってきている。さらに今世紀に入り、卵巣の凍結保存も実施されるようになり、融解後の卵巣組織の移植による妊娠例が報告されるようになってきた。卵巣組織の凍結は、卵巣刺激操作や卵胞成熟までの日数を待つ必要がないため、原疾患の治療の開始を延期させなくてもよいという利点があり、理論的には凍結可能な卵子数が飛躍的に多くなる。将来は既婚女性を含めて悪性腫瘍患者の妊孕性保持のために非常に合理的な方法となりうる。このように配偶子や生殖臓器の組織の凍結保存、子宮移植など新たな妊孕性・生殖機能温存のための医療技術が開発されており、がん・生殖医療（oncofertility）が新たな医療領域として確立しつつある。

333

チーム医療展開のための専門職連携教育

　若年がん患者においても、原則としてがん治療を最優先すべきである。治療が終了し、がん治療医より妊娠許可が出たとしても、がん治療による卵巣機能不全によって挙児を得ることが難しい可能性がある。また原疾患の状況によっては、生殖医療を受けている間も再発や再燃のリスクがあり、がんに対する恐怖が完全に消え去るわけではない。若年女性のがん患者は、がんと告知された後、治療開始前の限られた時間内に妊孕性温存に関する判断をしなければならない。がん治療によって妊孕性が消失する可能性を考慮し、妊孕性温存のための治療手段を受けるか否かを自らが決定することになる。がん告知による不安や抑うつ状態の中で、妊孕性を失う可能性についての説明は、患者にとってはかなりの心的ストレスになることが予想される。

　原疾患の治療開始までの時間が限られている中で、患者や家族に対していかに正確な情報を伝えるか、がん治療医のみならず、生殖医療医といかに連携をとるかが重要となる。そのためには医師、看護師、臨床心理士、薬剤師、ソーシャルワーカーなどのヘルスケアプロバイダーから成る医療チームの結成が必要となる。がん患者の妊孕性温存に関しては、治療開始前に卵子や卵巣組織を凍結保存する生殖医療医と、原疾患を治療するがん治療医による十分な情報交換と診療協力体制の確立、さらに臨床心理士による患者とその家族に対する十分なカウンセリングが不可欠となる。チーム医療の展開には、専門職連携教育（interprofessional education）による学際的なアプローチが必要となる。がん・生殖医療に関する社会的啓発とともに先導者たらん医療人の育成が急務である。

組織融解後移植の技術向上

　生殖年齢にある女性であれば、未受精卵子の凍結保存が第一選択であるが、思春期前の患者や、直ちに原病治療開始の必要性があり卵巣刺激を行う余裕のない患者に対しては、卵巣組織の凍結保存が選択される。卵巣組織はいつでも採取できる利点を有しているが、摘出と移植に手術操作が必要となる。組織融解後移植しても、低い生着率や生着期間の短さが大きな問題となっている。さらに移植する組織内に

悪性腫瘍細胞が含まれている可能性が否定できないため、施術後の安全性の検証が最重要課題である。現在、移植組織の一部を対象として、病理組織検査やPCR法で腫瘍細胞の有無が評価されているが、検査された組織を移植に利用することはできないため、実際に移植を行う組織内のがん細胞の有無を検証することはできない。今後は、移植組織の異種移植により悪性腫瘍細胞の残存の有無を確認する方法の開発なども考慮されなければならないかもしれない。

卵巣への転移の危険度から、低リスク群の乳がん、ホジキンリンパ腫、非ホジキンリンパ腫などがヒト卵巣組織の凍結保存の適応疾患と考えられている。一方、発症頻度の高い白血病は高リスク群であり、現時点では積極的な医療応用は推奨されていない。こうした高リスク群に対しては、凍結保存された卵巣組織そのものを移植するのではなく、組織から採取した卵胞の体外培養を考慮すべきである。卵巣組織内の未成熟卵子を採取し、体外成熟培養により卵子を成熟させた後に凍結保存する方法や、組織を融解した後、卵胞や卵子を体外培養し、成熟した卵子を得るなどの臨床研究が必要となる。また将来的には、原始卵胞や卵子幹細胞の利用も大いに期待される。

がん・生殖医療への公的支援

現在、わが国における妊孕性・生殖機能温存療法は全て自費診療となっており、一般的な不妊治療で受けられる特定不妊治療費助成事業による助成は、卵子凍結保存や卵巣組織凍結保存には適用されない。そのためクライエントは、未受精卵子や卵巣組織を採取する際の手術費用、凍結保存にかかる費用、さらに移植時の手術費用を賄わなければならないことになる。若年女性がん患者が一連の医療行為を受けるための本人や家族の経済的負担は大きく、がん・生殖医療の実施を躊躇するクライエントも少なくない。現在、妊孕性・生殖機能温存のための医療行為に要する費用の一部を助成している地方自治体も出てきている。今後は、生殖補助医療を受けるクライエントに実施されている特定不妊治療費助成のように、これらがん・生殖医療においても、一定の公費負担や健康保険治療の適用などの積極的な支援が考慮されるべきである。

がん・生殖医療の実施施設ならびに登録システムの整備

　日本産科婦人科学会の医学的適応による未受精卵子、胚（受精卵）および卵巣組織の凍結保存に関する見解によれば、凍結融解後の胚（受精卵）は卵子採取を受けた被実施者のみに移植されるものとしている。さらに被実施者から廃棄の意志が表明された場合や死亡した場合には廃棄され、いわゆる死後生殖や第三者への提供は認められていない。しかしながら、がん治療と生殖医療が同一施設でない場合には、死亡を告げずに生殖医療を継続しようとするクライエントの存在も否定できないことより、医療機関の長期的かつ密な連携、定期的な相互の情報提供が必要となる。日本産科婦人科学会によれば、がん・生殖医療の実施施設としては、原疾患施設内にある生殖補助医療登録施設が望ましいとしている。原疾患施設内で生殖医療が行われていない場合には、他の生殖医療登録施設と連携してもよいとされているが、同一機関内でがん・生殖医療が実施できない場合には、新たな基準を設けるなど慎重な対応が望まれる。

　凍結された卵子や胚ならび卵巣組織は理論的には長期間保存でき、将来的に挙児が得られて不要となった場合や、再発や死亡などによりクライエントに廃棄の意志が示された場合には、第三者への譲渡の可能性も否定できない。しかし、日本産科婦人科学会の見解では、他人への譲渡や売買は認めていない。現時点では、安全性や有用性について完全に検証できていないことより、凍結しておいた未受精卵子や卵巣組織の第三者への譲渡に関しては許容されるべきではなく、今後の検討課題とすべきである。

　卵巣組織凍結保存ならびにその自家移植の件数が増加し、今後もこの治療技術を希望する患者の数が増加すると考えられる。がん・生殖医療が有効かつ安全な施術であることを示すデータの蓄積が急務となっている。日本産科婦人科学会は医学的適応による未受精卵子、胚（受精卵）および卵巣組織の凍結保存を実施する医療機関に登録を義務づけているが、オンライン登録の個票ではがん・生殖医療に関連した項目は未受精卵子のみであり、卵巣組織の登録は設定されていない。がん・生殖医療においては、通常の生殖医療で生まれた子ども以上に、がんの再発を含めた長

期の予後の検証が必要となる。そのためには、日本がん・生殖医療学会が中心となり、がん・生殖医療に特化した登録システムを構築することが急務である。

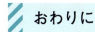 おわりに

　がん治療と生殖医療の進歩により、妊孕性・生殖機能を温存できるクライエントが増加してきている。がん・生殖医療の目指すところは、担がん患者の専ら妊孕性・生殖機能温存にあるのではなく、子どものいない人生の選択を含め、子どもを持つことの趣意を見つめ直すことにある。がんと向き合い、妊娠・分娩し、子育てをしたいと思うクライエントをいかに支援できるかが、今後われわれに科せられた課題である。

〔吉村䓫典〕

索引
Index

あ 行

悪性リンパ腫 ·················· 17, 70, 271
アルキル化薬 ····· 58, 66, 87, 204, 217, 258, 271, 280, 286
アロマターゼ阻害薬 ····· 138, 147, 151, 154
アンタゴニスト法 ················ 138, 154
アントラサイクリン ···· 68, 266, 267, 274
意思決定 ······················ 300, 303
移植前処置 ···················· 116, 269
イホスファミド ······· 87, 204, 258, 280
イマチニブ ·············· 67, 90, 106, 268
医薬品インタビューフォーム ········ 309
陰茎海綿体局所注射 ················· 125
インターロイキン阻害薬 ············· 110
インヒビン B ······················· 79
インフォームド・コンセント ····· 40, 44, 53, 326
エストラジオール ····· 79, 101, 138, 145, 155
エストロゲン ······· 101, 112, 130, 138, 150
エトポシド ···· 68, 120, 247, 252, 267, 274, 280
黄体形成ホルモン ············ 112, 120, 136
横紋筋肉腫 ···················· 97, 261, 280

か 行

外因性 FSH 負荷試験 ················· 81
化学療法
　──関連無月経 ·············· 197, 227
　──の精巣への影響 ················· 87
　──の卵巣への影響 ················· 64
　急性骨髄性白血病に対する── ······ 266
　骨軟部腫瘍に対する── ··········· 280
　消化器がんに対する── ··········· 292
　小児固形腫瘍に対する── ········· 258
　髄芽腫に対する── ··············· 286
　精巣腫瘍に対する── ············· 252
　乳がんに対する── ··············· 226
　非ホジキンリンパ腫に対する── ··· 271
　ホジキンリンパ腫に対する── ····· 274
　卵巣がんに対する── ············· 246

下垂体ホルモン分泌不全 ············· 113
ガラス化凍結法 ····· 140, 158, 181, 219
カルボプラチン ················ 98, 259
カルムスチン ·················· 88, 120
がん・生殖医療ネットワーク ····· 60, 324
がん教育 ·························· 322
がん相談支援センター ··············· 313
緩慢凍結法 ········ 140, 158, 173, 181
逆行性射精 ········· 127, 205, 208, 252
急性骨髄性白血病 ············· 189, 265
急性リンパ性白血病 ············· 17, 267
橋グリオーマ ······················ 288
共有意思決定 ······················ 329
クロミフェン ············ 138, 144, 152
　──チャレンジテスト ·············· 80
決定葛藤 ·························· 300
原始卵胞 ········· 65, 76, 166, 173, 198
顕微鏡下精巣内精子抽出法→ MD-TESE
顕微授精 ·········· 27, 44, 158, 210, 217
抗がん薬 ······· 64, 87, 120, 280, 293, 309
抗腫瘍効果 ························ 116
抗体医薬品 ························ 107
広汎性子宮頸部摘出術 ··············· 130
後腹膜リンパ節郭清 ····· 127, 205, 252
高分子薬 ·························· 110
抗ミュラー管ホルモン ····· 65, 79, 103, 118, 225
骨軟部腫瘍 ························ 278
骨肉腫 ·········· 204, 217, 261, 280, 281
骨盤照射 ··············· 70, 193, 260
骨盤内手術 ···················· 123, 126
ゴナドトロピン ······· 112, 118, 137, 152

さ 行

催奇形性 ·········· 102, 106, 222, 267
サイコソーシャルケア ··············· 331
採卵 ······· 26, 50, 136, 139, 143, 150, 159
子宮頸がん ·········· 70, 130, 191, 230
子宮頸部円錐切除術 ············ 130, 230
子宮頸部前がん病変 ················· 232

子宮頸部摘出術 ……………… 130, 230
子宮腺筋症 ……………………… 239
子宮全摘出 …… 70, 131, 192, 230, 235
子宮体がん ………… 71, 131, 235
子宮内膜異型増殖症 …………… 235
子宮内膜がん …………………… 150
子宮内膜掻爬 ……………… 131, 236
シクロホスファミド … 66, 87, 95, 120, 130,
　186, 204, 258, 260, 271, 267, 273, 280
自己決定 ………………………… 53
死後生殖 ………………… 35, 44, 53
思春期早発症 …………………… 113
シスプラチン …… 67, 87, 198, 247, 252, 259,
　280, 292
シタラビン ……… 88, 120, 266, 274
射精障害 … 123, 205, 210, 250, 254, 262, 292
腫瘍マーカー …………………… 132
消化器がん ………………… 123, 291
小児，思春期・若年がん患者の妊孕性温存
　に関する診療ガイドライン …… 35
小児がん ……… 15, 21, 113, 192, 216, 263
小児固形腫瘍 …………………… 257
情報提供 …… 300, 304, 312, 314, 325
ショート法 ……………………… 137
腎芽腫 …………………………… 261
腎がん …………………………… 254
神経温存手術 …… 28, 124, 254, 294
神経芽腫 ………………………… 261
髄芽腫 …………………………… 286
頭蓋咽頭腫 ……………………… 290
ストーマ造設 …………………… 126
性機能障害 ………………… 21, 123, 306
性機能低下 ……………………… 292
精原細胞 …………………… 86, 204
精細管 ……… 86, 94, 204, 210, 218
精子採取 ……………… 207, 212, 262
精子凍結保存 … 27, 44, 203, 207, 251, 276,
　294
成熟 B 細胞系腫瘍 ……………… 273
生殖の権利 ……………………… 52
性腺機能低下 ……………… 112, 186, 196

性腺毒性 …… 91, 106, 196, 199, 204, 293
精巣腫瘍（がん）… 22, 98, 126, 208, 250
精巣組織凍結保存 ……………… 216
精巣摘除 …………… 98, 205, 251
精巣毒性 …………… 87, 106, 204
精巣内精子抽出法 … 125, 204, 210, 217, 252,
　262
生命倫理 ………………………… 40
精路通過障害 …………………… 205
セクシュアリティ ……………… 20
全身照射 …… 70, 97, 116, 120, 132, 186, 269
選択的エストロゲン受容体調節薬 … 101,
　151
専門職連携教育 ………………… 334
前立腺がん ……………………… 254
造血幹細胞移植 …… 116, 121, 132, 186, 266,
　269
造血器腫瘍 …………… 97, 132, 186, 218
造精機能 …………………… 86, 92
　——障害 …… 94, 112, 214, 250, 306, 281
早発卵巣不全 …… 65, 83, 196, 222, 246

た　行

体外受精 …………………… 136, 157
体外培養 …………… 148, 218, 335
ダイナミックテスト …………… 80
大脳半球グリオーマ …………… 289
大網切除術 ……………………… 245
代理懐胎 ………………………… 43
多職種連携 ……………………… 58
タモキシフェン … 100, 129, 151, 154, 226
超急速凍結法 ……………… 140, 173
調節過排卵刺激法 ……………… 136
調節卵巣刺激 …… 26, 144, 150, 227
直腸がん …………… 70, 124, 291
チロシンキナーゼ阻害薬 …… 90, 107, 268
低卵巣刺激法 ……………… 136, 144
頭部照射 ………………………… 113
登録システム …………………… 336
ドキソルビシン …… 68, 88, 273, 280
トポイソメラーゼ阻害薬 … 68, 88, 275, 289

339

トラスツズマブ 228, 310

な 行

内分泌療法 100, 131, 151, 222, 254
日本がん・生殖医療学会 30, 40, 59, 170,
327
乳がん 18, 100, 129, 150, 222, 305
尿路上皮がん 255
妊娠管理 129
妊孕性・生殖機能温存
　悪性リンパ腫における—— 275
　骨軟部腫瘍における—— 282
　子宮頸がんにおける—— 230
　子宮体がんにおける—— 235
　小児固形腫瘍における—— 261
　精巣腫瘍における—— 250
　乳がんにおける—— 224
　卵巣がんにおける—— 244
脳腫瘍 17, 285

は 行

バーキットリンパ腫 272
パートナーとの関係性 21
胚（受精卵）凍結保存 25, 46, 130, 159,
262, 268, 276, 283, 294
胚細胞腫瘍 286
排卵誘発 136, 143, 150, 159
白金製剤 67, 87, 204, 258, 286
白血病 17, 265
ピアサポート 319
泌尿器がん 123, 250, 306
非ホジキンリンパ腫 271
びまん性大細胞型 B 細胞リンパ腫 272
ビンクリスチン 88, 267, 273, 280
腹腔内細胞診 245
服薬カウンセリング 309
ブスルファン 87, 95, 120, 186, 204, 260,
269
フルオロウラシル 88, 198, 292
フルダラビン 87, 120, 269
ブレオマイシン 88, 247, 252, 274

プロカルバジン 87, 204, 258, 275
プロゲステロン 79, 112, 133, 150
分子標的治療薬 90, 106
ベバシズマブ 32, 107, 292
ベルゴニー・トリボンドーの法則 93
ヘルスケアプロバイダー 32, 59, 328,
330, 334
放射線照射（治療）
　子宮への—— 72
　視床下部・下垂体への—— 112
　精巣への—— 119
　卵巣への—— 73
　悪性リンパ腫に対する—— 70
　子宮頸がんに対する—— 70, 191
　消化器がんに対する—— 292
　小児がんに対する—— 192
　精巣腫瘍に対する—— 252
　直腸がんに対する—— 70
　白血病に対する—— 70
　非ホジキンリンパ腫に対する—— ... 271
　膀胱がんに対する—— 70
　ホジキンリンパ腫に対する—— 274
胞状卵胞数カウント 82, 119
乏精子症 97, 104, 107, 211
ホジキンリンパ腫 274
勃起障害 123, 254, 292
ホルモン受容体陽性乳がん ... 100, 129, 166,
223, 305

ま 行

慢性骨髄性白血病 268
未受精卵子および卵巣組織の凍結・保存に
関するガイドライン 33
無精子症 87, 120, 204, 210, 252, 280, 294
メトトレキサート 267, 273, 280
メドロキシプロゲステロン酢酸エステル
.... 146, 236
メルファラン 87, 120
毛様性星細胞腫 289
モノクローナル抗体 .. 32, 90, 107, 272, 292

や 行

ユーイング肉腫 261, 280, 281
融解胚移植 46, 155, 160

ら 行

卵子凍結保存 26, 46, 130, 140, 158, 262,
　268, 276, 283, 294
卵巣位置移動術 27, 74, 191
卵巣過剰刺激症候群 144, 153, 159, 227
卵巣がん 132, 243
卵巣間質血流測定 82
卵巣機能不全 73, 118, 247
卵巣遮蔽 74, 186
卵巣組織自家移植 26, 117, 165, 180, 218
卵巣組織凍結保存 26, 46, 130, 165, 172,
　262, 282, 294
卵巣体積計測 82
卵巣毒性 65, 103, 106, 198, 246, 281
卵巣予備能 76, 118, 247
ランダム・スタート法 35, 146, 154
卵胞刺激ホルモン 78, 101, 112, 118, 138,
　197, 251
卵胞密度測定 83
リプロダクティブ・ライツ 37
リンパ芽球性リンパ腫 274
レトロゾール 35, 138, 152, 154
濾胞性リンパ腫 271
ロムスチン 88, 260
ロング法 137

数字・欧文

2 段階卵巣刺激法 148
ABVD 療法 274
ASCO ガイドライン 31, 32
BEP 療法 247, 252, 261
CHOP 療法 275
Edinburgh selection criteria 169
FertiPROTEKT 30, 40, 170
GnRH アゴニスト 27, 136, 144, 151, 154,
　196, 283

GnRH アナログ 100, 136, 247, 269, 283
GnRH アンタゴニスト 136, 144, 151
GnRH 負荷試験 80
GVL 効果→抗腫瘍効果
hCG 137, 145, 154
　——負荷試験 81
LH サージ 79, 112, 136, 145, 158
L- アスパラギナーゼ 267, 274
MAP-I 療法 280
MD-TESE 210, 253
MOPP 療法 274
MPA 療法 131, 236
Oncofertility Consortium 30, 40, 170,
　329
Onco-TESE 209, 213
PDE5 阻害薬 125
R-CHOP 療法 275
slow freezing 法→緩慢凍結法
TESE-ICSI 125
TNF α 阻害薬 110
T 細胞阻害薬 110
VDC-IE 療法 280
vitrification 法 173

編者略歴

大須賀　穣（おおすが　ゆたか）

東京大学大学院医学系研究科産婦人科学講座 教授

1985 年	東京大学医学部卒業、東京大学医学部産科婦人科学教室入局
1995 年	東京大学大学院医学系研究科博士課程修了、医学博士
1995 ～ 1997 年	米国スタンフォード大学産婦人科
2004 年	東京大学医学部附属病院女性診療科・産科 講師
2011 年	東京大学大学院医学系研究科産婦人科学講座 准教授
2013 年	東京大学大学院医学系研究科産婦人科学講座 教授

日本産科婦人科学会専門医、日本生殖医学会生殖医療専門医、日本産科婦人科内視鏡学会技術認定医、日本内視鏡外科学会技術認定医（産科婦人科）、日本抗加齢医学会専門医

女性の健康維持・増進が国づくりの根幹と考え、精力的な社会活動、研究活動を通して女性の健康支援の重要性を社会に訴えている。

◆学会活動
日本産科婦人科学会 特任理事
日本生殖医学会 常任理事
日本産科婦人科内視鏡学会 常務理事
日本受精着床学会 常務理事
日本内視鏡外科学会 理事
日本エンドメトリオーシス学会 理事
日本女性医学学会 理事
日本生殖免疫学会 理事
日本生殖内分泌学会 理事
東京産科婦人科学会 理事
日本内分泌学会 代議員
日本子宮内膜症啓発会議 顧問
Society of Endometriosis and Uterine Disorders　Board Member
Reproductive Sciences　Associate Editor
Current Women's Health Reviews　Editorial Board Member
Gynecology and Minimally Invasive Therapy　Associate Editor

鈴木　直（すずき　なお）

聖マリアンナ医科大学産婦人科学 教授

1990 年	慶應義塾大学医学部卒業、慶應義塾大学医学部産婦人科入局
1996 ～ 1998 年	米国カリフォルニア州バーナム研究所
1997 年	慶應義塾大学大学院医学研究科外科系専攻博士課程修了、医学博士
2000 年	慶應義塾大学医学部産婦人科学助手、産婦人科診療医長
2005 年	聖マリアンナ医科大学産婦人科学 講師
2009 年	聖マリアンナ医科大学産婦人科学 准教授
2011 年	聖マリアンナ医科大学産婦人科学 教授（婦人科部長）
2012 年	聖マリアンナ医科大学産婦人科学 教授（講座代表）

日本産科婦人科学会指導医・専門医、日本がん治療認定医、日本婦人科腫瘍学会指導医・専門医、日本臨床細胞学会細胞診専門医、緩和ケアの基本教育に関する指導者（日本緩和医療学会）

がん治療医として、小児、思春期・若年がん患者さんが希望を持ってがんとたたかうことができるよう、がん・生殖医療の啓発に取り組んでいる。

◆学会活動
日本産科婦人科学会 代議員
神奈川県産婦人科医会 理事（学会長、医会副会長）
日本婦人科腫瘍学会 常務理事
日本癌治療学会 代議員（小児、思春期・若年がん患者に対する妊孕性温存診療ガイドライン作成副委員長）
日本 HBOC コンソーシアム 理事
日本産科婦人科遺伝子診療学会 理事
日本緩和医療学会 代議員
日本受精着床学会 理事
日本 IVF 学会 理事
日本生殖心理学会 理事
日本がん・生殖医療学会（JSFP）理事長
婦人科腫瘍の緩和医療を考える会 副理事長
Asian Society for Fertility Preservation（ASFP）　President
International Society for Fertility Preservation（ISFP）　Board Member
Fertility and Sterility　Editorial Board Member
Journal of Adolescent and Young Adult Oncology　Editorial Board Member
Journal of Assisted Reproduction and Genetics　Editorial Board Member
Reproductive Endocrinology　Editorial Board Member

女性ヘルスケア practice 3

がん・生殖医療ハンドブック
―妊孕性・生殖機能温存療法の実践ガイド

2017年11月10日発行　第1版第1刷

編　集　大須賀 穣／鈴木 直

発行者　長谷川 素美

発行所　株式会社メディカ出版
　　　　〒532-8588
　　　　大阪市淀川区宮原3‐4‐30
　　　　ニッセイ新大阪ビル16F
　　　　http://www.medica.co.jp/

編集担当　木村有希子
装　幀　Rough Design　高畠なぎさ
イラスト　スタジオ・エイト
印刷・製本　株式会社NPCコーポレーション

Ⓒ Nao SUZUKI, 2017

本書の複製権・翻訳権・翻案権・上映権・譲渡権・公衆送信権
（送信可能化権を含む）は、（株）メディカ出版が保有します。

ISBN978-4-8404-6190-0　　Printed and bound in Japan

当社出版物に関する各種お問い合わせ先（受付時間：平日9：00～17：00）
●編集内容については、編集局 06-6398-5048
●ご注文・不良品（乱丁・落丁）については、お客様センター 0120-276-591
●付属のCD-ROM、DVD、ダウンロードの動作不具合などについては、
　　　　　　　　　　　　　　　デジタル助っ人サービス 0120-276-592